# 脳の形態と機能
## ——画像医学の進歩

東北大学教授
編著 **福田 寛**

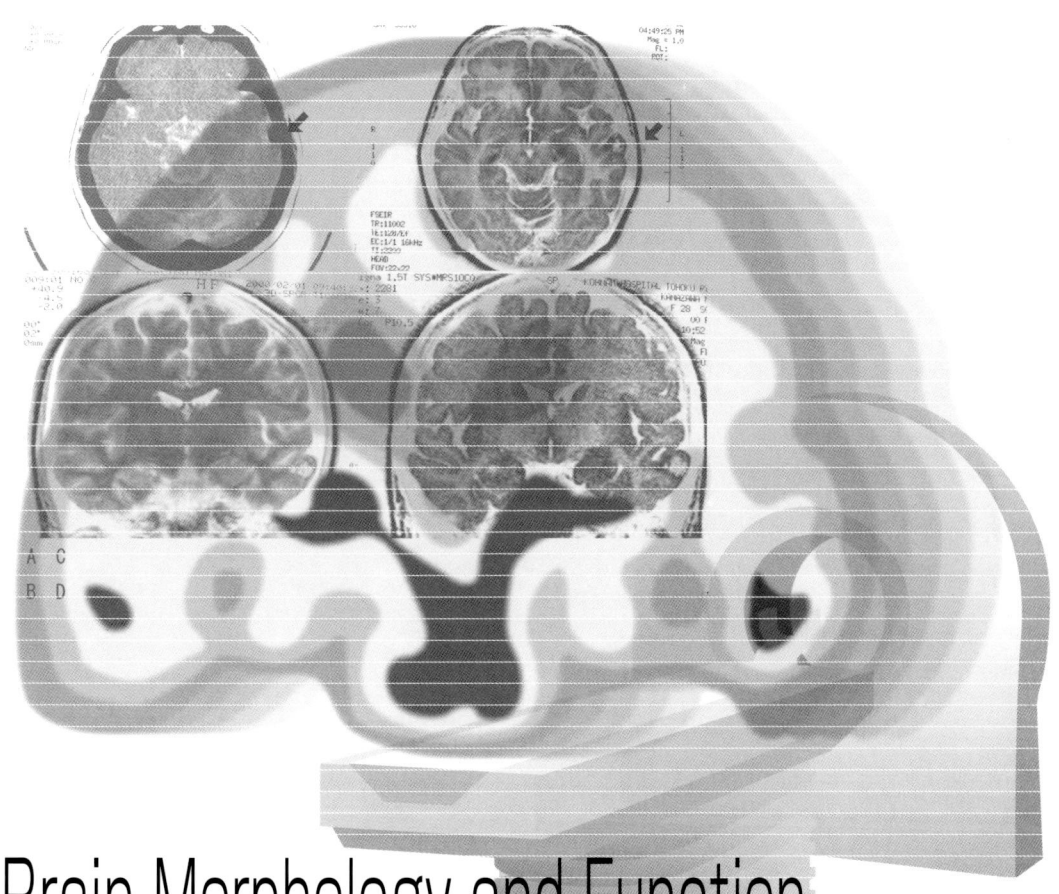

# Brain Morphology and Function
## Recent Development in Neuroimaging

株式会社 新興医学出版社

# Brain Morphology and Function：
# Recent Development in Neuroimaging

compiled work

## Hiroshi Fukuda, MD,PhD

Professor and chairman,
Department of Nuclear Medicine and Radiology
Institute of Development, Aging and Cancer,Tohoku University, Sendai, Japan

© First edition, 2005 published by
SHINKOH IGAKU SHUPPAN CO., LTD, TOKYO
Print & bound in japan

## 編集者

東北大学加齢医学研究所
福田　寛

## 執筆者

東北大学加齢医学研究所
木之村　重男

東北大学加齢医学研究所
福田　寛

東北大学加齢医学研究所
瀧　靖之

東北大学加齢医学研究所
佐藤　和則

東北大学未来科学技術共同研究センター
川島　隆太

東北大学未来科学技術共同研究センター
岩田　一樹

東北大学未来科学技術共同研究センター
ホルヘ・リエラ

埼玉医科大学国際医療センター
松田　博史

旭神経内科リハビリテーション病院
篠遠　仁

放射線医学総合研究所
福士　清

放射線医学総合研究所
入江　俊章

東北大学先進医工学研究機構
工藤　幸司

放射線医学総合研究所
ドロンベコフ・タラント・ケネショウィッチ

National Institute of Mental Health
安野　史彦

放射線医学総合研究所
須原　哲也

東北大学医学系研究科精神神経学分野
粟田　主一

国立長寿医療センター研究所
伊藤　健吾

国立長寿医療センター研究所
加藤　隆司

国立長寿医療センター研究所
阿部　祐士

国立長寿医療センター研究所
新畑　豊

東北大学加齢医学研究所
伊藤　浩

大阪大学医学系研究科生体情報医学講座
奥　直彦

大阪大学医学系研究科生体情報医学講座
畑澤　順

広南病院
社本　博

（執筆順）

# 序文

　世界に目を向けると米国では生体画像医学とバイオエンジニアリング（医工学）の重点的発展を目指して国立生体イメージング・生体工学研究所（National Institute of Biomedical Imaging and Bioengineering=NIBIB）が 2000 年に設立されている。この研究所の設立目標は「物理学、化学、数学、計算機科学、工学に関する諸原理を統合して生物学、医学、行動学および健康について研究をすすめて基礎的概念を発展させ、分子から器官にいたる知識を生みだし、最終的には病気を予防、診断、治療し健康増進を行う」としている。この中で画像医学的アプローチはとくに強調されている。一方、わが国においても 2004 年度から「分子イメージング」プロジェクトがスタートしている。放射線医学総合研究所および理化学研究所を中心として、PET や MRI などの生体画像装置を用いた生体諸機能の解明、がんの診断法の開発、生体機能イメージング用標識分子プローブの開発などのプロジェクトが本年度から本格化する。このように画像医学は、分子レベルからヒト個体レベルまでの統合という文脈で、きわめて重要視されつつある。

　最近の画像装置の進歩はめざましいものがあり、CT, MRI などの形態画像装置はもとより、PET, SPECT, fMRI, MEG, 光トポグラフィーなど、非侵襲的に脳機能を測定・画像化する装置の進歩はいちじるしい。これらの装置を用いた脳研究はいまや脳科学の重要な位置を占めるにいたっている。1995 年に第 1 回ヒト脳機能マッピングに関する国際会議（International symposium on functional mapping of the human brain―通称 HBM）がパリで開催された。この会議はヒトのみを対象とした脳機能マッピングに関する国際会議である。2002 年には本企画の筆者でもある川島隆太教授を事務局長として、第 8 回大会が仙台で開催されている。2003 年の第 9 回（ニューヨーク）では約 1200 題の演題が発表され、回を重ねるごとに隆盛となっている。この会議では当初、正常脳の生理的機能を扱う論文が大部分を占めていたが、最近の傾向としては精神科疾患、脳変性疾患を扱った臨床的観点からの論文が増大している。

　最近の脳形態研究の流れとして注目すべきは、voxel based morphometry（VBM）と呼ばれる研究であろう。この方法は解剖学的標準化、組織分画法（segmentation または tissue classification）と SPM（後述）などの画像統計の手法を用いて脳形態の解析を行うもので、正常加齢に伴う脳形態変化のみならず統合失調症や痴呆などの脳疾患の解析も可能となっている。従来、脳機能画像は形態の変化に先行して病変を捉えることができると信じられていたが、分解能に優れた脳形態解析によって、早期の病変を検出できる可能性が高まってきている。

　本書では、わが国におけるこの分野の第一人者が分担して脳画像研究の最新の進歩を紹介する。第 1 章では、これらの研究の根幹となっている画像解析の概要をわかりやすく解説している。実際に画像データ収集や解析を行う者にとってはきわめて有益であろう。そうでない場合には、第 2 章以降の各論から読みはじめて、最後に 1 章をざっと読むことをお薦めする。本書が脳科学研究の発展に寄与するのみならず、脳疾患の診断・治療診療に少しでも役立てれば幸いである。

　　　　　　　　　　　　　　　　　　　　　　　　　　　2005 年 5 月　　福田　寛

# 目次

## 第1章　画像処理概論 ……………………………………………………………1

1. 解剖学的標準化 Anatomical Standardization / 空間的正規化 Spatial Normalization ……………2
2. 画像の平滑化 Smoothing …………………………………………………………4
3. 統計モデル Statistical Models ……………………………………………………5
4. 統計的解釈 Statistical Inference …………………………………………………6
5. Voxel-Based Morphometry …………………………………………………………8
6. Cortical Thickness Analysis ………………………………………………………9
7. Deformation Based Morphometry …………………………………………………12

## 第2章　脳形態解析 ………………………………………………………………15

1. 脳画像データベースプロジェクト ………………………………………………15
2. 日本人脳MRIデータベースの構築 ………………………………………………16
3. 脳形態の加齢変化 …………………………………………………………………17
   A. 脳の発達・加齢に伴う脳全体の灰白質、白質容積の変化 ……………………18
   B. 脳の発達・加齢に伴う脳局所灰白質密度、白質密度の変化 ……………………19
   C. 脳灰白質厚みの加齢変化 ………………………………………………………20
   D. 解剖学的標準化変形ベクトルによる脳萎縮の評価（Deformation based morphometry）……21
   E. 灰白質密度と脳動脈硬化危険因子との相関 ……………………………………21
   F. 脳虚血性変化と灰白質密度 ……………………………………………………22
4. 日本人標準脳の決定 ………………………………………………………………22
   A. 平均的な灰白質密度を持つ脳 …………………………………………………23
   B. 集団の中でもっとも標準的な形態を持つ一人の脳の選択 ……………………23
   C. 集団の平均的な脳形態を反映した標準脳の作成 ………………………………24

5. 日本人とドイツ人の脳形態の差異 ……………………………………… 26

# 第3章　脳高次機能イメージングとその将来 ……………………… 29

　1. ヒトを対象とした脳高次機能イメージング手法 ………………………… 29
　2. NIRS イメージング ……………………………………………………… 29
　　A. NIRS イメージングの原理 ……………………………………………… 29
　　B. NIRS イメージングの装置の概要 ……………………………………… 31
　　C. NIRS イメージングの長所と短所 ……………………………………… 32
　3. マルチモーダル脳高次機能イメージングとデータフュージョンに向けて … 33
　　A. 単一技法による脳高次機能イメージングの限界 ……………………… 33
　　B. fMRI・NIRS データフュージョン …………………………………… 34
　4. まとめ ……………………………………………………………………… 37

# 第4章　痴呆の画像診断 ……………………………………………… 41

　1. 本邦における痴呆の画像診断 ……………………………………………… 41
　2. 画像統計解析手法とは ……………………………………………………… 42
　3. 正常画像データベースの構築 ……………………………………………… 43
　4. アルツハイマー型痴呆における脳血流・代謝の変化 …………………… 44
　5. アルツハイマー型痴呆と他の痴呆との脳血流・代謝画像による鑑別診断 … 47
　6. アルツハイマー型痴呆の薬物治療と脳血流・代謝画像の関連 ………… 48
　7. アルツハイマー型痴呆における形態学的変化 …………………………… 49
　8. 部分容積効果の補正 ………………………………………………………… 50
　9. まとめ ……………………………………………………………………… 53

# 第5章　アセチルコリン分解酵素活性画像化による痴呆の診断 …… 57

　1. 痴呆のコリン神経仮説 ……………………………………………………… 57
　2. 脳内コリン神経系とコリンエステラーゼ ………………………………… 58
　3. 脳内アセチルコリンエステラーゼ測定法 ………………………………… 59
　　A. コリンエステラーゼ阻害薬を用いる方法 …………………………… 59
　　B. アセチルコリンエステラーゼの基質を用いる方法 ………………… 60
　4. 臨床応用 …………………………………………………………………… 64
　　A. 加齢の影響 ……………………………………………………………… 64
　　B. アルツハイマー病 ……………………………………………………… 64

C. 軽度認知機能障害 …………………………………………………………… 67
　　D. アルツハイマー病におけるコリンエステラーゼ阻害薬の効果 ……… 67
　　E. パーキンソン病 ……………………………………………………………… 68
　　F. レビー小体型痴呆 …………………………………………………………… 69
　　G. 進行性核上性麻痺 …………………………………………………………… 70
　5. まとめ ………………………………………………………………………………… 71

# 第6章　PETによるアミロイドイメージング …………………… 77

　1. レーガン研究所とConsensus Report ……………………………………………… 78
　2. アミロイドイメージングとは ……………………………………………………… 79
　3. アミロイドイメージングの現状 …………………………………………………… 81
　4. プローブのさらなる発展性 ………………………………………………………… 85

# 第7章　統合失調症，うつ病の神経伝達物質受容体イメージング …………………………………………………… 89

　1. 統合失調症の神経伝達機能異常 …………………………………………………… 89
　　A. ドパミン $D_2$ 受容体 ………………………………………………………… 89
　　B. ドパミン $D_1$ 受容体 ………………………………………………………… 92
　　C. シナプス前ドパミン機能 …………………………………………………… 93
　　D. セロトニン1A（5-$HT_{1A}$）受容体 ………………………………………… 93
　　E. セロトニン2（5-$HT_2$）受容体 …………………………………………… 94
　　F. 抗精神病薬による受容体占有率の測定 …………………………………… 94
　2. 気分障害の神経伝達機能異常 ……………………………………………………… 96
　　A. 5-$HT_1$ 受容体ファミリー …………………………………………………… 96
　　B. 5-$HT_2$ 受容体ファミリー …………………………………………………… 97
　　C. セロトニントランスポーター（5-HTT） ………………………………… 97
　　D. セロトニントランスポーター（5-HTT）占有率 ………………………… 97
　　E. 抗うつ薬の体内動態 ………………………………………………………… 98
　　F. ドパミン …………………………………………………………………… 99
　3. まとめ ………………………………………………………………………………… 99

# 第8章　統合失調症，気分障害の脳画像研究 ………………… 105

　1. Key Words …………………………………………………………………………… 105

2. 統合失調症のMRI研究 ………………………………………………………… 105
　A. 所見の特徴 …………………………………………………………………… 105
　B. 臨床的意義 …………………………………………………………………… 106
　C. 成因 …………………………………………………………………………… 108
3. 気分障害のMRI研究 ……………………………………………………………… 108
　A. 所見の特徴 …………………………………………………………………… 108
　B. 臨床的意義 …………………………………………………………………… 109
　C. 成因 …………………………………………………………………………… 110
4. 今後の課題 ………………………………………………………………………… 110

# 第9章　パーキンソン病および類縁疾患のPET/SPECT ……… 117

1. 臨床応用の現況 …………………………………………………………………… 117
2. EBMツールとしての利用 ………………………………………………………… 120
3. 認知機能障害との関連 …………………………………………………………… 121
　A. DLBとの関連 ………………………………………………………………… 122
　B. PD、PDD/DLBの機能画像 ………………………………………………… 122
4. まとめ ……………………………………………………………………………… 125

# 第10章　正常脳における脳循環代謝 ………………………………… 129

1. 脳循環代謝測定 …………………………………………………………………… 129
2. 脳循環代謝諸量の正常値 ………………………………………………………… 130
3. 脳循環調節機構 …………………………………………………………………… 131
　A. 脳血管灌流圧の変化に対する自動調節能 ………………………………… 131
　B. 動脈血二酸化炭素ガス分圧変化による脳循環変化 ……………………… 132
　C. 脳神経活動に伴う脳循環代謝変化 ………………………………………… 132
4. まとめ ……………………………………………………………………………… 133

# 第11章　脳血管障害における脳循環代謝 …………………………… 137

1. 脳血管障害とPET ………………………………………………………………… 137
2. PETによる脳血管障害の診断 …………………………………………………… 137
3. 脳梗塞急性期の病態と治療 ……………………………………………………… 138
4. 脳梗塞慢性期 ……………………………………………………………………… 140
5. 慢性閉塞性脳血管障害 …………………………………………………………… 141
6. もやもや病 ………………………………………………………………………… 144

7. Hyperperfusion Syndrome ································· 144

# 第12章　てんかん病巣の検出 ································· 147

1. てんかん外科と画像診断 ································· 147
2. MRI ································· 147
   A. 難治性てんかんの MRI 診断 ································· 148
   B. 側頭葉病変 ································· 151
   C. 大脳皮質形成異常 ································· 152
   D. 脳卒中・脳挫傷・脳炎後瘢痕巣、脳回瘢痕形成（ulegyria）································· 159
   E. 今後の MRI 診断 ································· 159
3. PET ································· 164
   A. 難治性てんかんにおける PET 検査指針 ································· 164
   B. Statistical Parametric Mapping（SPM）の有用性 ································· 165
   C. 難治性てんかんと flumazenil（FMZ）PET ································· 168
   D. PET の将来性 ································· 169
4. SPECT ································· 169
   A. 難治性てんかんにおける SPECT 検査指針 ································· 170
   B. 発作時 SPECT ································· 170
   C. Iomazenil（IMZ）SPECT の臨床導入 ································· 172
5. まとめ ································· 174

# 第1章
# 画像処理概論

脳の画像解析において対象となる機能画像には脳循環、ブドウ糖・酸素代謝、神経受容体やその他の薬理活性物質の画像化などが挙げられる。さらには細胞構築・髄鞘構築画像や、voxel-based morphometric analysis として近年注目されている脳組織密度（脳組織存在確率）画像も広い意味での機能画像に含まれるであろう。

従来そのような脳機能画像を解析する手法の一つに関心領域（Region of Interest; ROI）を設定し、ROI中に含まれる画素値の平均、分散などの統計量を算出するというものがあり、大雑把な傾向をつかむには簡便かつ有用な手法である。しかしながら、このROIを設定して解析するという手法には以下に述べるように、いくつかの問題点もある。すなわちその再現性に疑問があることは別にしても、脳のどの領域にROIを設定するかという解剖学的先験知識（anatomical a priori）が必要である、ROI内に含まれる脳組織のheterogenity や部分容積効果（partial volume effect）を考慮していない、画像の持つ空間的情報を一部で捨てている、などである[脚注*]。

そのアンチテーゼとして各画素の取り扱いに何ら前提を置かずに統計学的画像を作成して解析する方法が提唱されてきた。その代表的な手法としては画素ごとに統計量を算出してその有意性を議論する voxel-based analysis があり、その実装としては Statistical Parametric Mapping（SPM）[1]が有名である。さらに別種の統計画像としては脳表面に統計量をマップする手法（Three Dimensional Stereotaxic Surface Projection; 3D-SSP）[2] 脳皮質厚みマップ cortical thickness map）、画像の変化をベクトル場として解析する deformation based analysis[3] などが挙げられる。本章の前半ではこれらの画像解析に必要な道具立てについて述べてみたい。

---

*最近では機能画像と形態画像の位置合わせを行うことにより、形態情報を参照した再現性のよいROIを作成することが可能になっている。特に空間正規化により、あらかじめ作成されている『標準的な』ROIを用いるという新しいアイデアで古典的なROI解析の欠点はある程度解消されていると思われる。

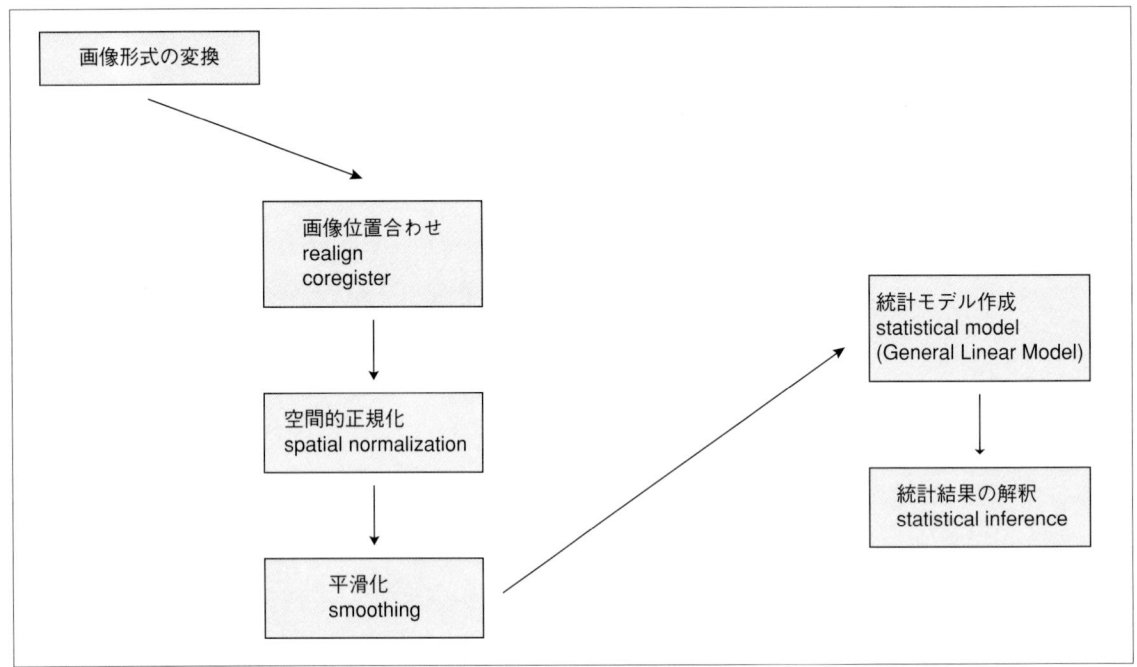

図1　画像統計解析の概要

## 1. 解剖学的標準化 Anatomical Standardization 空間的正規化 Spatial Normalization

　図1に大まかな画像処理の流れを示した。当面はもっとも一般的で画像前処理の共通部分も多いvoxel-based analysisを例にとって説明する。最終的に統計学的な画像解析で目的とするのは、特定のvoxelに注目して、複数の対象から得られるデータセット、あるいは繰り返しの計測によって得られるデータセットの統計学的議論を行うことである。そのためには特定のvoxelが特定の解剖学的構築に対応することが前提となる。そこで導入されたのがアトラス空間（stereotaxic space, Talirach spaceなどとも呼ばれる）という概念である[4]。もともとはthalmotomy, pallidotomyといった脳定位固定手術のために案出されたアイデア

であり、前交連—後交を結ぶ直線（anterior comisure-posterior comissure line; AC-PC line）を基準となる座標軸とし、また前交連を原点（0, 0, 0）となるように脳を平行移動・回転、拡大・縮小、Affine変換（これらはまとめて線形変換と呼ばれる）し、特定の3次元空間に座標系を設定するというものである。

　実際には平行移動・回転は脳の形状を変えることはないが、同一被験者のモダリティ間あるいは複数回検査の位置合わせに活用されている（SPMの文脈では前者はcoregister, 後者はrealignと呼ばれる）。拡大・縮小、Affine変換が狭い意味での変形である。この作業を経ると、各対象の脳の大きさと形はおおむね揃い、特定の座標は特定の脳構築と1対1に対応するという保証が得られる。この処理過程は解剖学的標準化（anatomical standardization）、あるいはSPMの文脈では空間的正規化（spatial normalization）と呼ばれる。

　平行移動・回転、拡大・縮小、Affine変換は現

代の画像処理においてはもちろんコンピューターの助けをかりて、対象とする脳画像を一つの標準的な脳（standard brain, reference brain, またSPMの文脈ではtemplateとも呼ばれる）に合わせることで行われるが、それらは4×4の行列を演算することによって表現される。線形変換である平行移動・回転、拡大・縮小、Affine変換とその行列表現を**図2**に示した。

かつてはこのような変形は脳の代表的な解剖学的構築を目印として（anatomical landmark）、それらが一致するように変形することで行ってきた。その作業をマウスなどで画像を操作するという操作者のスキルに依存（operator dependent）する方法もあったが、近年ではほとんどが全自動の手法に置き換わっている。その過程は二つの画像のfittingの度合いを評価する関数（cost function）を定義して、それを最小化するようなパラメーターを発見するという問題に帰着する。評価関数としてはも二つの画像の画素値の差の自乗の全画像にわたる総和（SPM）、画素値の比のvarianceの全画像にわたる総和（Automated Image Registration; AIR[5]）、さらには相互情報量（mutual information）やentropy関数などが採用されている。**図3**に評価関数の概念を示した。

さて、標準脳に合わせるように変形された個々人の脳といっても、実は平行移動・回転、拡大・縮小Affine変換などの線形変換だけでは決して厳密な意味では一致せず、必ずある程度のvariationが残存する。この点を改良するために非線形変換といわれる変形過程を線形変換に引き続いて行うことによって精度の向上を実現している。そのための非線形変換アルゴリズムは多数提案されており、SPMでは離散コサイン変換（discreet cosine transform; DCT）アルゴリズムが採用されているし、ほかにも高次多項式（Automated Image Registration; AIR[5]）、階層的に属性ベクトルをマッチさせるアルゴリズム（HAMMER[6]）、さらには弾性流体の変形アルゴリズムを応用し、各画素に3方向の成分をもつベクトル場をかけることにより変形する（Elastic Transformation; ELAST[7]）など、枚挙にいとまがない。特に最後に挙げたELASTは、強力な標準脳へのfitting toolとなるばかりで

$$A \begin{pmatrix} 1 & 0 & 0 & Xtrans \\ 0 & 1 & 0 & Ytrans \\ 0 & 0 & 1 & Ztrans \\ 0 & 0 & 0 & 1 \end{pmatrix} \quad D \begin{pmatrix} 1 & 0 & 0 & 0 \\ 0 & \cos\Phi & \sin\Phi & 0 \\ 0 & -\sin\Phi & \cos\Phi & 0 \\ 0 & 0 & 0 & 1 \end{pmatrix}$$

$$B \begin{pmatrix} Xzoom & 0 & 0 & 0 \\ 0 & Yzoom & 0 & 0 \\ 0 & 0 & Zzoom & 0 \\ 0 & 0 & 0 & 1 \end{pmatrix} \quad F \begin{pmatrix} \cos\Theta & 0 & \sin\Theta & 0 \\ 0 & 1 & 0 & 0 \\ -\sin\Theta & 0 & \cos\Theta & 0 \\ 0 & 0 & 0 & 1 \end{pmatrix}$$

$$C \begin{pmatrix} 1 & XYshear & XZshear & 0 \\ 0 & 1 & YZshear & 0 \\ 0 & 0 & 1 & 0 \\ 0 & 0 & 0 & 1 \end{pmatrix} \quad G \begin{pmatrix} \cos\Omega & \sin\Omega & 0 & 0 \\ -\sin\Omega & \cos\Omega & 0 & 0 \\ 0 & 0 & 1 & 0 \\ 0 & 0 & 0 & 1 \end{pmatrix}$$

**図2 行列形式の線形変換パラメーター**
A：平行移動、B：拡大・縮小、C：狭義のAffine変換（shear変換）、D-F：x-, y-, z-軸回りの回転。いずれも4×4の正方行列で表現されており、これらの合成を12パラメーターAffine変換と呼ぶ。

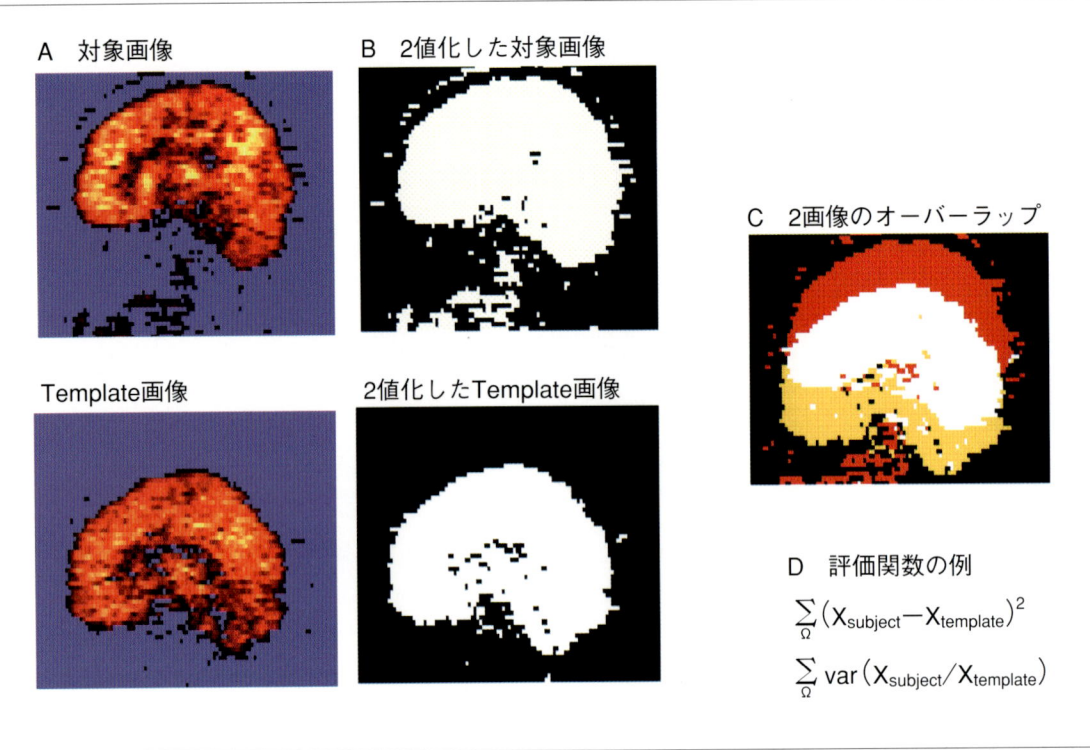

**図3 画像変形の評価関数（cost function）**
A：上段は対象とする画像、下段はtemplate画像　B：2値化した画像　C：2画像を重ねたもの。それぞれの画素値から評価関数（cost function）が計算できる。D：評価関数（cost function）の例、上段は誤差の自乗和（SPMで採用されている）、下段は画素の比の分散の総和（AIRで採用されている）。
ただしここではΩは脳空間全体を表し、varは分散を表す。

はなく、変形ベクトル場そのものが個体の脳の特徴を表現するとも考えられ、興味深い研究対象となりつつある（deformation based analysis）。これについては後に最近のトピックスとして紹介する。

## 2. 画像の平滑化 Smoothing

残存する形態のvariationを解消するもう一つのアイデアは画像を平滑化（smoothing）する、すなわち"なまらせる（blurring）"ことである。画像処理では低域通過フィルタ（low pass filter）とも呼ばれているが実際には同じものである。通常はガウス関数（Gaussian kernel function）を重畳（convolution）することにより実現されるが、そのガウス関数の持つ半値幅（full width at half maximum; FWHM）程度のvariationを解消することができるといわれている。つまり10mmのvariationを解消するにはおおむね半値幅10mmのガウス関数で平滑化すればよい、ということになる。

また、平滑化をすることにより画像処理上の意義がほかにもある。一つは、統計学的に有意であるという判断は統計量の高さと広がりの両面から判定されるべきものであるが、平滑化を行うとピークは低くなり、広がりは広くなるという傾向をもつ。したがって、平滑化後に十分な高さがある場合は、より広い領域が統計的に有意と判定する

ことができる。

また、平滑化により後述する統計モデルの残差（residual）あるいは誤差項（error term）が正規分布に近づくという効果があり、統計モデルが有効となる（最小自乗推定が可能になるなど）ための重要な要件となるが詳細は割愛する。

## 3. 統計モデル Statistical Models

以上のようにして、N-例の解析対象とする脳画像を空間的正規化した後に、i-番目のvoxelに注目すると、それはサンプル数Nの確率変数と考えることができる。図4に簡単な例を示した。

それらが機能画像として観測されるものであり、統計学的には従属変数（目的変数とも、通常yで表す）と考えられる。今、画像解析で検証したいことは観測される従属変数（目的変数）である画素の値が注目している独立変数（説明変数）でどのように説明できるかであり、それはいわゆる一般線形モデル（general linear model; 以下GLM）としてまとめることができる[8]。GLMのベクトル・行列を用いた表現は

$$Y = X\beta + \varepsilon$$

となる。ここに $Y$ は従属変数ベクトル $(y_1...y_i...y_N)^T$、$X$ は説明変数行列または計画行列（design matrix）、$\beta$ はパラメーターベクトル $(\beta_1, \beta_2...\beta_p)^T$、$\varepsilon$ は誤差ベクトルまたは残差ベクトル

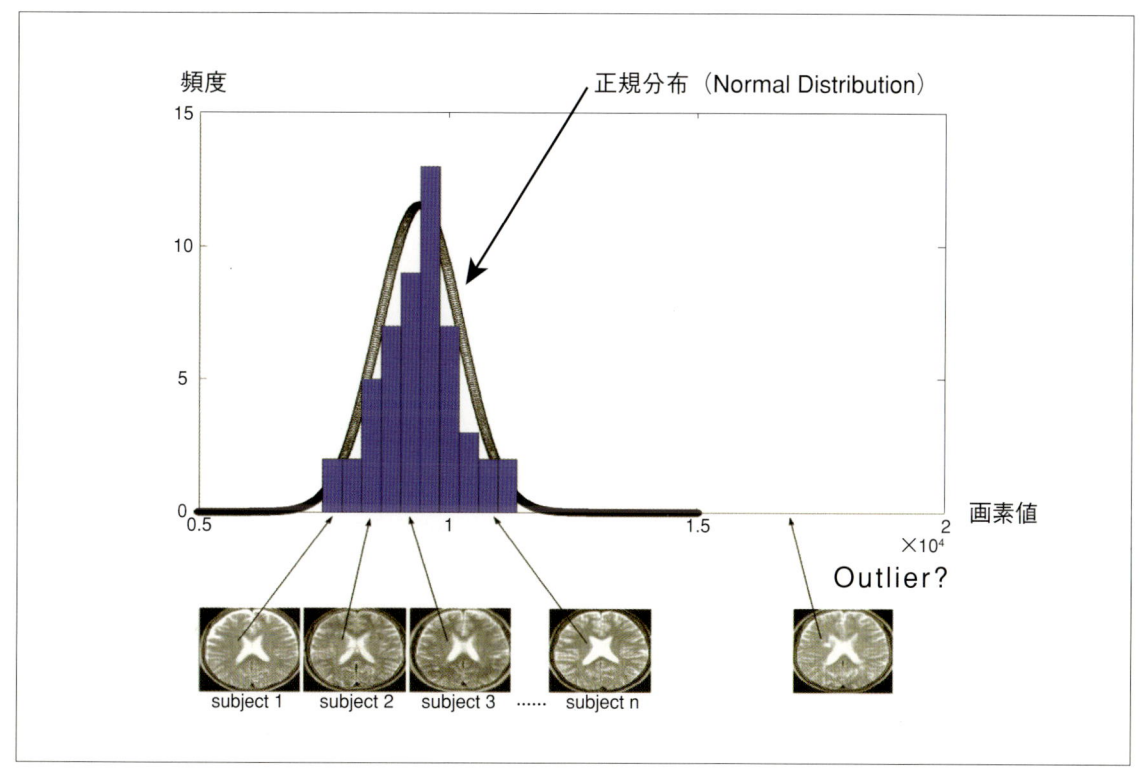

**図4　Voxel-Based Statistics**
特定のvoxelに注目したとき、横軸にその画素値をとり縦軸に頻度をとったヒストグラムを描くと、おおむね正規分布すると仮定する。この場合、ある症例のデータの画素値が有意に異なるかを検定するという統計学的な議論が可能である。ヒストグラムはサンプル数=55。

($\varepsilon_1... \varepsilon_i... \varepsilon_N$)$^T$とよばれ、$\varepsilon$の個々の成分は独立に平均0, 標準偏差$\sigma^2$に従う（ideally independent distribution; i.i.d.）。ただし、ここで$^T$はベクトルの転置（transpose）を表す。Y, $\varepsilon$がベクトル表現になっているのはN-例の解析対象をひとまとめに表記したためであり、したがってベクトルの大きさはNである。ちなみに計画行列（design matrix）はN×p行列である。図5に局所脳血流量（regional cerebral blood flow; rCBF）を従属変数とし性（sex）、年齢（age）、収縮期血圧（sysBP）を独立変数とした重回帰モデルを例にとって、具体的なGLMのベクトル・行列表現を示した。計画行列（design matrix）の中身が具体的には性（sex）、年齢（age）、収縮期血圧（sysBP）の独立変数からなる行列として表現されている。SPMではこの計画行列（design matrix）を白黒の階調として視覚化するように実装されており、数値データの入力ミスなどの逸脱した値を検出しやすくなっている。

最終的には上記のGLMのパラメーター（ベクトル）を推定・画像化し（SPMがstatistical parametric mappingたる所以である）、それから得られる統計量（t-, F統計量など）を算出し、平均値や傾きに差がない、分散に差がないなどといった帰無仮説が棄却できるかどうかの統計検定を行う。

## 4. 統計的解釈 Statistical Inference

ここまでは特定のi-番目の画素のみに注目した

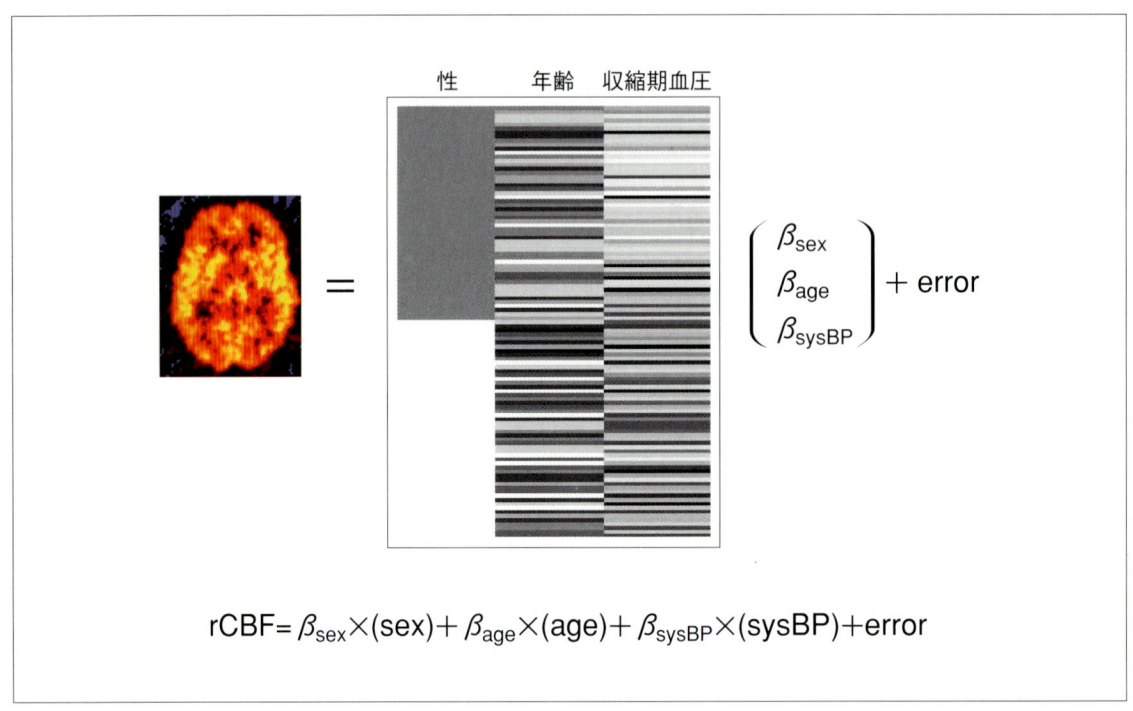

$$rCBF = \beta_{sex} \times (sex) + \beta_{age} \times (age) + \beta_{sysBP} \times (sysBP) + error$$

図5　重回帰モデル
　局所脳血流量を従属変数とし、性（sex）、年齢（age）、収縮期血圧（sys-BP）を独立変数とした重回帰モデルの一例である。上段は行列・ベクトル表現の視覚的な表現であり、下段はそれを書き下したものである。中央の計画行列（design matrix）は白黒濃淡で視覚化されている。

場合を議論してきた。しかし、本来われわれが取り扱いたいのは一つの画素ではなく、それらが集まった画像だったはずである。実際に、1画素のみが大きな統計量を持つということはありえず（言葉をかえるとそれはnoiseと区別できない）、必ずある程度の広がりをもつ。その幾何学的イメージは裾野を持った山であり、統計学的有意性を検討するための閾値は頂の高さ（peak height）と裾野の広がり（spatial extent）の両側面から決定されなくてはならない[9]。

また、脳の画像は $1×1×1mm$ に換算するとおよそ〜$10^6$オーダーの画素からなり、脳灰白質に限って解析してもその数分の1程度になるため、それぞれの画素が独立と仮定すると画素と同じ数だけ統計検定を繰り返すことになる。その結果、偶然に帰無仮説が否定されてしまう場合が生じうる。統計学でいうところの多重比較問題である。このような多重比較問題を解決する補正で有名なものにBonferroni補正がある。これは有意水準 $α$ を多重比較後も保つため多重比較の回数Nで除した $α/N$ を有意水準に採用するもので、$N=10^6$ を代入するとかなり厳しい閾値となってしまう。しかしながら、実際はそれぞれの画素が独立しているわけではなく近傍の画素同士は関連（相関）を持つため、もう少し緩くした多重比較補正で十分である。画素同士の関連（相関）は画像のもつ平滑さ（smoothness）に依存し、特定の平滑さを指定したときの統計画像の幾何学的特徴についてはK. J. Worsleyらによる確率場（random field）の厳密な議論がある[10]。ここでは数学的な厳密さには立ち入らず、その結論をごく大雑把に述べたい。

K. J. Worsleyらは、モダリティの物理特性から最終的な統計画像の平滑化に至るまでの処理により複合的に規定される画素よりはもう少し大きな画像単位があり、それをResolution Elements（RESELs）と呼ぶことにした。その画像単位（RESELs）の大きさをもつblobは（たまたま密着していることもあるかも知れないが）ある程度の独立性を保っているため、その数に応じた多重比較補正を行うのが妥当であろうと主張している。実際にSPM内部ではsmoothnessからRESELsの数を推定して多重比較補正を行っている。

これまで述べてきた画像処理はおもにSPMを想定して書かれてきた。SPMは画像の前処理から統計モデル作成とその結果の解釈までの全体を統一的に捉えており、かなり洗練された実装をもつ画像解析ツールといってよい。もともとSPMは脳機能賦活試験（Activation Study）のために考案されたもので、若い正常被験者の解析をする限りはpit fallというべきものは見当たらないように思われる。しかしながら、臨床の場で利用するとなると、問題点が指摘されている。すなわち、限られたカメラ視野などによる画像データの欠損、局所的な病変の存在、萎縮性変化などがあると画像前処理がうまくいく保証がないということである。これらの点を考慮して、特に臨床の場での使用を意識して開発されたのがThree Dimensional Stereotaxic Surface Projection; 3D-SSP[2]である。

3D-SSPでは正中矢状断面で前頭極、脳梁前下端、視床下端、後頭極およびAC, PCなどを全自動で検出し、それを標準脳に合致するように線形変換した後にさらに多数のlandmarkを検出し、それらをもとに非線形変換している。このときの非線形変換は主として神経線維の走行方向に沿って行われるため、この解剖学的標準化の手法は、最終的に行われる皮質灰白質の信号を表面に投影して解析するという、名前の由来ともなっているSSP（sterotaxic surface projection）手法とあいまって、病巣や萎縮などによる影響を受けにくい、精度の高い手法とされている[11]。この特徴を生かした実際の解析例は第4章で詳述されることと思

われる。

以上、統計学的画像を用いた手法の一般的な道具だてを説明してきた。

残された紙幅では、最近のトピックスのうちで、われわれの研究室が行っている画像解析を含めていくつか紹介したい。

## 5. Voxel-Based Morphometry

冒頭で『近年注目されている脳組織密度（脳組織存在確率）画像も広い意味での機能画像に含まれるであろう』と述べたが、ともすると従来の形態画像の解析というのは特徴の記述に終始してしまうことが多かった。これは具体的には『ある構造の大きさ（拡大など）を0～4の5段階で視覚的に評価』や『ある構造の幅はXmm +/- Ymm』という記述も含まれる。実測値を含めて、個々の画像の特徴を記述することは画像を取り扱うに際して基本的な態度であると思われるが、多数の画像データを対象とする場合は、その特徴を何らかの方法で抽出することも重要である。そのためにはこれまで述べてきた（狭義の）機能画像を解析する道具がきわめて有用となると考えられる。その意味でVoxel-Based Morphometryは機能画像と形態画像を同じ土俵で議論する嚆矢となったのではあるまいか、と思われる。

具体的にはVoxel-Based Morphometryというのは、脳を灰白質、白質、脳脊髄液（CSF）、頭蓋その他の組織というといくつかの組織分画（tissue compartment）に分類し、それぞれのtissue compartmentが脳画像の内部でどのように分布す

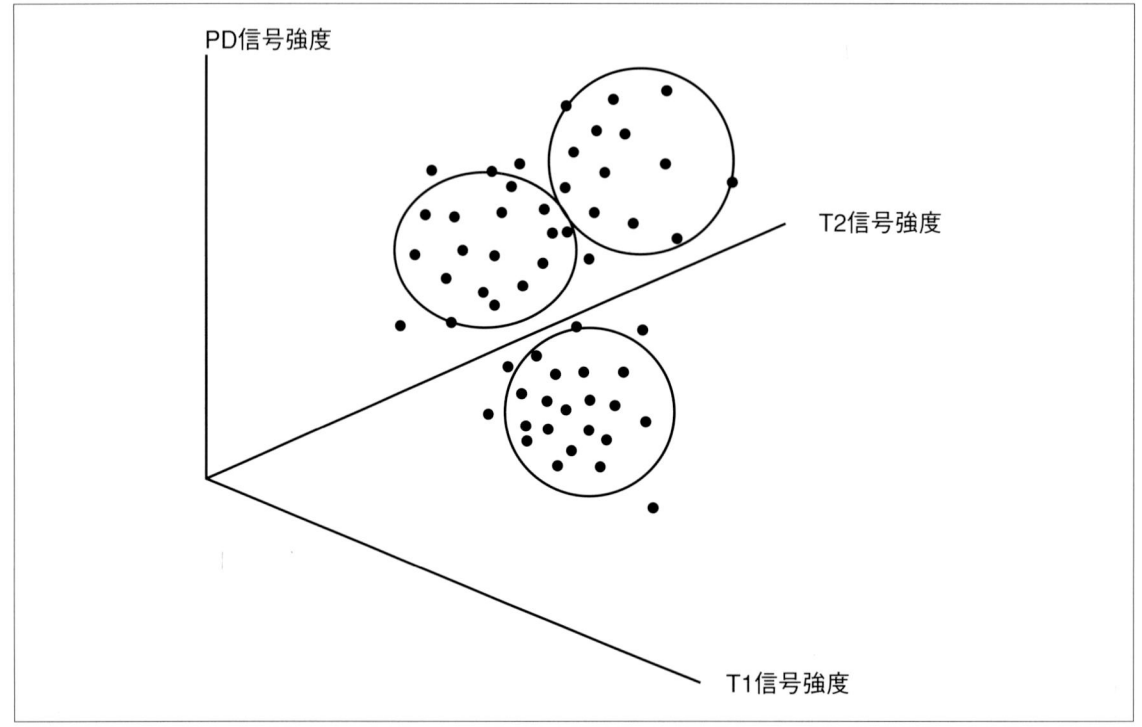

図6　特徴空間（feature space）の概念
　特徴空間内では類似したものが近くに分布するため、ひとまとめにすることが可能である。T1-、T2-、PD-信号強度の3軸からなる空間内の各点が1画素を表していることに注意されたい。

るかをもって脳の局所的な形状の差異を解析しようとするものである。ここで注意しなければならないのが部分容積効果である。元来、画素というのは無限に小さくはなれないものであるから、どうしても単位画素（unit voxel）という概念を考慮しなくてはならない。ここで、ある単位画素が特定のtissue compartmentに属すると考えるのは厳密には正しくなく、ある単位画素は複数のtissue compartmentの混合（mixture）と考えるべきである。たとえば、ある単位画素では半分が灰白質であり、半分が白質であった場合、灰白質の密度（灰白質の存在確率といってもよい）は0.5であり、白質の密度も0.5である。また灰白質の中央に位置する単位画素については灰白質の密度は1.0であり白質の密度は0である。このようにして得られた脳組織密度画像は、前節で説明した局所脳血流やその他の機能画像とまったく同様の統計学的議論をすることができる。また、この脳組織密度画像を全脳にわたって調べあげれば（つまり積分すれば）、脳の容積が計測できると考えられる。

このようなVoxel-Based Morphometryを行うにあたり、実際には適切な画像前処理の後に脳組織を上述の各組織コンパートメントに分類する作業（segmentation, あるいはtissue classification）をしなくてはならない。SPMでは空間的標準化後の脳のある領域は、ある確率で灰白質・白質・脳脊髄液に分類されるというアトラス空間内での位置情報、あるいは解剖学的先験知識（anatomical a priori）を考慮して組織を分類している[12]。また、より一般的な方法としては、特徴空間（feature space）でのクラスター分類という方法がある。

ある対象についてT1強調画像、T2強調画像、Proton密度強調画像を撮像した場合、脳画像内のある画素は位置情報に加えてさらにT1/T2/PD信号の3つの属性をベクトルデータとしてもつ。今、位置情報をおいておき各画素の属性（ベクトル）をT1/T2/PDの3軸をもつ3次元空間内の1点としてマップすると、それらは特徴空間（feature space）と呼ばれる空間内に画素の数だけ点がマップされたものと同等になる。その特徴空間内では画素を表す点は灰白質・白質・脳脊髄液といった類似したもの同士はそれぞれ近くにマップされるという傾向があり、それらをひとまとめにする操作を行った後にもとの脳空間に戻してやれば、結果として効率よく画素を各組織に分類できるであろう、というのがこの手法の基本的なアイデアである。特徴空間（feature space）内で類似したものを分類する手続きは、線形ないし非線形のクラスター分析として一般化することができるが、モントリオールの神経科学研究所のA. C. Evansらのグループは、Artificial Neural Networkを用いた非線形分類アルゴリズムを採用し、精度のよい組織分類を行っている。またこの手法は灰白質・白質・脳脊髄液の各分画への分類が精度よく行えるのみならず、さらに別の目的の解析ツールとしても利用が可能である。たとえば何らかの方法で、白質のみを切り出しておいた画像について、上述した特徴空間（feature space）内での非線形クラスター分類を行うことによって、多発性硬化症や虚血性変化などの白質病変を検出することも可能である[13,14]。図7に上記のアイデアによる脳虚血性変化の自動検出の一例を示した。

## 6. Cortical Thickness Analysis

近年のVoxel-Based Morphometryにより、加齢による脳萎縮の主体は灰白質であり白質は変化しない、と報告されてきた[15]。特に皮質灰白質での萎縮がその層構造における神経細胞の脱落によ

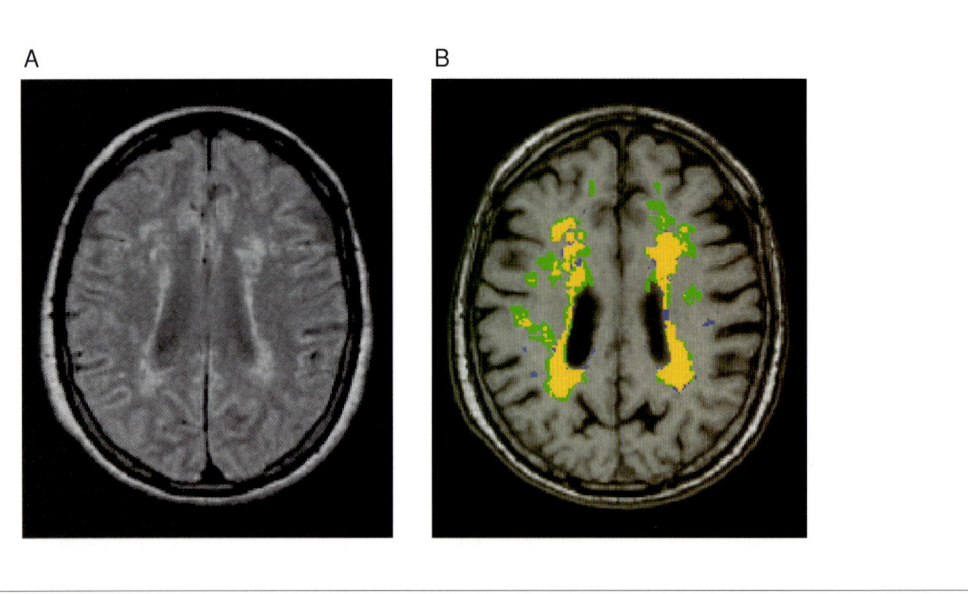

**図7　虚血性変化自動検出**
　A：プロトン密度強調画像、虚血性変化は白く描出されている　B：特徴空間内でのクラスター分析により検出された虚血性変化部位をT1強調画像上に重ねたもの。yellow：true positive, green：false negative, blue：alse positive.

ると考えるなら、皮質の厚みが脳萎縮の鋭敏な指標たりうると仮定することはきわめて自然と思われる。

　先のセクションで脳を灰白質、白質、脳脊髄液という組織に分類する技法を紹介した。その結果の画像において、脳脊髄液と皮質灰白質および皮質灰白質と白質の境界を判別し、両者の間の距離を皮質灰白質の厚みと定義すればその計測が可能と考えられる。もちろん脳の皮質は複雑に折りたたまれており、脳溝といういわば特異点がいたるところに存在するため、距離といっても簡単には決定するのは困難である。しかし、数学的に取り扱いの便利な計量（metrices）を導入することにより計測は可能となりつつある。皮質厚み計測アイデアの一例を図8に挙げた。

　今、脳脊髄液と皮質灰白質境界を皮質の『外側の表面（outer surface）』、皮質灰白質と白質の境界を『内側の表面（inner surface）』と呼ぶことにすると、外側の表面と内側の表面はそれぞれに三角形のメッシュに分解することが可能である。このメッシュは数学的に適切な方法で一意に決定することができ、外側の表面と内側の表面それぞれのメッシュの数を同じくしておけばメッシュの各頂点は一対一対応する。この対応する頂点の距離をもって皮質の厚みとすると、脳溝の影響などを受けにくいとされている[16]。

　このようにして頂点ごとに算出された皮質の厚みは、可視化のために通常は脳の『外側の表面』などにマップされ、『皮質厚みマップ（cortical thickness map）』と呼ばれる。図9にその一例を挙げた。厚みはカラーコードで表現されており、脳溝内部がよく見えるように滑らかに加工した外側の表面上にマップされている。このマップはもはや三次元のボリュームではなく、脳表面という本質的には二次元のデータとなっていることに注意されたい。したがって、次元の縮小と同時に大幅なデータ量の減少化が実現されている。

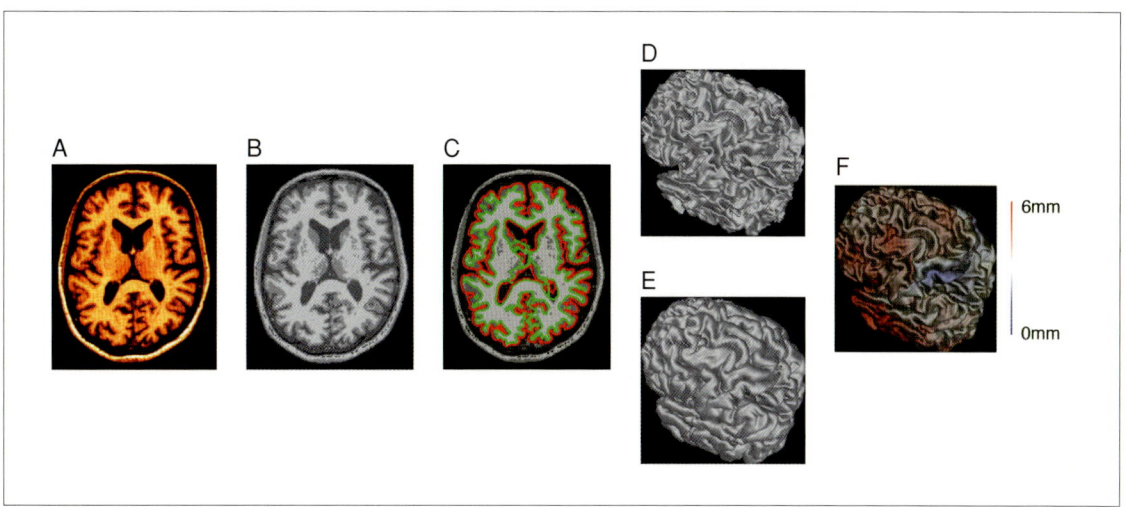

**図8　皮質厚みの計測手順**
　A：原画像　B：組織分画後画像（灰白質、白質、CSFがそれぞれ異なる階調でマップされている。）　C：画像上で外側の表面（赤）と内側の表面（緑）を検出したもの　D：内側の表面のsurface rendering画像　E：外側の表面のsurface rendering画像　F：外側の表面と内側の表面から皮質の厚みを計測し、外側の表面のsurface rendering画像にマップした画像
（モントリオール神経科学研究所、Jason LerchとAlan C. Evansの好意による）

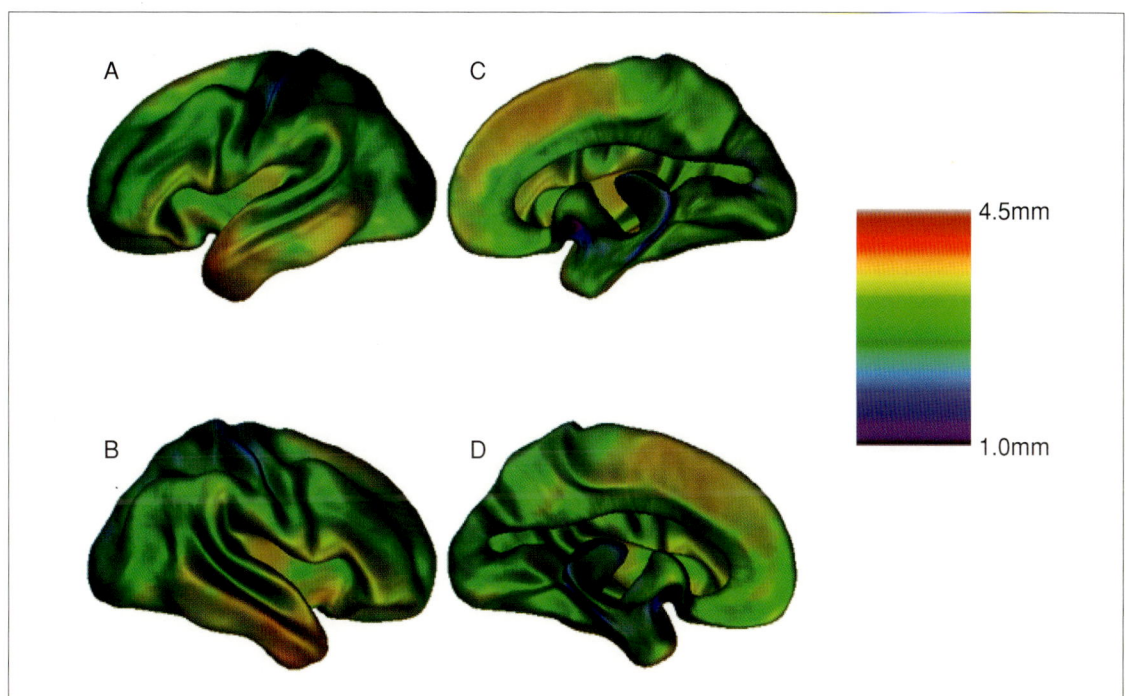

**図9　正常者の皮質厚みマップ**
　脳溝内が見えるように加工した標準脳画像の表面に、厚み（mm）をカラーコードとしてマップしている。もはや、3次元のボリュームデータではなく2次元球面上のデータとなっていることに注目して欲しい。
A：left lateral view　B：right lateral view　C：right medial view　D：left medial view
（モントリオール神経科学研究所、Jason LerchとAlan C. Evansの好意による）

## 7. Deformation Based Morphometry

　解剖学的標準化のセクションで、非線形変換の一例として弾性流体変形アルゴリズムを利用したものを紹介した。筆者らが使用経験のあるのはDüsseldorfのK. Zillesらのグループが開発したElastic Transformation; ELASTである[7]。この手法の特徴は二つの脳を滑らかにかつ連続的に変形することであり、その変形が破綻するような特異点は存在しないように弾性流体変形アルゴリズム（Navier-Lamé方程式）で制約を受けている。これを用いると被験者の脳と標準脳はきわめて高い精度で合致させることが可能である。また、この手法のもう一つの特徴としては、変形に用いられたパラメーターが格子点ごと（画素ごとと考えても本質的には同じである）にx-, y-, z-方向成分をもつ3次元のベクトルとして得られるという点が挙げられる。すなわち得られたパラメーターは全体としてベクトル場を形成することになる。こ

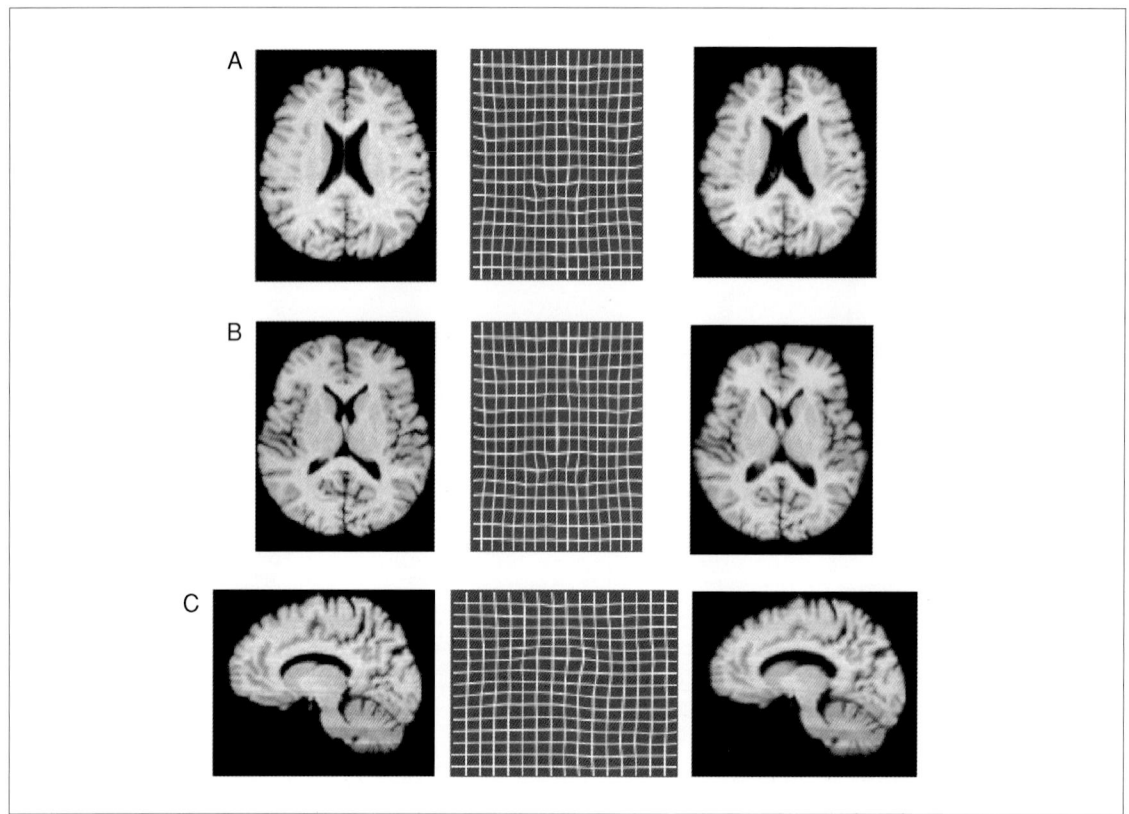

**図10　Deformation Based Morphometry**
　右コラム：20歳のオリジナル画像　左コラム：60歳の平均脳をターゲットとしてElastic Transformationによりオリジナル画像を変形した結果の画像　中央コラム：変形に要したDeformation Fieldを格子線で可視化したもの。　ただし、A：AC-PC平面から+24mmレベルのtransaxial slice　B：AC-PC平面から+14mmレベルのtransaxial slice　C：sagittal slice　である。また、可視化のために格子線は実際より粗くとってある。
Deformation Field自体がオリジナル画像とターゲットとなった画像の差異、すなわち20歳と60歳の差異を表現しているといえる。
　　　　　　　　　　　　　　　　　　　　　　　（画像作成：東北大学・加齢医学研究所、佐藤和則）

のベクトル場はある脳をある脳に変形するという意味でdeformation fieldとも呼ばれ、先に述べたように不連続点や微分不可能な点が存在しないという意味ではたいへん取り扱いやすいものとなっている。たとえば、アルツハイマー病の脳を正常脳に上記の方法で変形したとき、その変形量の大きい部位がアルツハイマー病と正常の脳の間の何らかの差異を表していると考えることに大きな誤りはないと思われる。また、成長過程、加齢変化、病気の進行などのように一定の間隔を置いて計測した脳画像の経時変化も、このような変位ベクトル場としてとらえることが可能と考えられる。このような変形ベクトル場を解析手段ではなく、解析対象と考えるのはDeformation-Based Morphometryと呼ばれる[3]。このDeformation-Based Morphometryは、微細な変化の表現や形態変化に時間軸を加えた4次元データを表現できるという大きなメリットがある。その一方で、この手法の欠点としてはデータの統計学的な解析、検証が未成熟であることや、結果が3次元あるいはそれ以上になるために直感的にとらえることが困難となってしまう点が挙げられる。しかしながら、近年のデータ可視化技術（data visualization technique）の発展はめざましいものがあり、いわゆるNeuroinformaticsの一分野として実りつつあるように思われる。

　以上、脳の画像解析において今や一般的事項になりつつある画像処理、統計解析の概念を説明してきた。また、後半ではそれらを発展させた画像処理・解析技法のいくつかを紹介した。次章からの理解の一助となれば幸いである。

## 文　献

　最新の情報が得やすいように、可能な限り関連するインターネットのURLも記載した。執筆時には接続できることを確認しているが、その後にURL変更や閉鎖された場合はご容赦願いたい。

1) Friston KJ, Holmes AP, Worsley KJ, Poline J P, Frith CD, Frackowiak RSJ : Statistical parametric maps in functional imaging : A General Linear Approach. Human Brain Mapping 2 : 189-210, 1995.
SPMの詳細についてはhttp://www.fil.ion.ucl.ac.uk/spm/

2) Minoshima S, Frey KA, Koeppe RA, Foster N L, Kuhl DE : A diagnostic approach in Alsheimer's disease using three-dimensional sterotactic surface projections of florine-18-FDG PET. Journal of Nuclear Medicine 36 : 1238-1248, 1995.

3) Ashburner J, Hutton C, Frackwiack RSJ, Johnsrude I, Price C, Friston K : Identfying global anatomical differences : deformation-based morphometry. Human Brain Mapping 6 : 348-357, 1998.

4) Talirach J and Tourinoux P : Co-planar stereotaxic atlas of the human brain.Georg Thieme Verlag (Stuttgart・New York), 1988.

5) Woods RP, Grafton ST, Holmes CJ, Cherry SR, Mazziotta JC : Automated image registration : I. General methods and intrasubject, intramodality validation. Journal of Computer Assisted Tomography 22 : 139-152, 1998.
Woods RP, Grafton ST, Watson JDG, Sicotte N L, Mazziotta JC ： Automated image registration ： II. Intersubject validation of linear and nonlinear models. Journal of Computer Assisted Tomography 22 ： 153-165, 1998.
AIRの詳細についてはhttp：//bishopw.loni.ucla.edu/

6) Shen D and Davatzikos C : HAMMER : Hierarchical attribute matching mechanism for Elastic Registration. IEEE Trans. on Medical Imaging, 21 : 1421-1439, 2002.
HAMMERの詳細については http://oasis.rad.upenn.edu/~dgshen/HAMMER.htm

7) Schormann T and Zilles K : Three dimensional linear and nonlinear transformations : an integration of light microscopical and MRI data. Human Brain Mapping 6 : 339-347, 1998.

8) 竹村彰通：現代数理統計学（創文社刊）1991.

9) Poline J-B, Worsley KJ, Evans AC, Friston K J : Combining spatial extent and peak intensity to test for activations in functional imaging. Neuroimage 5 : 83-96, 1997.

10) Worsley KJ, Marrett S, NeelinP, Vandal AC, Friston KJ and Evans AC: A unified statistical approach for determining significant signals in images of cerebral activation Human Brain Mapping, 4 : 58-73, 1996.
数学系の雑誌に投稿された GLM, random field に関する論文はプレプリントの形で http://www.math.mcgill.ca/keith/ から読むことが可能である。

11) Ishii K, Willoch F, Minoshima S, Drzeza A, Ficardo EP, Cross DJ, Kuhl DE, Schwaiger M : Statistical brain mapping of 18F-FDG PET in Alzheimer's disease : varidation of automatic standardization for atrophied brains. Journal of Nuclear Medicine 42 : 548-557, 2001.

12) Ashburner J & Friston KJ : Voxel-based morphometry-the theory. Neuroimage, 11 : 805-821, 2000.

13) Zijdenbos AP, Forghani R, Evans AC : Automatic "pipeline" analysis of 3-D MRI data for clinical trials : application to multiple sclerosis. IEEE Transactions on Medical Imaging, 21（10）: 1280-1291, 2002.

14) Kinomura S, et al : Automated detection of subcortical ischemic lesion from 3-D MRI data in the aged brain.（10th annual meeting of the OHBM 2004, poster presentation）, 2004.

15) Taki Y, et al : Voxel-based morphometery of human brain with age and cerebrovascular risk factors. Neurobiology of Aging, 25 : 455-463, 2004.

16) MacDonald D, Kabani N, Avis D, Evans AC : Automated 3-D extraction of inner and outer surfaces of cerebral cortex from MRI. Neuroimage, 12 : 340-356, 2000.

（木之村　重男）

# 第2章
# 脳形態解析：
## 日本人脳画像データベース構築とその画像解析

　脳の形態と機能とは互いに密接に関連しており、脳のしくみを解明するためには二つのアプローチを組み合わせることが不可欠である。一般には、機能の変化は形態の変化に先行して顕在化するといわれており、このことがPETなどの機能画像の優位性と考えられてきた。しかし最近の画像統計解析法の進歩により、痴呆等の変性疾患のみならず、うつ病や統合失調症など、形態の変化を伴わないと考えられてきた精神科疾患に対しても、微細な形態の変化を捉えることができるようになりつつある。本稿では、MRIの画像統計解析手法を用いた、脳形態からみた脳加齢研究について述べる。

## 1. 脳画像データベースプロジェクト

　欧米ではヒト脳を対象とする脳科学の一環として、脳画像データベース構築とその解析の重要性が強く認識されており[1]、人的にも予算的にも大規模なプロジェクトが進行中である。このようなデータベース構築の意義としては、電子データによるデータ資産のグループ間での共有、Talairach図譜に替わるような電子媒体の脳図譜システムの作成、脳科学の基準となるヒト脳解剖学の確率マップの作成、あるいは脳機能局在地図の作成であろう。国際的にいくつかのグループが活動を行っているが、なかでも International Consortium for Brain Mapping（ICBM）[2] は多国間共同の最大規模の国際共同研究グループである。UCLAのMazziotta教授をグループリーダーとして、モントリオール神経研究所（MNI）、デュッセルドルフ大学（独）、テキサス大学（米）、UCFS（米）、ブリジェ大学（オランダ）、Cyceron研究所（仏）、ユーリッヒ研究所（独）、東北大学が参加している。筆者および川島教授をメンバーとする東北大学はアジアでは唯一のメンバーである。

　このグループでは、1）MRI画像（T1, T2, PD）解析による脳解剖部位確率マップ（デジタル脳解剖部位参照システム）の作成[2]、加齢変化の解析、痴呆[3]、統合失調症[4,5]、多発性硬化症[5] など脳疾

患の灰白質分布の特徴抽出、2) 脳の細胞、髄鞘、神経受容体構築マッピング[7] (死後脳スライスで、細胞、髄鞘、神経受容体地図構築のマッピングを行い、これとMR画像による肉眼解剖マップとを統合する)、および運動野、感覚野など脳機能野の個人のバラツキ・確率マップの作成[8]、3) 画像解析システムの開発などが精力的に行われている。詳細は記述しないが、引用文献を参照されたい。

## 2. 日本人脳MRIデータベースの構築

現在、当研究室では健常人1800例の脳MRI画像を保有しており、被験者の背景データとともに国内最大規模の脳画像データベース[9]を構築している。これらの画像のうち、1500例は独立行政法人情報通信研究機構 (旧通信・放送機構) の「青葉脳画像リサーチセンター」(平成9～13年、プロジェクトリーダー：福田　寛) の研究を通じて集積したものである。このプロジェクトは、「光ファイバーによる高速通信ネットワークで複数の脳研究機関を接続して仮想脳研究室を構築するための通信技術の開発とその応用」がテーマであった。ここで構築された高速通信環境を利用して、大量の脳MR画像を収集した。もう一つのデータソースは、東北大学辻教授を代表とする「寝たきり予防健診―鶴ヶ谷プロジェクト」である。これは、仙台市近郊の鶴ヶ谷団地に居住する70歳以上の住民2000例を対象とした地域ベースの疫学研究である。このプロジェクトに参加した約1200例の高齢者の中から、65歳以上の400例を抽出して脳MR画像を収集した。図1はデータベースの年代・性別のデータ数内訳を示したもので

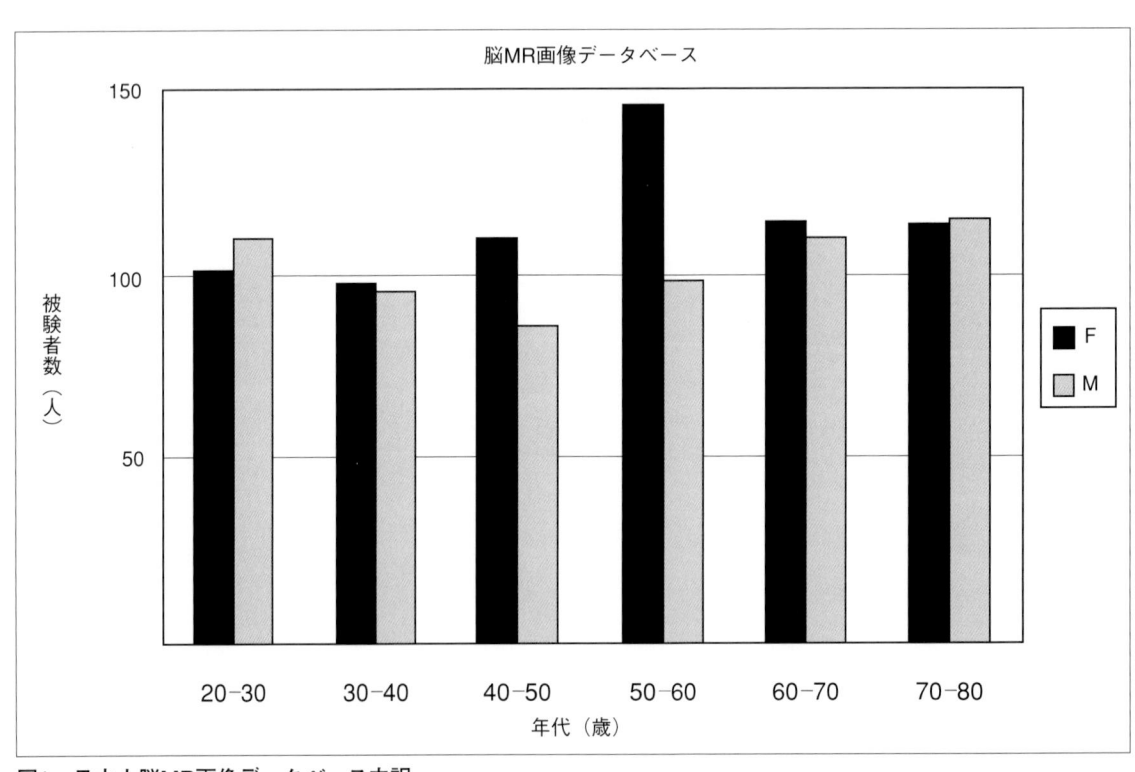

図1　日本人脳MR画像データベース内訳

ある。10歳きざみの各群は男女別に少なくとも90例以上（5歳きざみでも30例以上）のデータ数を有しており、脳形態の加齢研究を行うにはきわめて理想的なものとなっている。

## 3. 脳形態の加齢変化

脳XCT画像を用いて加齢による脳萎縮を定量的に計測したのは、当教室の山浦ら[10]が世界で最初である（1980年）。脳実質、脳脊髄液腔、骨のCT値を基準として組織分画を行い、脳実質の容積を計測したものである。第1章画像処理概論で述べられたように、MR画像でもsegmentationという手法により信号強度の分布を基準として灰白質、白質、脳脊髄液腔を分けることができる。したがって、XCTと同様に、定量的な解析が可能である。

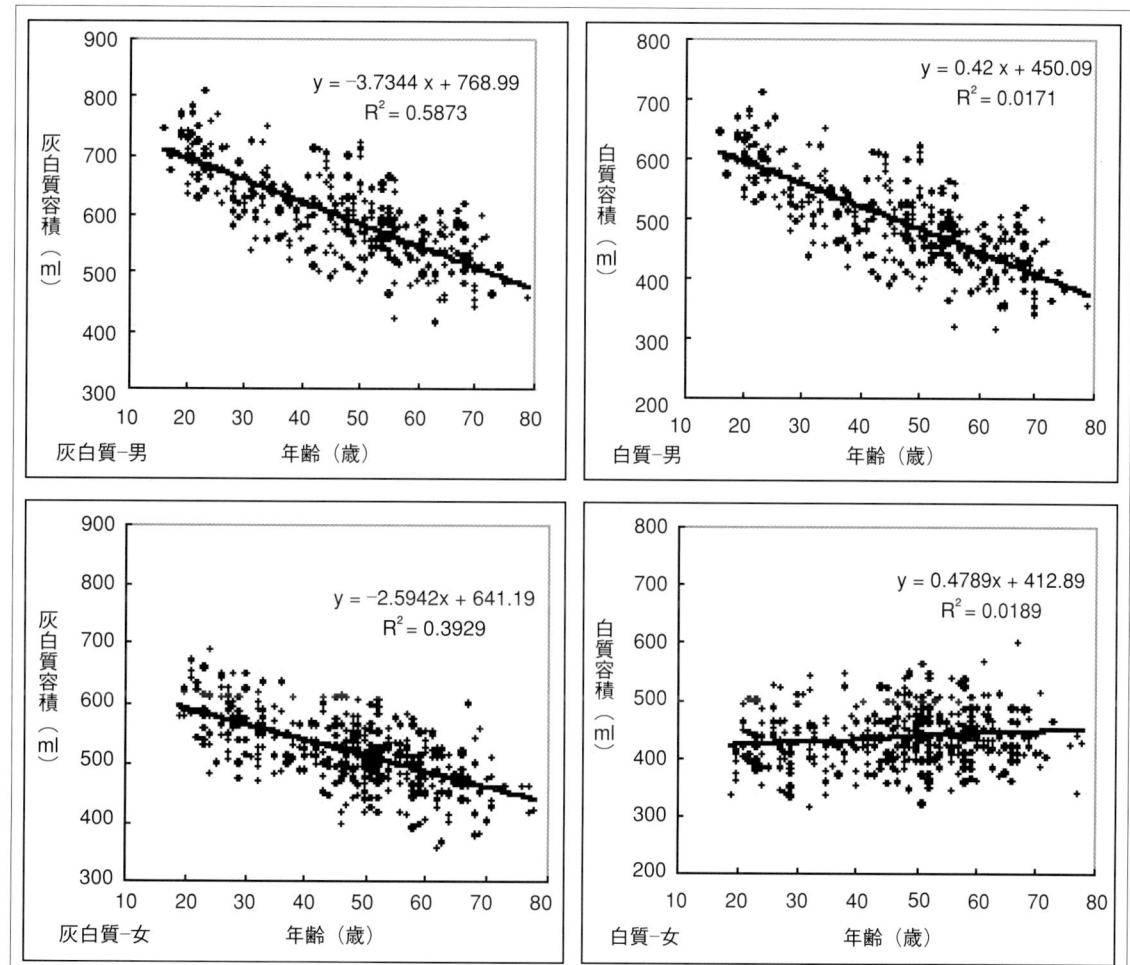

**図2 加齢に伴う脳形態の変化[11]**
　灰白質は加齢とともに減少しているが、白質はほぼ一定である。灰白質減少の傾きは男性の方が有意に大きいが、全脳容積で補正すると有意さはない。

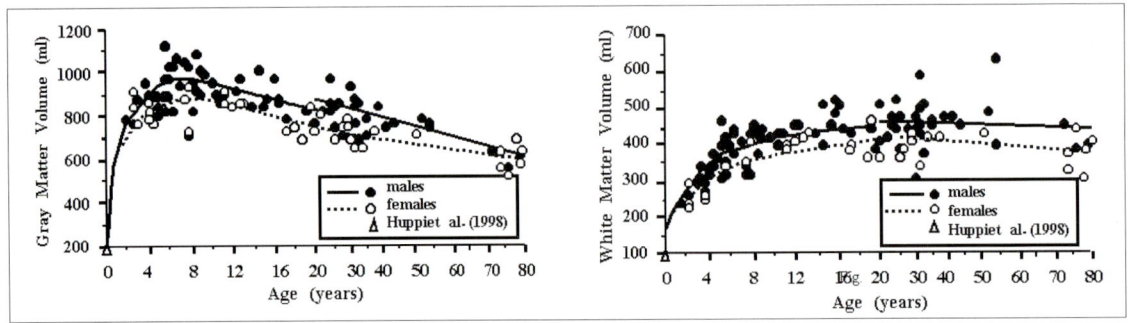

**図3 脳の発達と加齢に伴う脳形態の変化[13]**
灰白質容積は生後急速に増大して6〜9歳で頂点を形成した後、加齢とともに緩やかに直線的に減少している。白質容積は生後から12〜15歳頃まで急速に増大し、その後30歳まで緩やかに増大した後、一定ないしわずかな減少を示している。
(a) 灰白質、(b) 白質

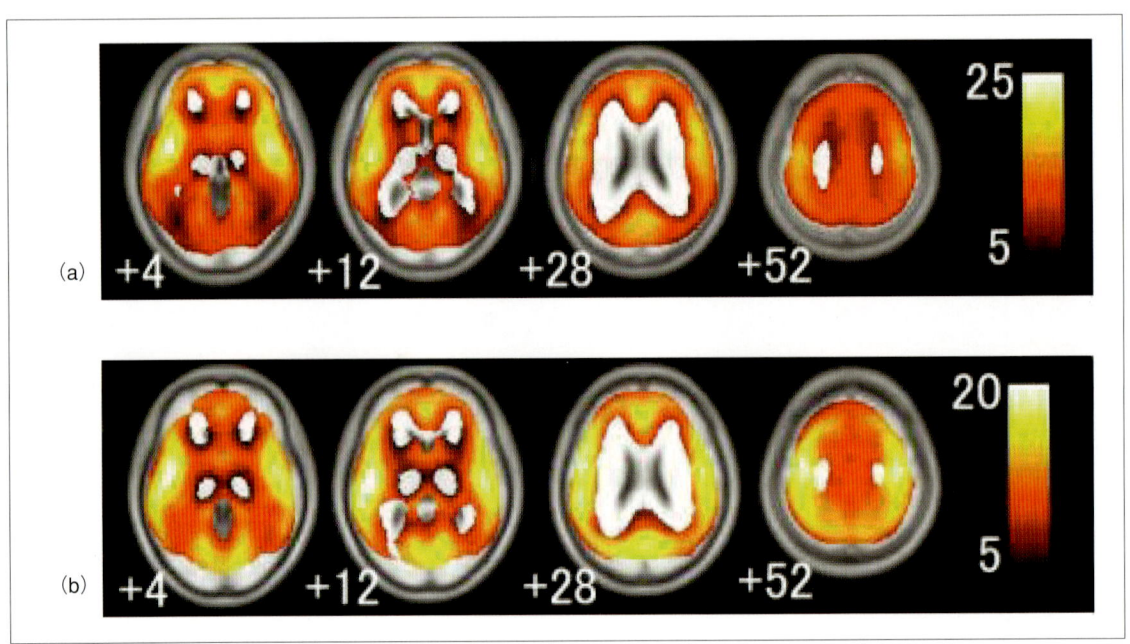

**図4 加齢に伴う脳灰白質密度の減少[11]**
ほぼ全脳にわたって減少しているが、特にシルビウス裂周辺、前頭葉、頭頂葉で有意性の高い減少がみられた。
(a) 男性、(b) 女性

## A. 脳の発達・加齢に伴う脳全体の灰白質、白質容積の変化

脳MRIデータベースのなかから、梗塞などの脳血管障害、脳腫瘍、中等度〜高度の虚血性疾患を除いた男356名、女413名を選択して以下に述べる解析を行った[11]。したがって、以下の結果は、一般住民の平均的結果ではなく、正常者だけを抽出した"super normal"群での結果であることに留意する必要がある。図2はこのような画像解析の手法により、加齢による灰白質、白質の容積の変化を計測したものである。灰白質容積は男女とも加齢とともに直線的に減少していた。一方、白質容積のバラツキは大きいが、全体として男女と

も加齢に伴う減少はみられない。この結果はまったく予想外であった。神経細胞（灰白質）が減少すれば、神経線維（白質）もそれに伴って減少するであろうとの先入観があったが、欧米人465例を対象としたGoodsら[12]もまったく同様の結果を報告している。MRI上白質を構成する成分としては軸索、神経線維、グリア細胞、血管成分などがある。それぞれの成分の加齢に伴う増減が釣り合って、全体としては、MRI上観察される白質容積の減少がなかったと解釈している。図2で男性の灰白質容積減少の傾きは女性に比べて有意に大きい。Goods[11]らも男女差があることを報告している。しかし灰白質容積を、頭蓋腔に占める脳灰白質の割合（gray matter ratio）で表示すると男女差は消失する。減少曲線の傾きの差（図2）は脳容積の男女差のための見かけ上の差であった。

われわれの所有する脳画像データベースは15歳未満のデータは含まれておらず、脳の発達に関する解析はできない。そこで脳の発達については他のグループの研究結果を紹介する。Courchesneら[13]は、19ヵ月〜80歳までの116人の脳MRIを用いて、脳の発達と加齢の両方を解析した。その結果を図3に示す。この研究ではゼロ歳児のデータはないが、Huppiら[14]のデータを引用してグラフに加えている。図3をみると、灰白質容積は生後急速に増大して6〜9歳で頂点を形成した後、加齢とともに緩やかに直線的に減少している。19〜33ヵ月児から6〜9歳児までの灰白質の増大は13％であった。白質容積は生後から12〜15歳頃まで急速に増大しており、19〜33ヵ月児から6〜9歳児までの増加は74％であった。その後30歳まで緩やかに増大した後、一定ないしわずかな減少を示している。30歳代から80歳までの減少率は約13％であった。この図の20歳代以降のデータは、先に示したわれわれの結果と同様の結果である。また、図は示さないが、灰白質と白質の比は生後直後が最大で、急速に減少して30歳程度で一定となる。これはニューロン（灰白質）が急速に増大した後に、淘汰によって減少すること、一方、神経繊維（白質）は徐々に増大することを反映した結果と考えられる。

## B. 脳の発達・加齢に伴う脳局所灰白質密度、白質密度の変化

解剖学的標準化した脳画像に組織segmentationを行い、灰白質だけを取り出した二値化画像にガウス関数による平滑化を行うと、この画像の各画素値は組織の存在確率を示すことになる。これを「組織密度（tissue density）」と呼ぶことにする。次に組織密度と年齢とが負の相関を示す画素をSPMによる解析で抽出することにより、加齢に伴って灰白質が減少する脳部位を検出することができる。この手法はvoxel-based morphometry（VBM）と呼ばれている。

図4はわれわれのデータベースを解析して、加齢に伴って灰白質密度が減少（すなわち萎縮）する部位を示したものである。ほぼ脳全体にわたって萎縮が認められるが、特にシルビウス裂周辺、前頭葉、頭頂葉において有意性の高い減少がみられた[11]。

同様の手法で局所白質の加齢変化を解析した。図5は、加齢による白質密度が変化する部位を示したものである。脳室周囲では白質が減少しているのに対して灰白質直下の白質では増加していることがわかる。図2で示したように白質全体の容積は減少していないことから、この結果は灰白質の減少に伴って、白質全体が灰白質側に移動した結果と解釈できる[11]。

VBMでは、加齢に伴う組織密度の減少を直線回帰したときに、その相関係数の有意性が高い（バラツキが少ない）部位を抽出している。したがってこの結果は、回帰直線の傾きが大きいこと、

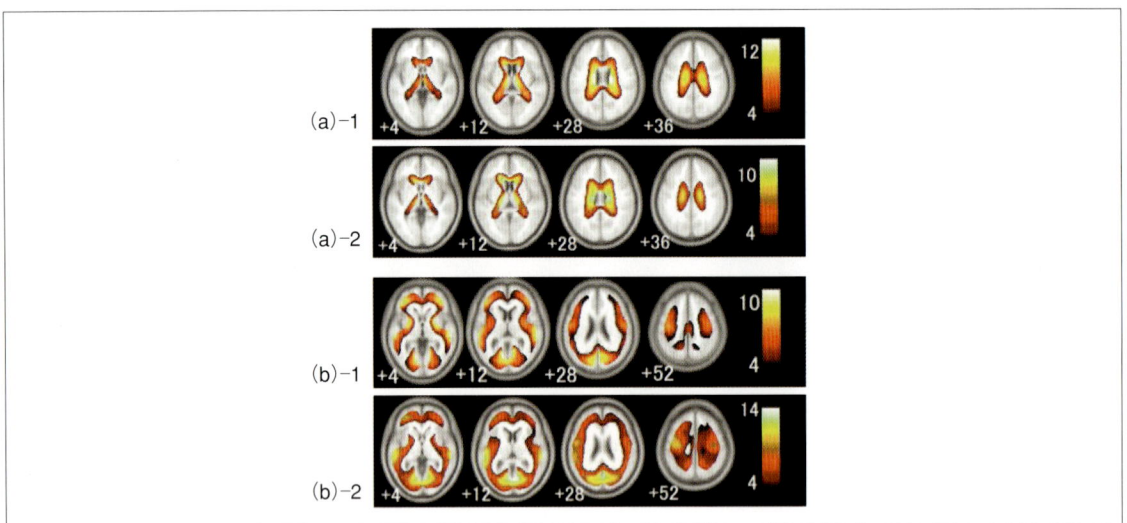

**図5 加齢に伴う脳白質密度の減少[11]**
 (a) 加齢とともに白質が減少する部位―脳室周囲の白質 (-1男性、-2女性)
 (b) 加齢とともに白質が増加する部位―灰白質直下の白質 (-1男性、-2女性)

すなわち加齢に伴って早く減少することは必ずしも意味していない。

Sowellら[15]は、7～87歳までの176名の被験者を対象としてVBMを行い、脳の発達・加齢に伴う脳局所ごとの灰白質密度減少曲線の形を検討した。VBMで得られた加齢に伴う灰白質密度の回帰曲線は部位ごとに異なっており、大別すると三つのパターンがみられた。1) 脳背側面の前頭連合野および頭頂連合野ではもっとも急峻に灰白質密度が減少しており、7～60歳にかけて灰白質密度が32％減少していた。また、40～87歳では5％減少していた。一方、2) 脳外側面の、後側頭葉、下頭頂葉では30歳頃まで灰白質が緩やかに増加して、その後緩やかに減少していた。さらに、3) 帯状回および鳥距溝を中心とする後頭葉では初期の急峻な灰白質の減少はなく、緩やかな直線的な減少を示し、その後の減少もわずかであった。このような異なったパターンの背景として、Sowellは、部位によってmyelinationの進行パターン、白質密度の増加・減少パターン、すなわち脳の発達・成熟過程が部位によって異なることがその背景にあると考察している。

## C．脳灰白質厚みの加齢変化

これまで灰白質密度を指標として脳の加齢を論じてきたが、脳萎縮のもう一つの指標として灰白質厚み（cortical thickness）を領域ごとに定義することができる（第1章参照）。Salatら[16]はこの指標を用いて脳局所の加齢に伴う萎縮の評価を行った。皮質厚みの減少は部位によって程度は異なるが、特に前頭前野でいちじるしく、側頭葉や海馬傍回では比較的保たれていた。また、一次運動野近傍の前頭葉、視覚野近傍の鳥距溝の減少が大きいことは予想外の結果であったとしている。われわれもデータベースから300例を選択して皮質厚さの解析を行ったが、特に眼窩前頭部での減少が大きい結果が得られている。

## D. 解剖学的標準化変形ベクトルによる脳萎縮の評価（Deformation based morphometry）

前章で述べた脳の解剖学的標準化システムの一つにデュッセルドルフ大学で開発されたElastic transformation（ELAST）がある。このシステムは弾性流体変形モデルとしてアルゴリズムによりMR画像を連続的かつ滑らかに変形するもので、脳溝や重要な神経核、脳室といった構築を精密に合致させることが可能である。この変形は画素ごとに3方向の成分を持つ非線形な変形過程であり、結果として二つの脳の形態的差異を表すベクトル場となる。この情報を脳の形態解析に用いる方法はdeformation based morphometry（DBM）と呼ばれている。画像解析法の詳細は前章で述べたが、この手法を加齢変化の評価に用いた。図6は20歳代脳50例と60歳代の脳50例の平均的形態の違いをELASTによる相互変形の平均ベクトルで示したものである[17]。ここでは視覚的にわかりやすいように、変形ベクトルをグリッドの変形として表示してある。60歳代の脳は、20歳代の脳と比べて、前頭葉が後方に後退、頭頂葉が内側に後退（幅が狭くなる）していることがわかる。また側脳室が拡大している。この手法では、脳の加齢に伴って、どの部位が変形（萎縮）するかを、おおまかに捉えたことになる。

## E. 灰白質密度と脳動脈硬化危険因子との相関

次に脳動脈硬化危険因子と脳萎縮との相関について検討した。まず、脳灰白質全容積の減少と相関のあった因子は、男性では年齢、収縮期血圧（測定値）、アルコール飲酒、女性では年齢、収縮期血圧、喫煙であった。また、糖尿病、高コレステロール血症、虚血性心疾患既往の有無とは有意の相関はみられなかった。次に脳局所の灰白質密度とこれらの因子との相関について検討した[11]。図7（a）は収縮期血圧と負の相関、すなわち血圧が高いほど萎縮する部位を示したものである。男性では左楔状回、右下側頭回、女性では右楔状回、左内側前頭回で有意な低下がみられた。しかしこれらの脳部位がどのような生理学的意味があるかについては、現時点では不明である。図7（b）はアルコール飲酒と相関して灰白質が減少

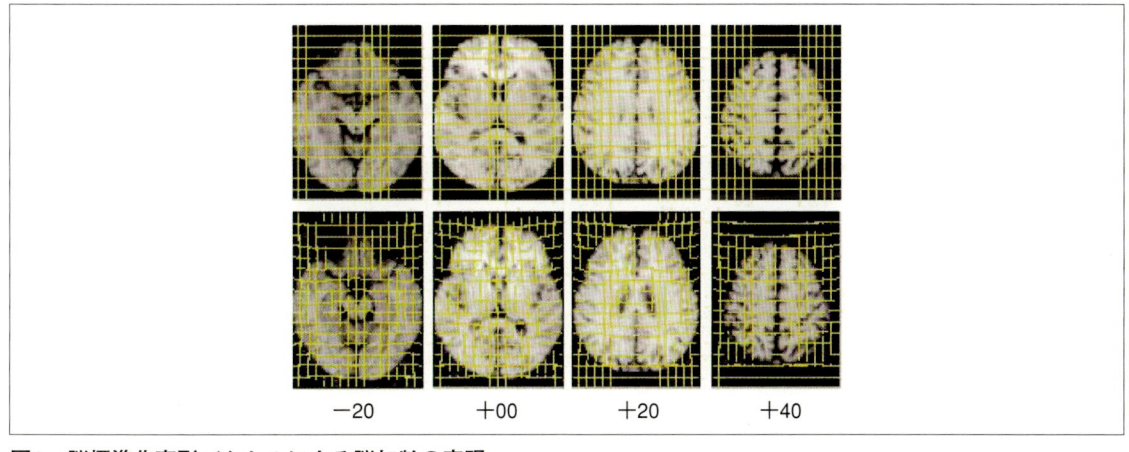

**図6 脳標準化変形ベクトルによる脳加齢の表現**
　20歳代の脳（上段）を60歳代の脳（下段）の形にELAST（本文参照）を用いて精密に合わせるための変形ベクトル。変形ベクトルをグリッドの変形で表示。前頭葉—頭頂葉は内側に後退し、脳室が拡大している。数値はTalairach座標AC-PCラインからのZ方向の距離。

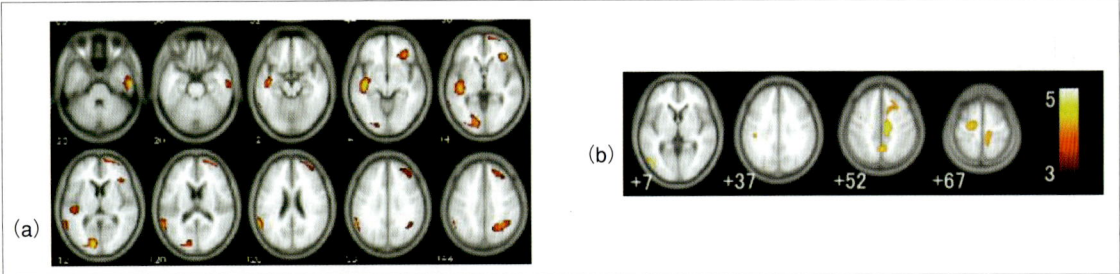

図7 脳動脈硬化危険因子と脳灰白質密度との相関[11]
(a) 収縮期血圧の上昇とともに灰白質密度が減少する部位。上段：男性、下段：女性
(b) 飲酒と相関して灰白質密度が減少する部位（男性）。

する部位を示したものである。右上前頭回、左中後頭回、左全中心回、左中下前頭回、左中心後回、左楔状回で有意な低下がみられた。これらの部位はおおむね、アルコール中毒患者で萎縮する脳部位と一致していた。

## F. 脳虚血性変化と灰白質密度

加齢とともに白質の脳虚血性変化の頻度が増加し、程度も進行することはすでに多くの論文で報告されている[18, 19]。しかしその臨床医学的意義についてはいまだ不明である。ここでは、脳の虚血性変化が脳萎縮と何らかの相関があるかどうかについて検討した[20]。MRI上、白質に虚血性変化を有する35～81歳までの男性82名、女性72名をデータベースから抽出した。われわれのデータベースに含まれる70歳以上の高齢者では、まったく所見のない者15％、軽度虚血性変化は70％、高度虚血は15％であった。Fazekasの変法[21]により虚血性変化の程度を評価してスコア付けを行った。このシステムでは6個の変数があり、それぞれ0～3の3段階にわかれている。しかしこれらの変数は互いに関連しており独立ではない。そこで得られたスコアから、それぞれ独立する変数を求めるために主成分分析（principal component analysis）を行った。得られた成分のうち第一成分は全体の変動の60％を説明していた。そこで、この第一成分スコアと灰白質密度との相関を検定した。図8は第一成分のスコアの増大と逆相関（すなわち萎縮が進行）する部位を示したものである。前頭葉～頭頂葉を中心に灰白質密度が減少している。このことから、白質の虚血性変化の存在は、灰白質を減少させることが明らかとなった。また、これらの部位は先に述べた加齢に伴って灰白質密度が減少する部位とおおむね一致しており、虚血性病変の存在は加齢と共通の因子が背景にあり、結果として脳の加齢を加速していることがわかった。ラクナ梗塞や虚血性変化は明らかな症状がないために、これまで、認知機能・精神機能を詳細に評価したものはほとんどない。今後の課題は虚血性病変の存在と認知機能低下との関連である。

## 4. 日本人標準脳の決定

ヒトの脳の形は平均的な形や大きさから大きく外れるものではないが、脳の形態はさまざまである。また加齢に伴う萎縮は部位によって異なることを前節で示した。では年齢相応の脳はどの程度の萎縮、あるいは虚血性変化の程度を示すのだろうか。日々画像診断に明け暮れている放射線科医は、それぞれ自分の頭の中にデータベースを持っ

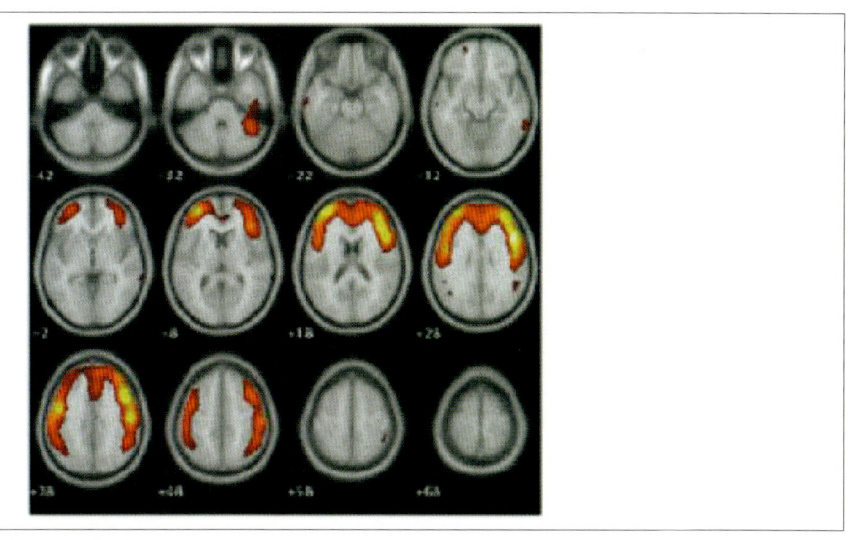

**図8　脳虚血性変化と灰白質密度との相関**
　主成分分析で新たに合成した虚血性変化の指標PC1と相関して灰白質密度が減少する部位。正常加齢で灰白質が減少する部位とおおむね一致。

ており、自分の基準にしたがって診断を行っているが、この質問に対する明確な答えはない。また、脳科学あるいは臨床的要請から、「解剖学的基準となる脳」が必要であるが、従来用いられてきたTalairachの図譜[22]は1人の死体脳の解剖所見に基づいたもので、この脳が必ずしも集団を代表する脳というわけではない。そこで、データベースの解析から、年代・性別の平均的な脳形態あるいは基準となる脳を示すことにする（年齢相応の虚血性変化については現在検討中）。基準となる脳の定義によって少なくとも3種類の年代・性別の基準脳を選択した。

## A. 平均的な灰白質密度を持つ脳

　図2で示したように灰白質の容積は加齢とともに減少する。脳の大きさによる灰白質量の違いを補正するために、全脳容積に対する灰白質の割合をgray matter ratio（GMR）と定義して表示した上で回帰直線を求めた。この回帰直線上の容積を示す脳をその年代の基準脳と定義することにする。また、標準GMRより1標準偏差だけ小さいところまで正常範囲とみなすことにする。図9には基準値よりGMRの小さい59歳と67歳の脳も表示してある。これらの脳のGMRはそれぞれ0.42、0.39で、回帰直線上の基準値0.46、0.43と比べてそれぞれ7％、9％灰白質が少ないことになる。このように、基準値と比べてどの程度灰白質が減少しているか（萎縮の程度）、数字で示すことも可能であるが、この年齢相応の基準画像を参照することにより、ラクナ梗塞や虚血性変化のない脳で年齢相応の萎縮はどの程度か、視覚的に判定できることになる。従来、このような図譜はなく、診断学の教科書用図譜としての用途を考えている。

## B. 集団の中でもっとも標準的な形態を持つ一人の脳の選択

　ある集団を代表する脳を作成するもっとも単純な方法は、集団に含まれる多数の脳を直線変換パラメータのみで変形し、その後すべての平均脳画像を作成することである。モントリオール神経研究所（MNI）で作成された参照脳（template

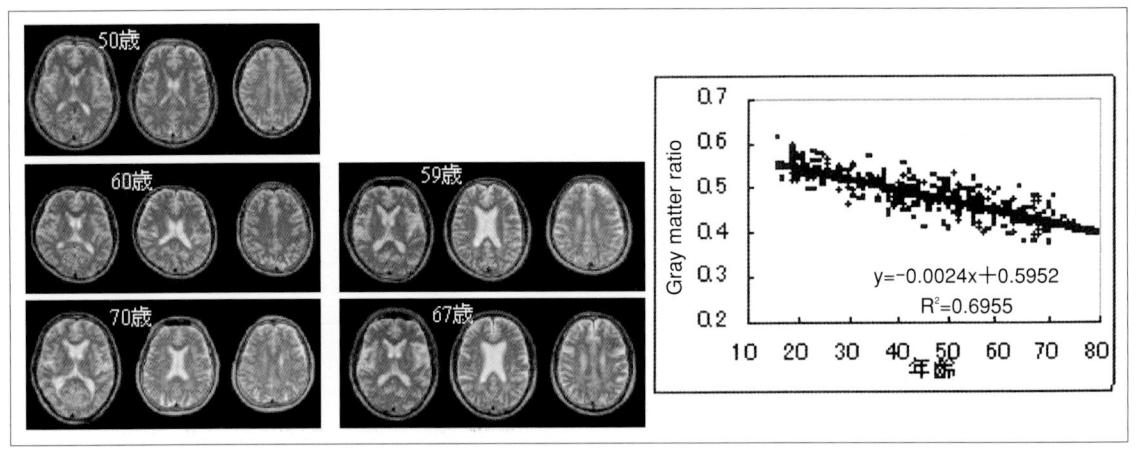

**図9 年齢相応の平均的灰白質容積を有する脳**
　Gray matter ratio（GMR—全脳容積に対する灰白質の割合）と加齢との回帰直線上のGMRを有する50,60,70歳の脳を表示（GMRはそれぞれ0.476, 0.452, 0.418）。萎縮が高度な59歳（0.421）、67歳（0.395）の脳も例示。

brain）は、百数十個の脳からこのようにして作成されたものである。ところがこの方法で得られた脳は多数の脳の平均であるために、解剖学的形態や境界がぼやけて分解能が低下してしまう。そこで、脳の細部の構造を保存したまま、日本人の年代・性別の平均的な形をした脳を選択・作成する試みを行った。

　解析方法および選択の基準は以下のとおりである。1）集団（データ数n）の中から任意の脳を選択する。2）他の脳をアフィン変換（12パラメータ）で解剖学的変化を行い、選択した脳にできるだけ合わせる（自分自身に合わせる変換を含めてn個のアフィン変換が得られる）。このとき、選択した脳画像と変形した脳画像がどれだけ一致しているかを表す指標（cost function）の平均値と標準偏差を求める。3）基準として選択する脳を交換して、2）の過程を繰り返す。以上の過程により、n個のcost functionの平均値と標準偏差の組が得られるが、平均値および標準偏差が最も小さくなるような脳を基準脳として選択した。この処理で得られた脳は、簡単に言い換えると「他のすべての脳を変形するのに、最小のエネルギーですむ脳」ということになる。**図10**にこのような戦略で選択した年代・性別の基準脳[9]を示し

た。基準脳の年代が進むにつれて脳室が拡大しており、脳の加齢が表現されている。しかし、この選択基準によって選択された脳は一つの脳であるために、その脳が持つ「癖」を保有している。このため、たまたま一部が突出している脳、左右非対称性の強い脳が選択されることがある。また、選択された脳は集団に含まれている脳の平均的脳形態を必ずしも反映しない。50歳代の脳のほうが60歳代よりも脳室が大きく、萎縮してみえるのもたまたま選択された脳の特性であろう。そこで、次に述べる方法によって集団の平均値を反映する基準脳を求めた。

## C. 集団の平均的な脳形態を反映した標準脳の作成

　精密な脳の解剖学的標準化システムの一つであるELASTがある。この方法を用いたDBM（4-Dで記述）により、年代・性別の基準脳を求めた。画像の処理法は以下の通りである。

　1）20歳代から70歳代まで、男女それぞれ50名をデータベースからランダムに選択。2）ある集団に含まれる脳を、それぞれ12パラメータAffine変換を用いて前節で得た各群の参照脳に変

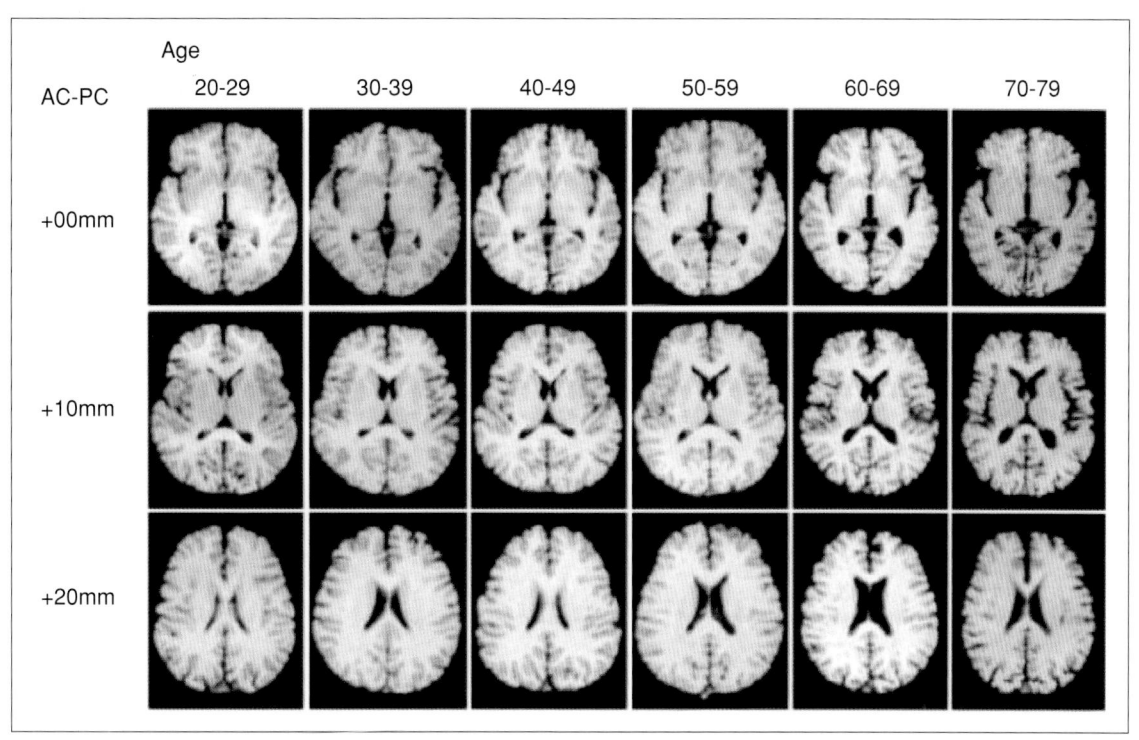

**図10 平均的脳形態を有する基準脳**[9)]
　集団内の他の脳を変形してそろえるのに最小のエネルギーですむ脳を一つ選択。

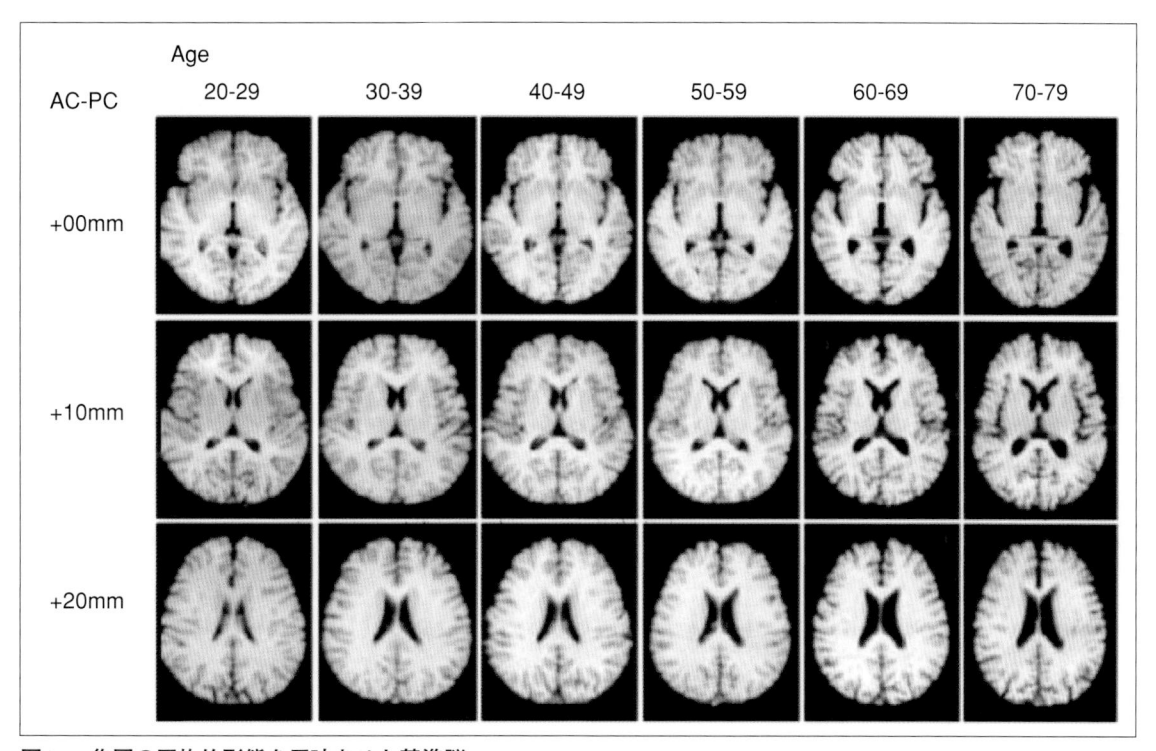

**図11 集団の平均的形態を反映させた基準脳**
　解剖学的標準化システムELASTを用いて、各年代の参照脳をその集団の平均的形態を反映させるように変形。

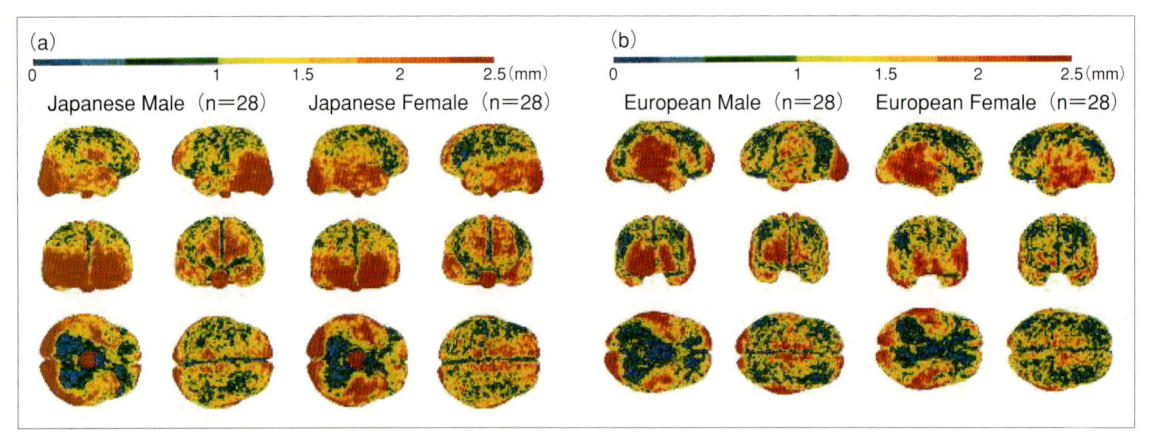

**図12** 日本人とドイツ人の脳形態の差違[24] (a) 日本人脳、(b) ドイツ人脳
ドイツ人の脳は長頭で、日本人の脳は短頭である。脳表面形態のバラツキ（凹凸が多い）の多い部位は、側頭葉であるのに対して、日本人は後頭葉である（赤色の方が、よりバラツキが大きい）。

形。3) ELASTを用いて、参照脳を2) で得られた50個の脳に変形するためのベクトルを求める。得られた50個のベクトルの平均値を求める。この操作をすべての年代について行う。4) この平均ベクトルをそれぞれの群の参照脳に適用することにより、参照脳を変形する。このような過程で得られた年代・性別の基準脳を**図11**に示した。ここで得られた脳は、2) で選択された個人脳を、その集団の平均的な形を反映するよう変形したものである。図9、10とは異なり、特定の脳の持つクセはなくなり、萎縮の程度が逆転することもないので、スムースに加齢変化が表現されている。この過程で得られた脳は1人の脳からスタートしているが、もはや個人脳ではなく、属している集団の平均的脳の形態を反映した脳である。われわれはこの脳を標準脳と呼ぶことにした。

## 5. 日本人とドイツ人の脳形態の差異

脳の形に民族差があることは周知の事実であるが、大部分は頭蓋骨の計測によるもので、生きている人間の脳を実際に計測した例は少ない。そこ

で、デュッセルドルフ大学（独）との共同研究により、日独若年者の脳形態、特に脳表面の形態のバラツキを評価することにした。20～30歳代の日独男女それぞれ28名,合計112名の脳MRIを撮像して、脳の前後左右径および脳表面の形態のバラツキを比較した[24]。**図12**はその解析結果を示したものである。まず、一見してわかることはドイツ人の脳は男女とも日本人と比べて前後に長く、左右の幅が狭い長頭型である。これに対して日本人の脳は前後径が短く、左右幅が広い短頭型である。これまで直感的に感じられてきたことではあるが、このことを生きている人間の脳で示した意義は大きいと考えられる。図12は脳表面のバラツキの程度をt値で示したものである。詳細は省くが、仮想的に楕円脳を過程し、脳表面が楕円表面より外側にあるか内側にあるか、その凹凸を評価したものである。赤はバラツキが大きく、緑は少ないことを示す。興味深いことに、日本人は後頭葉を中心として脳表面の凹凸のバラツキが大きいのに対して、ドイツ人は側頭葉でバラツキが大きいことである。このような民族差が示されたことは、まったく初めてのことである。解剖学的には、脳回が発達（gyrification）している部分では脳回が入り組んでいるため、脳表面の形状は

複雑になるといわれている。この結果の解釈は困難であるが、日本人は視覚的民族で後頭葉が発達しており、ドイツ人は言語的民族で側頭葉が発達していると考えると、何となく納得がいくような気がする。

　以上、主として脳MRIを用いた画像統計解析の手法を用いた研究について、筆者のグループの研究成果を中心に概説した。

## 謝辞

　本論文で述べられた内容は独立行政法人情報通信研究機構（旧通信・放送機構）青葉脳画像リサーチセンター、および地域提案型研究開発制度、厚生科学研究費補助金、（財）痴呆予防協会の援助による研究の成果である。

## 文　献

1) The Governing Counlcil of the Organization for Human Brain Mapping (OHBM), Neuroimaging database, Science 292 : 1-3, 2001.

2) Mazziotta J, Toga A, Evans A, et al : A probabilistic atlas and reference system for the human brain : International Consortium for Brain Mapping (ICBM). Phil Trans R Soc Lond B, 356 : 1293-1322, 2001.

3) Karas GB, Burton EJ, Rombouts SARB, et al : A comprehensive study of gray matter loss in patients with Alzheimer's disease using optimized voxel-based morphometry. NeuroImage 18 : 895-907, 2003.

4) Narr KL, Thompson PM, Sharma T, et al : Three-dimentional mapping of temporo-limibic regions and the lateral ventricles in Schizophrenica : Gender effects. Biol Phychiatry 50 : 84-97, 2001.

5) Narr KL, Cannon TD, Woods R, et al : Genetic contribution to altered callosal morhology in Schizophrenia. J Neurosci 22 : 3720-3729, 2002.

6) Charil A, Zijdenbos AP, Taylor J, et al : Statistical mapping analysis of lesion location and neurological disability in multiple sclerosis : application to 452 patient data sets. NeuroImage 19 : 532-544, 2003.

7) Zilles K, Gallagher NP : Cyto-, myelo-, and receptor architectonics of the human parietal cortex. NeuroImage 14 : S8-S20, 2001.

8) Grefkes C, Geyer S, Schormann T, Rolad PE, Zilles K : Human somatosensory area 2 : observer-independent chytoarchitectonic mapping, interindividula variability, and population map. NeuroImage 14 : 617-631, 2001.

9) Sato K, Taki Y, Fukuda H, Kawashima R : Neuroanatomical database of normal Japanese brains. Neural Networks 16, 1301-1310, 2003.

10) Yamaura H, Itoh M, Kubota K, Matuzawa T : Brain atrophy during aging : A quantitative study with computed tomography. J Gerontol 4 : 492-498, 1980.

11) Taki Y, Goto R, Evans A, et al : Voxel-based morphometry of human brain with age and cerebrovascular risk factors. Neurobiology of Aging. 25 : 455-463, 2004.

12) Goods CD, Johnsrude IS, Ashburner J, et al : A voxel-based morphometric study of laging in 465 normal adult human barains. NeurImage 14 : 21-36, 2001.

13) Courchesne E, Chisum HJ, Cowles A, et al : Normal brain development and aging : Quantitative 7analysis at in vivo MR imaging in healthy volunteers. Radiology 216 : 672-682, 2000.

14) Huppi PS, Warfield S, Kikinis R, et al : Quantitative magnetic resonance imaging of brain development

in premature and mature newborns. Ann Neurol 43 : 224-235, 1998.
15) Sowel ER, Peterson BS, Thompson PM, et al : Mapping cortical changes across the human life span. Nature Neuroscience 6 : 309-315, 2003.
16) Salat DH, Buckner RL, Snyder AZ, et al : Thining of the cerebral cortex in aging. Cerebral Cortex 14 : 721-730, 2004.
17) Sato K, Kinomura S, Taki T, et al : Deformation field as a representation of brain structural changes with aging. 9th International Symposium on Functional Mapping of the Human Brain, June, New York, 2003.
18) Ylikoski A, Erikinjutti T, Raininko R, et al : White matter hyper intensities on MRI in the neurologically nondiseased elderly : analysis of cohorts of consecutive subjects aged 55 to 85 years living at home. Stroke 26 : 1171-1177, 1995.
19) Schmidt R, Fazekas F, Koch M, et al : Magnetic resonance imaging cerebral abnormalities and neuropsychologic test performance in elderly hypertensive subjects : A case-control study. Arch. Neurol 52 : 905-910, 1995.
20) Kinomura S, Goto R, Inoue K, et al : Subcortical ischemic changes of the brain correlates with cortical gray matter volume reduction : A morphometric MRI study. 9th International Symposium on Functional Mapping of the Human Brain, June, New York, 2003.
21) Fasekas F, Chawluk J, Alavi A, et al : MR signal abnormalities at 1.5T in Alzheimer's dementia and normal aging. Am J Neuroradiol 8 : 421-426, 1987.
22) Talairach J, Tournoux P : Co-planar Stereotaxic Atlas of the Human Brain. Thieme, New York, 1988.
23) Sato K, Kinomura S, Goto R, et al : Standard brain for each age group generated by aging simulation technique. 10th International Symposium on Functional Mapping of the Human Brain, June, Budapest, 2004.
24) Zilles K, Kawashima R, Dabringhaus A, Fukuda H, Shormann T : Hemispheric shape of European and Japanese brain : 3-D MRI analysis of intersuject variability, ethnical, and gender differences. NeuroImage 13 : 262-271, 2001.

（福田　寛、瀧　靖之、木之村　重男、佐藤　和則、川島　隆太）

# 第3章
# 脳高次機能イメージングとその将来

## 1. ヒトを対象とした脳高次機能イメージング手法

　脳の生理学的活動を画像化することによって脳の高次機能を研究する手法は脳高次機能イメージングと呼ばれる。現在一般に用いられている脳高次機能イメージング手法には、機能的 MRI（functional magnetic resonance imaging；fMRI）、ポジトロン断層撮影法（positron emission tomography；PET）、近赤外分光（near infra-red spectroscopy；NIRS）イメージング、脳波（electroencephalography；EEG）・脳磁図（magnetoencephalography；MEG）などが挙げられる。これらのうち、EEG・MEG は脳のニューロンの電気的な活動を捕え、fMRI・PET・NIRS は脳内の血流動態やエネルギー代謝を計測することにより脳活動を画像化している[1]。それぞれの手法の時間・空間分解能は異なり、脳活動の検出能力にはそれぞれ一長一短がある（図1）。これらの手法の中で NIRS イメージングは、非侵襲的な手法であり装置の価格が比較的安価で、被験者の拘束性も比較的低いなどの特長から近年急速に普及が進み、さまざまな場面での脳機能の研究に盛んに用いられている。本稿ではその可能性が注目されている、NIRS イメージングを中心に脳高次機能イメージング手法について概説し、さらに単一のイメージング手法の限界を超えるための、複数のイメージング技法データの融合による、マルチモーダル脳高次機能イメージングに向けたわれわれの研究について紹介する。

## 2. NIRS イメージング

### A. NIRS イメージングの原理

　NIRS イメージングとは、その名の通り近赤外線を用いて脳の活動を画像化する技術である。手を太陽にかざすと手のひらは赤く見えるが、これは可視光線の中で赤い色が骨や筋肉や皮膚などの生体組織をもっとも透過しやすいため、さまざまな波長を含む太陽光のうち赤い光だけが手のひらを透過して目に届くためである。近赤外線は、可視光線の長波長側の限界である赤色の光よりさらに波長の長い赤外線のうち、可視光域に近い波長域（780〜2000 nm）の光で、赤色の可視光より

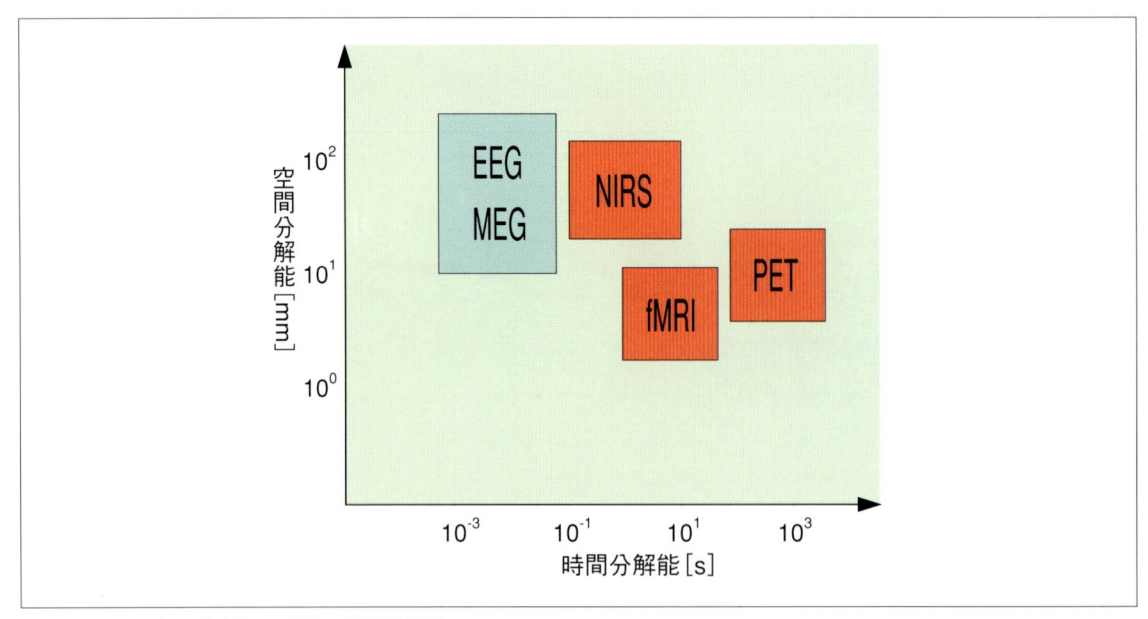

図1　イメージング手法の時間・空間分解能

　さらに生体組織を透過しやすい性質を持っている。
　一方で、血液中の赤血球に含まれるヘモグロビンは近赤外線を吸収しやすい。したがって、生体組織を近赤外線が透過するとき、光の経路上のヘモグロビン濃度が上昇すると透過光の強度は低下し、逆にヘモグロビン濃度が低下すると透過光の強度は上昇する。そこで、照射プローブを頭皮上に置いて近赤外線を照射すると、頭皮や頭蓋骨などの生体組織中で散乱しあるいは吸収されながら脳まで達し、その一部はさらに散乱しながら頭皮に戻ってくる。頭皮に戻ってきた近赤外線を検出プローブで検出し、この近赤外線の強度変化を観測することにより、近赤外線の経路上のヘモグロビン濃度の変化を捕えることができる（図2）。また、酸素化ヘモグロビンと脱酸素化ヘモグロビンでは近赤外線域での吸光度特性が異なるため（図3）、近赤外線領域の二つの波長の光の吸収を測定することで、酸素化ヘモグロビンと脱酸素化ヘモグロビンのそれぞれの濃度変化を独立に計測することができる[2]。酸素化・脱酸素化ヘモグロビンの濃度変化量は、ニューロンの活動による酸素消費量と血流量の変化を反映することから、NIRSは、ヘモグロビン濃度変化を通じて脳内のニューロン活動を推定しているとみなすことができる。一対の照射・検出プローブによってその間の光経路上のヘモグロビン濃度変化が計測できるため、複数の照射・検出プローブを頭皮上に配置することによって、多点でのヘモグロビン濃度変化を観測し、その空間分布を画像表示するのがNIRSイメージングである。
　ところで、NIRSの開発の過程では、当初、照射プローブと検出プローブを脳の両端に配置し、透過光によって脳内のヘモグロビン濃度変化を捕える光断層映像（光CT）の開発が試みられた[3]が、光路長が長すぎるために透過する光強度自体が極度に小さくなり、また光信号の場所情報の検出が困難であったため、実用化には至らなかった。その後照射・検出プローブ間の距離をより狭め（2〜3cm）、反射・散乱光を捉えることにより、検出される光強度も強く、なおかつプローブ自体の位置によって計測点の位置を同定することによ

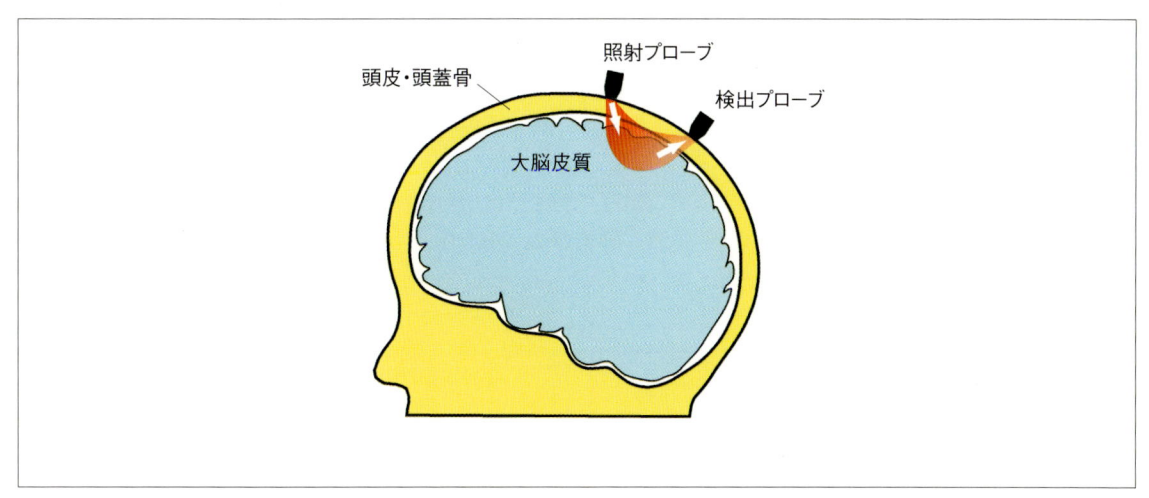

図2　近赤外線の透過経路

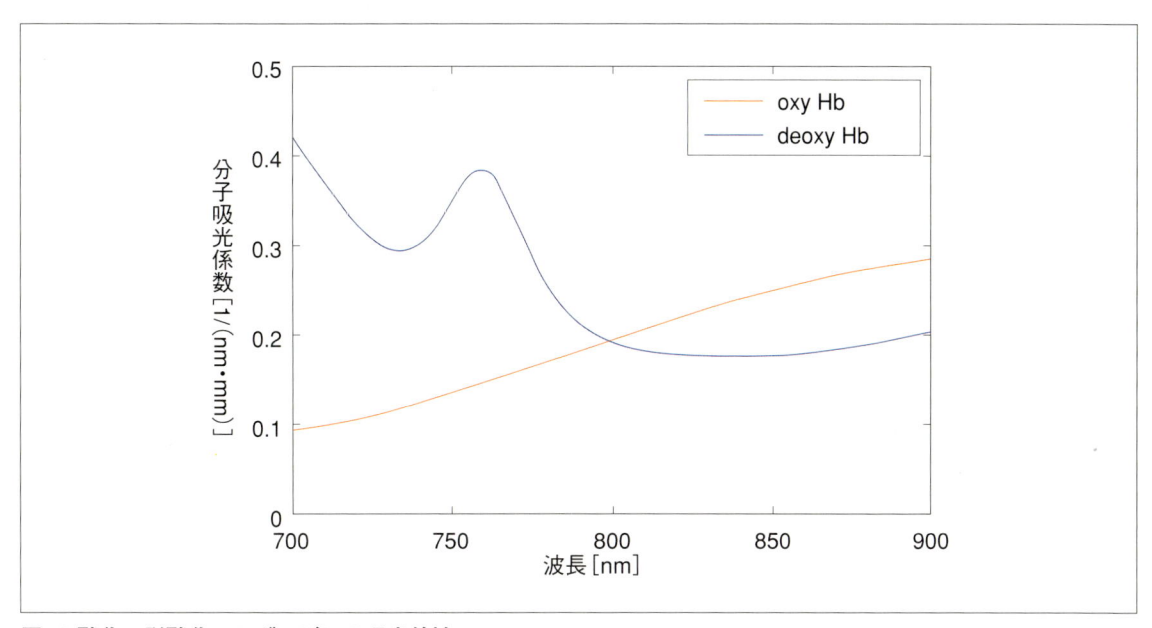

図3　酸化・脱酸化ヘモグロビンの吸光特性

り、局所的な脳内のヘモグロビン濃度変化を検出する方法が考案されたのである[4]。

## B. NIRSイメージング装置の概要

NIRSイメージング装置は現在いくつかのメーカーにより製造・販売されている。ここではわれわれが用いている日立メディコ社製ETG-100（図4）を例に、NIRSイメージング装置の概要を紹介する。

本システムでは、近赤外線を頭部に照射する照射プローブと生体組織内を反射した近赤外線を検出する検出プローブを3cm間隔に格子状に配置し、照射プローブと検出プローブの中点を計測点とみなしている。プローブの固定にはプラスチック製のパッドを用いるが、本製品では3×3列

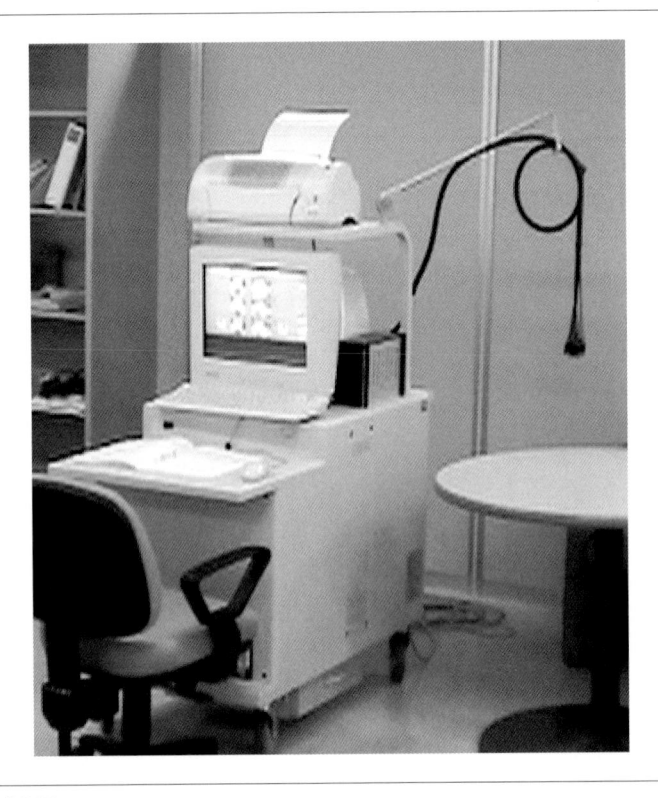

**図4　NIRSイメージング装置ETG-100**

配置のパッドを2個用いてそれぞれ6×6 cmの領域を2箇所、あるいはプローブを4×4列配置のパッドを1個用いて9×9 cmの領域を1箇所計測することができる。パッドの位置は実験者が目的に応じて任意に決めることができる。

各照射プローブからは、780 nmおよび830 nmの半導体レーザから発生する近赤外線が混合されて照射される。なお、各照射プローブから照射される近赤外線の強度はそれぞれのプローブごとに異なった周波数で変調され、検出時に復調することで照射元のプローブの判別を可能にしている。生体組織からの反射光は検出プローブからグラスファイバを介してアバランシェフォトダイオードによって検出される。フォトダイオードの出力信号はロックインアンプによって各波長・各照射プローブの信号に分離、増幅され、隣り合った照射プローブからの光強度信号が、最大10Hzのサンプリング周期でA／D変換、PCのハードディスクに保存される。そして、得られた各計測点・各波長の光強度データと酸素化および脱酸素化ヘモグロビンの吸光特性をもとに、各計測点の酸素化および脱酸素化ヘモグロビン濃度、両者の和である総ヘモグロビン濃度が算出される[5,6]。

## C．NIRSイメージングの長所と短所

NIRSイメージングの長所として、非侵襲的であること、被験者に対する拘束性が低く許容される行動の幅が広いこと、計測中の騒音が静かであること、S／N比が比較的高いため、同一条件の計測の繰り返し回数が少なくて済むことが挙げられる。これらの特徴により、被験者にとってより自然な状態での計測が可能であり、他の手法では難しかった新生児[7]や老人[8]を被験者とした実験

も可能である。また、時間解像度が最短で100 msほどと、血流動態を検出するイメージング手法の中ではもっとも高い時間解像度を持つこと、酸素化および脱酸素化ヘモグロビンの濃度変化を独立に計測することができること[1,2]から、脳の酸素消費と血流量の両面から、より高い時間解像度で脳の血流動態を捉えることができる。さらに、装置が比較的小型で安価であることから、近年急速に普及が進み、さまざまな実験条件での計測が行われつつある。

一方でNIRSイメージングの欠点としては、空間解像度は数cm単位と比較的粗いこと、ヘモグロビン濃度変化を検出できる脳領域は頭皮から3cm程度の深さまでの領域に限られること、ヘモグロビン濃度の絶対量ではなく変化量しか検出できないことが挙げられる。したがって、帯状皮質や基底核、脳幹など頭皮から遠い深部の脳活動は捕えることはできない。また、検出される光強度は、光経路上のすべての光学的性質の変化の影響を受けるが、脳組織以外でのヘモグロビン濃度変化やその他の生理学的変化による光特性の変化など、生理学的アーチファクトの性質はまだよくわかっていない。より正確な脳活動の計測のためには、こうした生理学的アーチファクトに関する詳細な知見を蓄積する必要があるであろう。また、NIRSイメージングに関してもっとも本質的な問題点は、NIRS信号は[平均実効光路長×光路上のヘモグロビン濃度]で表されるが、平均実効光路長は原理的に不可知である点である。このことから、異なったプローブ対の間では、たとえプローブ間隔は同一であったとしても、光路長は同じであるとは限らない。したがって、異なったプローブ対の組みの間では、つまりプローブを付け替えた場合や、異なった計測チャンネルの間ではNIRS信号の絶対値によってヘモグロビン濃度自体の変化量を比較することはできない。したがって、異なった計測や部位の間での比較のためには、何らかの統計的処理による標準化を行う必要がある。

## 3. マルチモーダル脳高次機能イメージングとデータフュージョンに向けて

### A. 単一技法による脳高次機能イメージングの限界

第1節で述べたように、それぞれの脳高次機能イメージング手法にはそれぞれの時間・空間解像度の限界がある。しかし、たとえばfMRIとNIRSイメージングのように、高い空間解像度を持つ手法と高い時間解像度を持つ手法のデータを融合（fusion）することにより、高時空間解像度を持つイメージングが可能となる。なお、データフュージョンとは、複数のイメージング手法を併用し、両結果を単に比較することとは根本的に異なる。各イメージング手法は、たとえば脳血管内の血流量や酸素代謝量など、直接的には異なった生理学的側面を観測している。データフュージョンでは、これらの生理学的機序と各イメージング手法のデータの間の関係を数理モデル化することにより、複数のイメージング手法のデータをもとに、それらの複数手法により捕えられるデータを生み出すもとの生理学的機序を推定するのである。

われわれの研究グループではfMRIとNIRS、あるいはfMRIとEEG、NIRSとEEGといった異なったイメージング手法のデータフュージョンを試みている。以下ではわれわれのfMRIとNIRSイメージングのデータフュージョンに向けた試みを紹介する。

## B. fMRI・NIRS データフュージョン

本研究では、fMRI と NIRS のデータフュージョンの基礎研究として、両データを融合し脳活動を推定するための数理モデルを構築し、さらに本モデルの評価のために負荷を変化させた運動タスクによる fMRI・NIRS イメージングの実測データへの適用を試みた。

### 方法

6名（男女各3名）の右利き健康成人を被験者とし、被験者にはスクリーンに表示される合図に合わせ右手の開閉運動を行ってもらった。運動頻度は 0.5, 1, 1.5, 2 Hz の4条件とした。タスクパラダイムを図5に示す。このとき、各実験条件の順番は被験者間でカウンターバランスを取った。このタスク遂行中の脳活動を、fMRI および NIRS イメージングを用いて計測した。なお、本研究ではまったく同じ被験者とタスクシークエンスを用いて、fMRI と NIRS イメージング計測を別々に行った。また、T1強調 MRI により各被験者の脳解剖画像を得た。

fMRI 計測は 1.5 T の MRI スキャナ（SIEMENS Vision）を用いて EPI 計測を行い、fMRI データは画像解析ソフト SPM99[9]を用いて解析を行った。統計解析に先立って、頭部の体動の補正・スライスタイミングの補正をした上で空間的標準化と半値幅 8mm の正規フィルタによる空間スムージングを行った。各被験者の fMRI データは SPM のランダムエフェクトモデルにより解析し、各ボクセルの one-sample t-test によりグループ解析を行った。

一方、NIRS イメージング計測には24チャンネルの NIRS イメージング装置（ETG-100, Hitachi Medical Co.）を用い、左の一次運動感覚野を網羅するよう、合計16本の近赤外線照射プローブおよび近赤外線受光プローブを 3 cm 間隔で4列×4列に配置した（図6左下）。各プローブ位置は 3-D デジタイザ（Polhemus, Colchester）により記録した。各照射・受光プローブの間の計測部位から計測される24チャンネルの、酸素化ヘモグロビン濃度変化（NIRS oxy-Hb 信号）と、脱酸素化ヘモグロビン濃度変化（NIRS deoxy-Hb

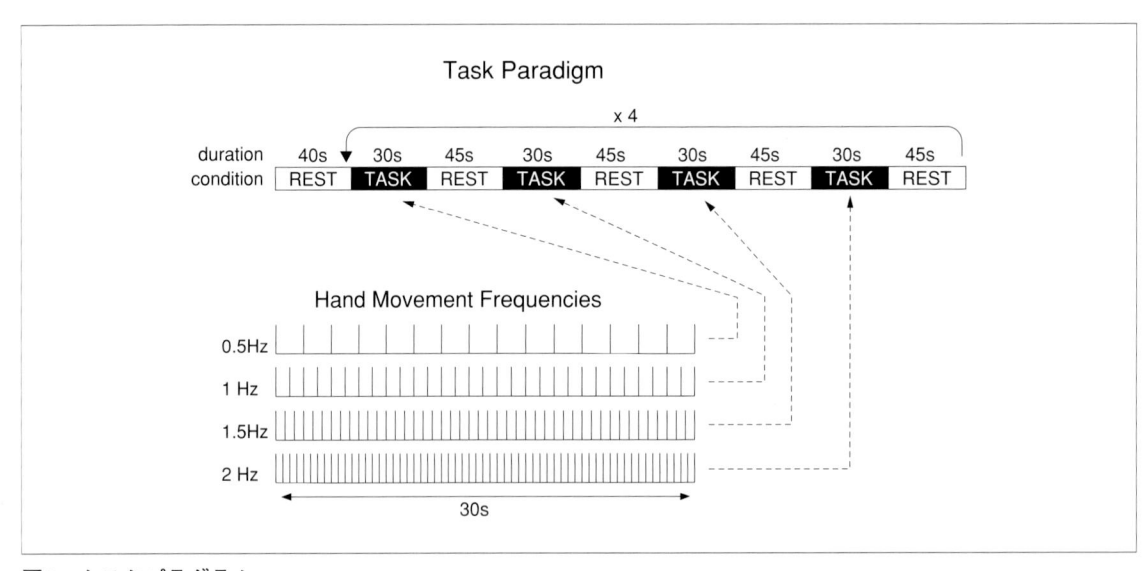

図5　タスクパラダイム

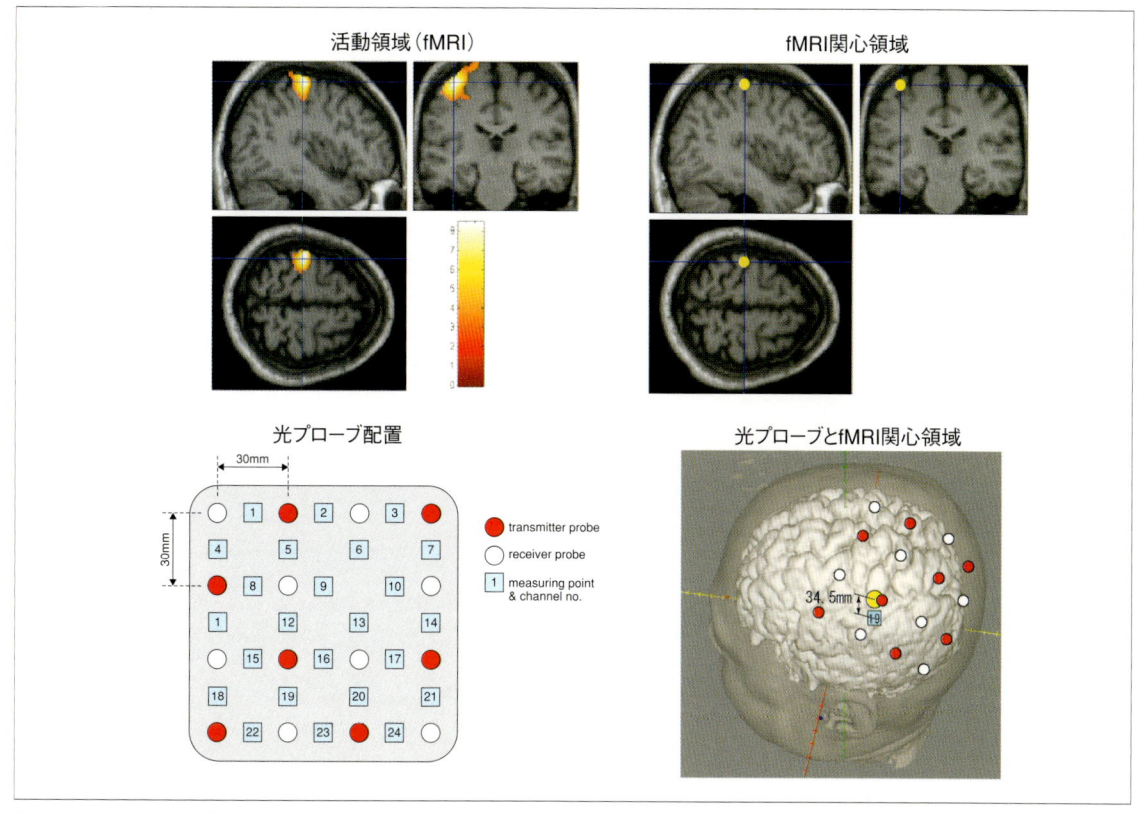

**図6　fMRIとNIRSデータの対応付け**

信号）からなるNIRS信号時系列データは10 Hzサンプリングでデジタル化され、5秒幅の移動平均法による時間的スムージングを行った。さらに、各被験者・計測チャンネルごとに各実験条件の平均値を求め、各計測部位の値をスプライン補間することにより2-D NIRSイメージを作成した。この2-D NIRSイメージを3-Dデジタイザのデータをもとに各被験者のT1解剖画像の頭皮上の対応部位に投影し、3-D NIRSイメージを作成した。

以上のようにして得られたfMRIとNIRSイメージングデータを空間的に対応づけるため、以下の手順を用いた。まず、NIRS計測時に記録したプローブ位置の3次元座標を当該被験者のT1強調解剖MRIの座標空間に変換する。続いて、変換された座標をSPMによる空間的標準化によって求められた標準化関数を用いて、標準脳のTalairach座標空間に投影した。

一方、fMRIの関心領域（region of interest；ROI）をタスク運動頻度との相関解析（**図6左上**）のピークを中心とする半径10mmの領域とした（**図6右上**）。このROIに含まれる各ボクセル値の平均を、右手掌に相当する運動野のfMRI BOLD信号強度とした。NIRSイメージングの計測部位は各プローブの中点として定義し、被験者ごとにタスク中の信号強度と運動頻度との間の相関がもっとも大きな計測チャンネルを活性化部位として選択した。NIRSチャンネルの選択の結果、選択されたNIRS計測チャンネルはfMRI ROIに近接していることが確認された（**図6右下**）。

続いて、われわれが導入した数理モデルについて説明する。まず、血流動態のダイナミクスを示す非線形状態空間モデルが（1）式である。

$$\left.\begin{array}{l}dx=f(x,t)dt+Gdw \quad Gdw=\sum_s g_s dw_s \quad \text{Stares Equation}\\ y_s=h(x(t_s))+e_s \quad\quad\quad\quad\quad\quad \text{Observation Equation}\end{array}\right\} (1)$$

ここでベクトル$\chi=(\chi_1,\cdots,\chi_5)^t$は$u(t)$を入力関数とするシナプス活動に関連する正規化された状態空間変数を表し、$w(t)$はランダム性の強さが$g=|g_s|$の生理学的システムノイズを表すWiener過程である。

また、このモデルにおいて、ベクトル関数$f(\chi,t)$は以下の各式により定義される。

| | | |
|---|---|---|
| Flow Inducing | $f_1(x,u)=\varepsilon u-a_1x_1-a_2(x_2-1)$ | Friston et al. (2000) [10] |
| CBF | $f_2(x,u)=x_1$ | |
| CBV | $f_3(x,u)=(x_2-x_3^{1/a_4})/a_3$ | Mandebille et al. (1999) [11] |
| De-oxy hemoglobin | $f_4(x,u)=\frac{1}{a_3}\left(\frac{x_2 E(x_2)}{a_5}-x_4 x_3^{(1/a_4)/a_4}\right)$ | Buxton and Frank (1998) [12] |
| Oxy hemoglobin | $f_5(x,u)=\frac{1}{a_3}\left(\frac{x_2(1-E(x_2))}{(1-a_5)}-x_5 x_3^{(1/a_4)/a_4}\right)$ | New equation |

本研究で新たにNIRS酸素化ヘモグロビン濃度データを示す関数を加えた。(2)式のデータベクトル$y_s$はfMRI BOLD（blood oxygem level dependent）信号（スカラー$y_s$）とNIRS信号（($2\times1$)ベクトル$y_s$）からなる。また観測式の中の非線形関数は(2)式の$h(\chi)$として定義され、このうちBOLD信号$h(\chi)$を、NIRS信号を$h(\chi)$で示した。

$$\left.\begin{array}{l}y_s=(y_s+y_s)^t\\ h(x)=(h(x),h(x))^t\end{array}\right\}\begin{cases}h(x)=V_0\left(k_1(1-x_4)+k_2\left(1-\frac{x_4}{x_3}\right)+k_3(1-x_3)\right)\\ h(x)=\begin{pmatrix}\lambda_D(1-k)(x_4-x_0(4))+\frac{\kappa}{\log(1-a_5)}(E(x_2)x_2-a_5)\\ \lambda_o(1-k)(x_5-x_0(5))+\frac{\kappa}{\log(1-a_5)}(E(x_2)x_2-a_5)\end{pmatrix}\end{cases}(2)$$

なお、NIRS信号は毛細血管床と後毛細血管静脈の両方のヘモグロビン濃度の影響を受けると仮定し、ボクセルあたりの毛細血管床の寄与度を後毛細血管静脈に対するパーセンテージで表した$\kappa$というファクターを導入した。このモデルにより、モデルパラメータ$\{a_1,\cdots,a_5\}$を推定した[13,14]。

なお、NIRS信号、fMRI BOLD信号とも顕著なドリフトが認められたため、データ処理に先立って、多項式回帰によるドリフトの除去を行った。

### 結果

NIRSイメージングとfMRI計測の結果を図7に示す。NIRSイメージングでは、酸素化ヘモグロビン濃度イメージ（図7左上）ではfMRIの結果（図7左下）と同様の部位で活動がみられ、活性化部位として選択された計測チャンネルの酸素化ヘモグロビン濃度変化と運動頻度との間には統計的に有意な（p<0.01）相関がみられた（図7右下）。しかし脱酸素化ヘモグロビン濃度イメージ（図7右上）では一貫した活動を示す活性はみられず、信号変化と運動頻度との間には比例関係はみられなかった（図7右下）。fMRI ROIのBOLD信号強度と運動頻度との間には統計的に有意な（p<0.001）相関がみられた（図7右下）。

また、NIRS信号とfMRI BOLD信号との間の関係では、fMRI BOLD信号とNIRS oxy-Hb信号との間に有意な（p<0.01）相関がみられたが、NIRS deoxy-Hb信号との間には有意な相関はみられなかった。さらに、実験条件ごとのNIRS信号とfMRI BOLD信号の時間変化を比較すると（図8）、NIRS酸素化ヘモグロビン濃度信号とBOLD信号はいずれも、黒線で示したタスク期間の開始後約5秒で上昇しはじめた後プラトーに達し、タスク終了後約5秒で信号が低下しはじめ、また信号の上昇量は運動頻度に比例して大きくなるという類似した時間変化パターンを示した。ただし、脱酸素化ヘモグロビン濃度には一定の傾向を示す時間変化はみられなかった。

図9にわれわれの数理モデルのシミュレーションの結果と（図9左）、このモデルを実測データに適用した結果（図9右）を示す。

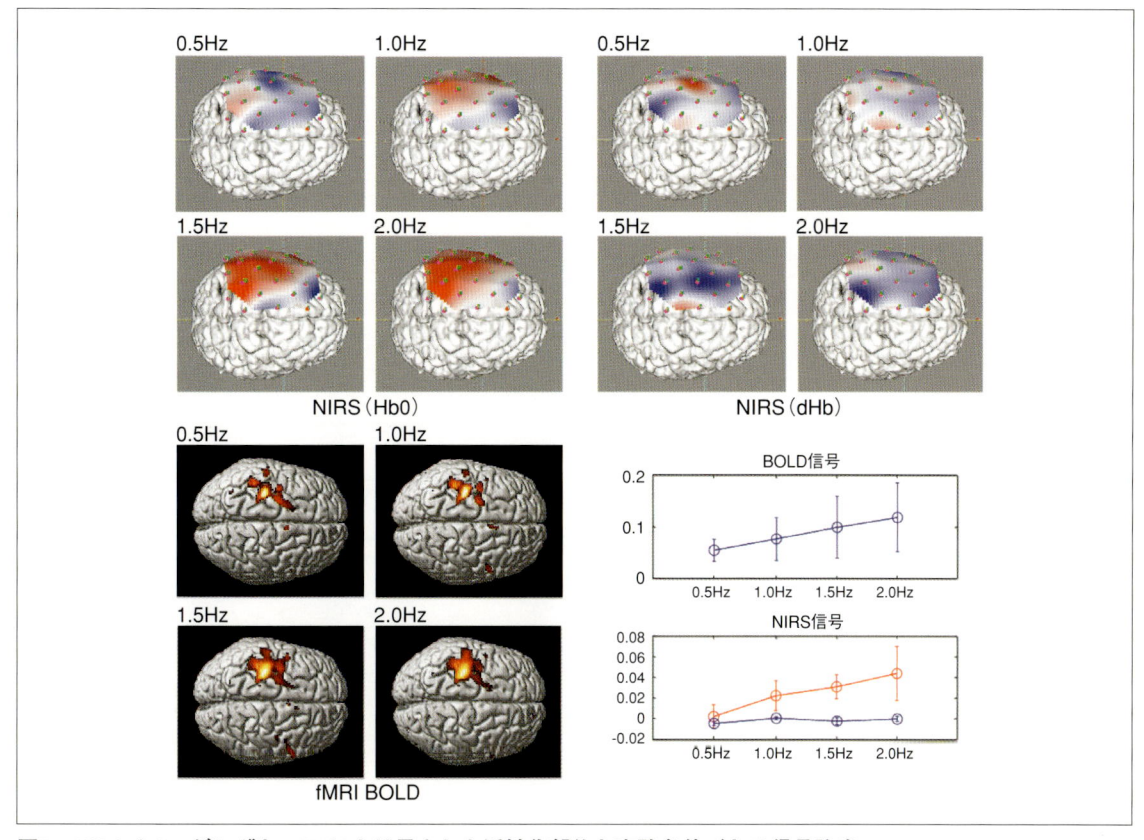

図7 NIRSイメージングとfMRIにより示された活性化部位と実験条件ごとの信号強度

### 考察

NIRS信号のうち酸素化ヘモグロビン濃度信号が、運動頻度との間でもっとも強い相関がみられ、またfMRI BOLD信号との間でもっとも強い相関がみられることが示された。これらの知見は過去の知見[15]とも一致していた。またわれわれの提案した数理モデルのシミュレーションと実測データへの適用の結果、われわれのモデルは十分実測データを記述していると考えられる。本モデルにより、fMRI・NIRSイメージングデータをもとに生理学的パラメータの間の関係性の数理的な記述が可能となり、fMRI・NIRSデータフュージョンの基礎が確立された。

今後さらにシミュレーションおよび実測データへの適用事例を増やし、より精密なパラメータ値の推定とモデルの精緻化をはかる予定である。

## 4. まとめ

本稿では、近年とみに注目されているNIRSイメージングの概要について説明し、さらに、脳高次機能イメージングの将来像として、高時間空間解像度で脳の生理学的活動を知るための、複数のイメージング手法のデータフュージョンに向けたわれわれの基礎研究について紹介した。

従来の脳高次機能イメージングでは、イメージング手法自体の開発や、実験条件に応じて特定の手法のみを用いる研究が主流であった。しかし、各イメージング手法はそれぞれ捕えることのでき

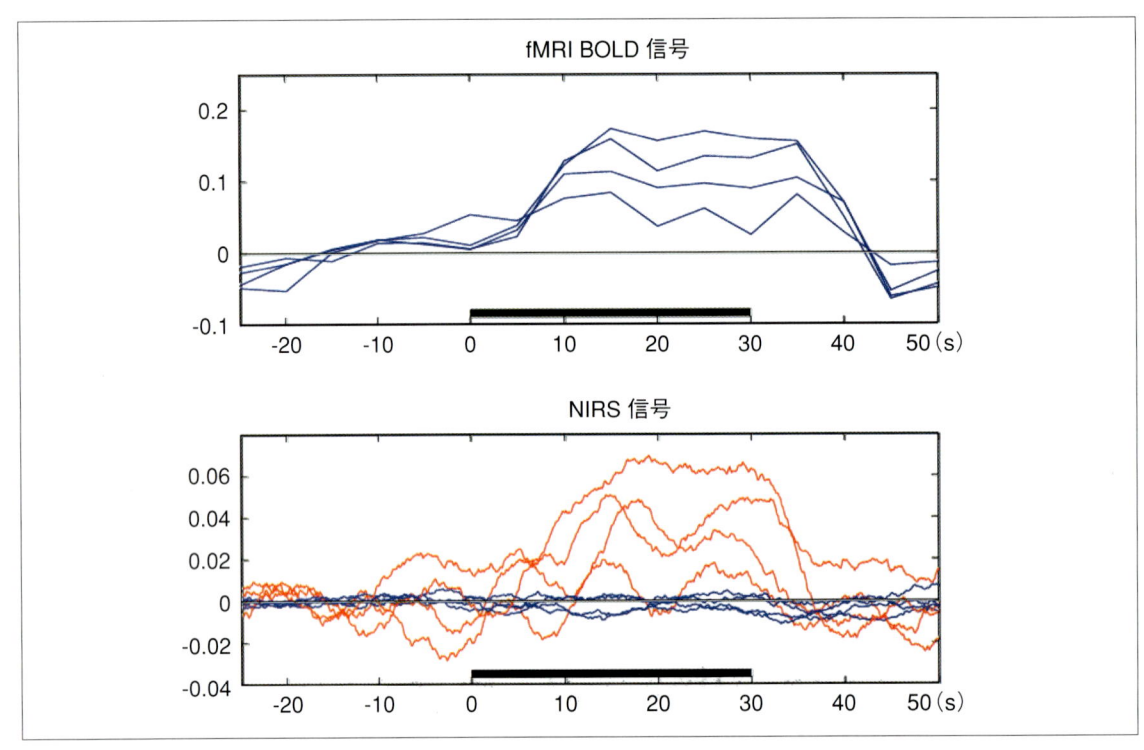

図8 実験条件ごとのfMRI, NIRS信号の時間変化

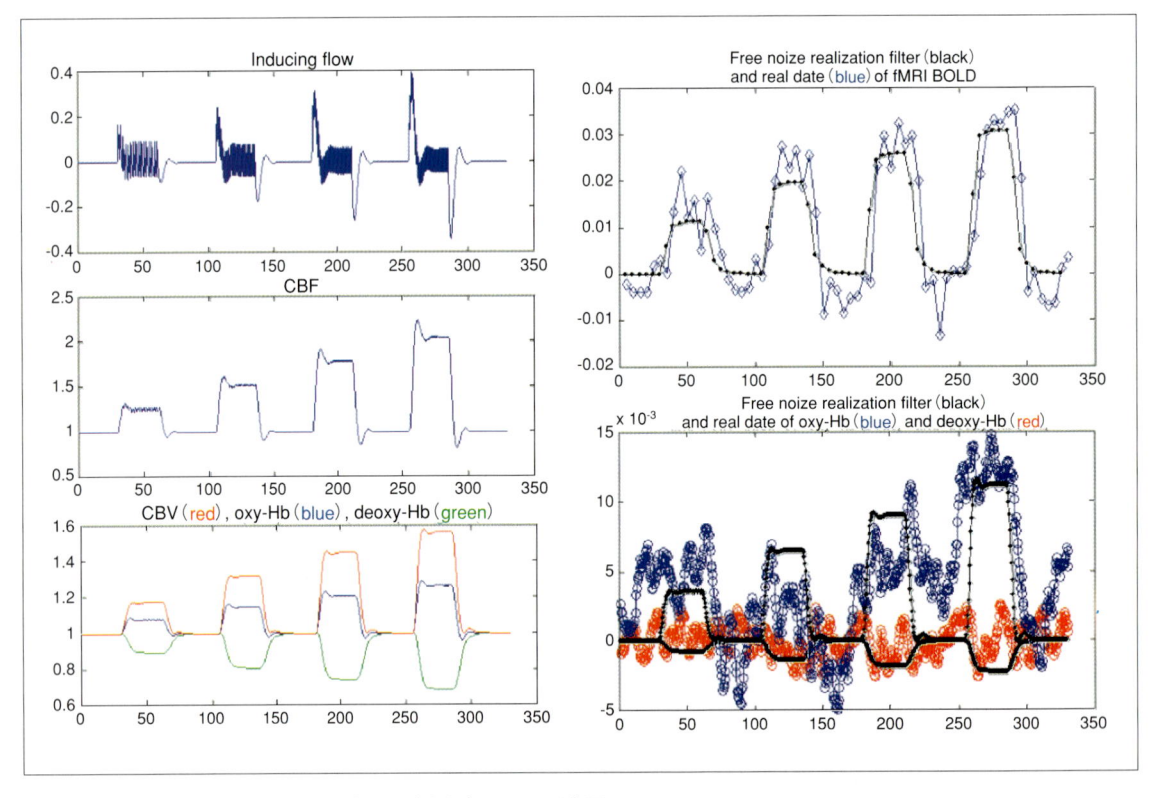

図9 モデルのシュミレーション結果と実測データへの適用

る生理学的側面は限られ、時間・空間分解能にも一長一短がある。しかし、相補的関係にある複数のイメージング手法のデータフュージョン技術の開発によりその限界を超えることが可能であり、これによって将来の脳高次機能イメージング研究の飛躍的な発展が期待される。

## 文　献

1) 柴崎浩,米倉義晴：脳のイメージング：脳の働きはどこまで画像化できるか. 共立出版, 1994.
2) Jobsis FF : Noninvasive, infrared monitoring of cerebral and myocardial oxygen sufficiency and circulatory parameters. Science, 198 : 1264-1267, 1977.
3) Shinohara Y, Haida M, Shinohara N, et al : Activation of the visual cortex imaged by 24-channel near-infrared spectroscopy. J. Biomed. Opt., 5 : 93-96, 2000.
4) Kato T, Kamei A, et al : Human Visual cortical function during photic stimulation monitoring by means of near-infrared spectroscopy. J Cereb Blood Flow Metab. 13 : 516-520, 1993.
5) Maki A, Yamashita Y, Watanabe E, et al : Visualizing human motor activity by using non-invasive optical topography. Front Med Biol Eng. 7 (4) : 285-297, 1996.
6) Yamashita Y, Maki A, Koizumi H : Measurement system for noninvasive dynamic optical topography. J Biomed Opt. 4 (4) : 414-417, 1999.
7) Cope M, Delpy DT : A system for longterm measurement of cerebral blood and tissue oxygenation in new born infants by near infrared transillumination. Med. Biol. Engl. Comp. 32 : 1457-1467, 1988.
8) Mehagnoul-Schipper DJ, van der Kallen BF, Colier WN, et al : Simultaneous measurements of cerebral oxygenation changes during brain activation by near-infrared spectroscopy and functional magnetic resonance imaging in healthy young and elderly subjects. Hum Brain Mapp 16 : 14-23, 2002.
9) Friston K, Holmes K, Worsley K, et al : Statistical parametric maps in functional imaging : a general linear approach. Hum Brain Mapp 2 : 189-210, 1995.
10) Friston K, Mechelli A, Turner R, et al : Nonlinear responses in fMRI : the balloon model, volterra kernels, and other hemodynamics. Neuroimage 12 : 466-447, 2000.
11) Mandeville JB, Marota JJ : Vascular filters of functional MRI : spatial localization using BOLD and CBV contrast. Magnetic Resonance in Medicine. 42 (3) : 591-598, 1999.
12) Buxton R, Wong E, Frank R : Dynamics of blood flow and oxygenation changes during brain activation : the balloon model. Magnetic Resonance in Medicine 39 : 855-864, 1998.
13) Friston K : Bayesian estimation of dynamical systems : an application to fMRI. Neuroimage 16 : 513-530, 2002.
14) Riera J, Watanabe J, Iwata K, et al : A state-space model of the hemodynamic approach : nonlinear filtering of BOLD signals. Neuroimage 21 (2) : 547-567, 2004.
15) Strangman G, Culver JP, Thompson JH, et al : A quantitative comparison of simultaneous BOLD fMRI and NIRS recordings during functional brain activation. Neuroimage 17 : 719-731, 2002.

（岩田　一樹、ホルヘ・リエラ、川島　隆太）

# 第4章
# 痴呆の画像診断

## 1. 本邦における痴呆の画像診断

　米国では、2004年6月15日付けで政府管掌医療保険であるMedicareが、アルツハイマー型痴呆を早期かつより正確に診断できる$^{18}$F-fluorodeoxyglucoseによるpositron emission tomography（以下FDG-PET）診断の保険適用を前頭側頭型痴呆との鑑別において認めた。これは、以下のような理由によるものと考えられる。まず、いまだアルツハイマー型痴呆の根治治療薬が開発されていないとはいえ、アセチルコリンエステラーゼ阻害作用を有する塩酸ドネペジルや、アセチルコリンエステラーゼ阻害作用に加えニコチン受容体刺激作用があるといわれるガランタミン、さらにはNMDA受容体拮抗薬であるメマンチンなど、アルツハイマー型痴呆の進行を抑制し、症状を改善する薬剤が適用されるようになってきたこと。また、アルツハイマー型痴呆は、各国で数字に大きな違いはあるものの、65歳以上で20人に1人、85歳以上では5人に1人が発症し、このうち正確な診断を下されるのは半数以下であり、適切な治療を受けているものは30％以下にとどまっているとされていること。さらに、FDG-PETにて正確に初期アルツハイマー型痴呆と診断した場合には、FDG-PETを施行しない場合に比べ、1症例につき治療や介護費用の一連で＄1,138の節約になるとの報告[1]がなされていることなどによる。

　米国全体ではすでに600台のPET装置が稼働しているのに対し、本邦ではいまだ100台と少ない。さらに、FDGの供給システムが欧米では普及していることから、ますますFDG-PETが痴呆診断に用いられていくものと期待されている。一方、本邦では、FDG-PETのアルツハイマー型痴呆への保険適応はいまだ目途がたっておらず、PETよりも、はるかに普及している脳血流SPECTやMRIで診断しているのが現状である。

　脳血流SPECTとFDG-PETのアルツハイマー型痴呆の診断能に関して、同一症例で直接に画像統計解析手法を用いて比較した報告[2]では、健常高齢者とアルツハイマー型痴呆での重なりがFDG-PETでは少なく、両群を区別する至適な閾値の幅をPETでは広く設定できたとのことであるが、アルツハイマー型痴呆に特徴的な血流・代謝の低下パターンは両者でほぼ同等に検出された

とのことであり、本邦では、痴呆診断における脳血流SPECTの役割がますます重要となるであろう。

本章では、画像統計解析手法を応用したアルツハイマー型痴呆における脳血流SPECTとMRI診断を中心に痴呆画像診断の現状を述べる。

## 2. 画像統計解析手法とは

画像による痴呆診断が最近進歩した要因の一つは、従来はPETや機能的MRIにおいて、おもに研究目的で用いられてきた画像統計解析手法が、SPECTや通常のMRIにも応用され始めたことである。この概念は、形態の異なる各個人の脳機能情報を、Talairachの標準脳に合うように変形することによって脳形態の個人差をなくしたうえで、画像統計解析を行うことである。Fristonらが開発したStatistical Parametric Mapping（SPM）[3]と、Minoshimaらが開発したthree-dimensional stereotaxic surface projection（3D-SSP）が代表的な解析法である[4]。経験により正診度の差がみられ、同一読影者でも再現性に問題があり、異常の範囲の3次元的な広がりの把握も困難であったSPECT画像の視覚による、従来の判定を補うことができる。

SPMは、各個人の脳を線型および非線型変換によって標準脳に合うように変形した後、平滑化操作により信号対雑音比を向上させることにより脳機能局在の個人差をなくす。これらの操作により、仮説に基づくことなく、全脳領域の画像のボクセル単位での統計検定が可能となる。脳局所のボクセルごとに$t$検定を行い、さらに得られた$t$値を標準正規分布に従う$Z$値に変換後、3次元脳上の投影図として表示する。SPMの問題点として、局所的な脳萎縮が存在する場合に脳形態の標準化が困難になることがある。しかし、99年度版、2002年度版と、標準化機能が徐々に改善されており、アルツハイマー型痴呆にも積極的に応用されるようになった。

3D-SSPはSPMのごとく、脳形態の標準化を行い、さらに大脳皮質の放射能を脳表に投影することにより、萎縮の影響を受けにくくしてある。この方法は、各患者の脳血流データを正常者のデータベースと各ピクセルにおいて比較することにより、正常データベースとの隔たりである以下の式で示されるZスコアを画像化するものである。

Zスコア＝（正常群平均ピクセル値－症例ピクセル値）／（正常群標準偏差）

SPMや3D-SSPを痴呆症例の脳血流SPECT画像の日常的な読影に際して補助的に用いる際には、それぞれの長所と短所を理解しておかなければならない。正常画像データベースと個々の症例の画像を比較解析する際に、SPMでは$t$検定のため自由度により有意差が影響を受け、少ない人数の正常データベースでは感度が低下する。3D-SSPは、Zスコアのみを表示するため自由度に影響を受けないが、脳表への投影のため3次元的な広がりや、有意差のみられる部位の正確な位置同定が困難である。われわれが最近考案したeasy Z-score imaging system（eZIS）[5]は、この両者の長所を取り入れたものであり、日常臨床での有用性が高い。eZISでは、SPM99を用いての標準脳に形態変換後の正常データベースにおいて、各正常データの全ボクセル平均の1/8より大きい値のボクセルの平均、またはカウントの高い方の小脳半球の平均により、カウントの正規化を行い、これらのデータから各ボクセルの平均と標準偏差画像を作成する。同様に患者データも全脳平均カウントまたは高い方の小脳半球の平均カウントで正規化する。次に横断、矢状断、冠状断像において各ボクセルで3D-SSPのごとくZスコアを求める。この横断像で作成したZスコアマップをもと

に、脳表から、脳表面法線方向に14mmまで検索し、閾値として設定したZスコアより大きい値の平均を求め、脳表値として表示する。

これらの画像統計解析ソフトウェアはいずれもパーソナルコンピュータ上で動作し、OSも従来のUNIXのみからWindowsやMacintoshで可能となったため、広く普及している。このような画像統計解析手法で得られる結果は、あくまでも正常画像データベースと比較した際の統計学上の有意差を示すものであり、血流・代謝の絶対値の低下や増加の程度を示すものではないことに注意が必要である。

## 3. 正常画像データベースの構築

画像統計解析では、健常者の画像データベースが必須である。ここでいう健常者群とは、たとえば脳血流SPECTの場合で高齢者に限ると、次のような条件を満たすものである。

①　Mini Mental State Examination（MMSE），長谷川式簡易知能評価スケール改訂版（HDS-R）正常
②　Wechsler Memory Scale-Revised（WMS-R），Wechsler Adult Intelligence Scale-Revised（WAIS-R）正常
③　MRIで年齢相応の高信号が白質にT2強調画像でみられるのみ
④　糖尿病などの脳血管障害の危険因子がない
⑤　精神・神経疾患の既往歴がない

データベースを構築する健常者群の数は多ければ多いほどよい。理想的には、細かい年齢別および性別のデータベースが望ましい。健常者群の判定基準に脳血流SPECT画像が視察上、正常という項目は入れられていない。このため、軽度の血流の左右差などを有する症例も含まれることになり、正常群の標準偏差が大きくなる傾向がある。この個体間における脳血流の生理的変動のため、感度が低下する恐れがあるが、特異度を高く設定することができる。

脳血流SPECT用の場合には、用いるトレーサの選択も重要である。トレーサの脳内分布が安定していないと、データベースの中でばらつきが大きくなる。このためには、トレーサの脳からの洗い出しが遅いほどよく、洗い出し速度も脳血流に無関係であり、局所的にも差が小さいことが望ましい。また、脳実質以外での頭部集積が高いと脳形態の標準化が不正確になる可能性があるため、脳実質以外の放射能が低いトレーサを用いるべきである。

正常データベースの作製にあたっては、各施設において全国一定の基準で健常者を募り、施設ごとのデータベースを作製することが理想である。なぜなら、SPECT装置で得られる画像は特に機種間差が大きく、さらに画像処理の方法も各施設で異なるため、他の施設の画像データベースをそのまま用いることはできないからである。この正常画像データベースの共有化に関しては、いくつかの検討がなされているが、分解能を揃えるといった程度でとどまる報告が多い。eZISでは、この正常画像データベース共有化のために、異なるSPECT装置間での画像変換プログラムが含まれている[6]。このために、Hoffmanの脳ファントムを異なる装置間または異なるコリメータや処理条件で撮像し、標準脳に形態変換を行っておく。この異なる条件下での変換マップを画像の割り算により作成する。この変換マップを実際の症例での標準脳に形態変換した画像に乗算することにより、データを変換するものである。データ変換が行われない部位は、マスク処理により計算から除くことになっている。また、Hoffmanファントムでは、小脳の下部と側頭葉の前下部が含まれていないが、平均カウントに対する閾値を設定するこ

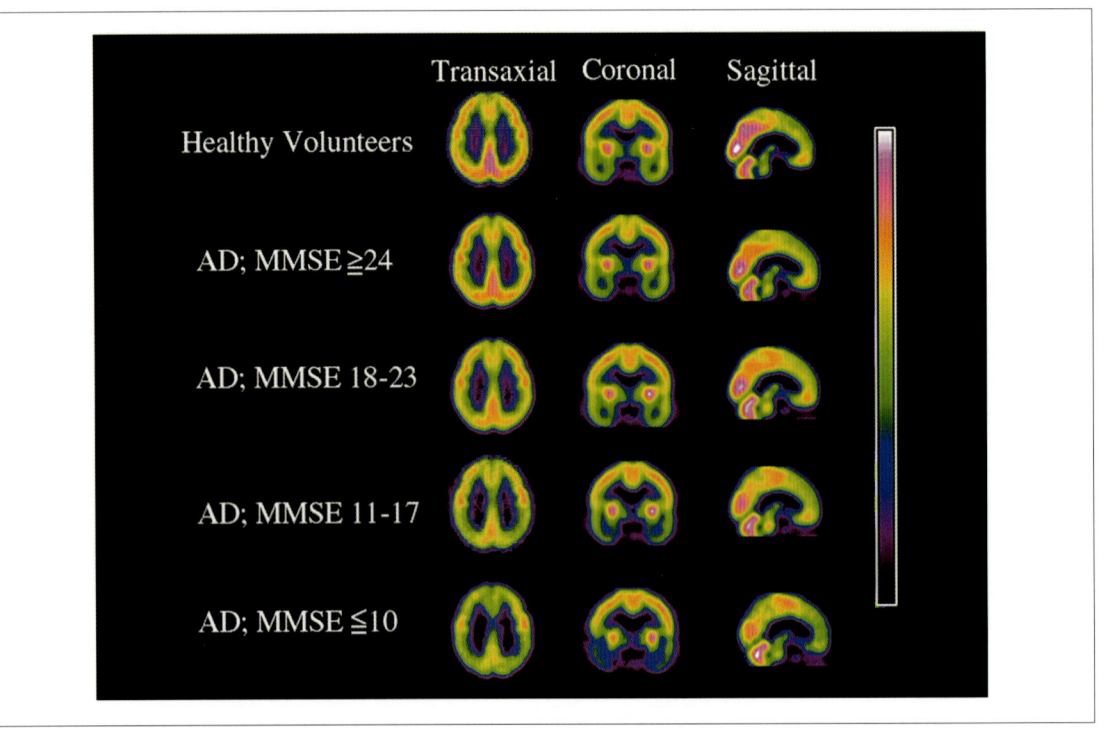

図1a　アルツハイマー型痴呆の進行に伴うSPECT所見の推移と高齢健常者との比較
　a：高齢健常者（30例）、アルツハイマー型痴呆患者でMMSEが24点以上（49例）、18～23点（72例）、11～17点（45例）、10点以下（13例）のグループにおける平均の$^{99m}$Tc-ECDによる脳血流SPECT断層像。

とで変換マップから除いている。機種間の補正により共通の正常データベースを用いることが可能となり、痴呆患者の経過を異なる施設や機種で追うことが可能となった。

## 4. アルツハイマー型痴呆における脳血流・代謝の変化

　病理学的所見をほぼ裏付けるように、アルツハイマー型痴呆に特徴的な脳血流所見について、報告されてきたパターンは頭頂葉から側頭葉の連合野皮質での低下である（図1a）[7]。進行するにつれて、前頭葉の連合野皮質に進展する。一方、大脳皮質において一次性感覚・運動野および一次視覚野、一次聴覚野は進行例においても血流が保たれているのが特徴である。大脳皮質以外では、橋被蓋、小脳、大脳基底核の血流も保たれている。

　アルツハイマー型痴呆の画像診断における核医学画像の有用性は1980年代より報告されてきたものの、横断的検討にとどまったり、病理組織学的裏づけがなかったりするものが多かった。しかし、アルツハイマー型痴呆の病理学的診断のなされた138人の母集団からなる最近の多施設共同研究によれば[8]、FDG-PETは94％の感度と73％の特異度で、アルツハイマー型痴呆を1回の検査で頭頂・側頭葉の連合野皮質の代謝低下から診断することができたと報告している。さらには、痴呆疑いまたは軽度痴呆を有するとされる時期においてさえ、感度95％、特異度71％と高い値を有することが示された。また、1回の脳PETスキャンが陰性所見であった場合、その後の数年にわたる進行性対非進行性の経過を示す陰性尤度比が

0.1であったことは、PETの高い予後予測価値を示すものである。これらのことから、FDG-PETは、アルツハイマー型痴呆の早期診断にきわめて有用な神経画像であるとしており、同様のことが脳血流SPECTにもあてはまるものと考えられる。

アルツハイマー型痴呆では早期に海馬や海馬傍回、特に嗅内野皮質をはじめとする側頭葉内側部が侵され、その後、大脳皮質に進展することが病理学的研究[9]で明らかとなっている。嗅内野皮質（entorhinal cortex）はBrodmannの28野であり、海馬傍回前方の主要部分をなしている。嗅内野皮質は移行型の6層構造を示し、第Ⅱ層は大型の星状の細胞が島状に存在しているのが特徴であり、アルツハイマー型痴呆ではもっとも早期に障害される。外側の第Ⅱ層および第Ⅲ層はおのおのおもに歯状回、海馬に投射する貫通経路の起始細胞となり、またおもな皮質からの入力を受けている。しかし、画像統計解析手法を用いた報告では、初期アルツハイマー型痴呆や後にアルツハイマー型

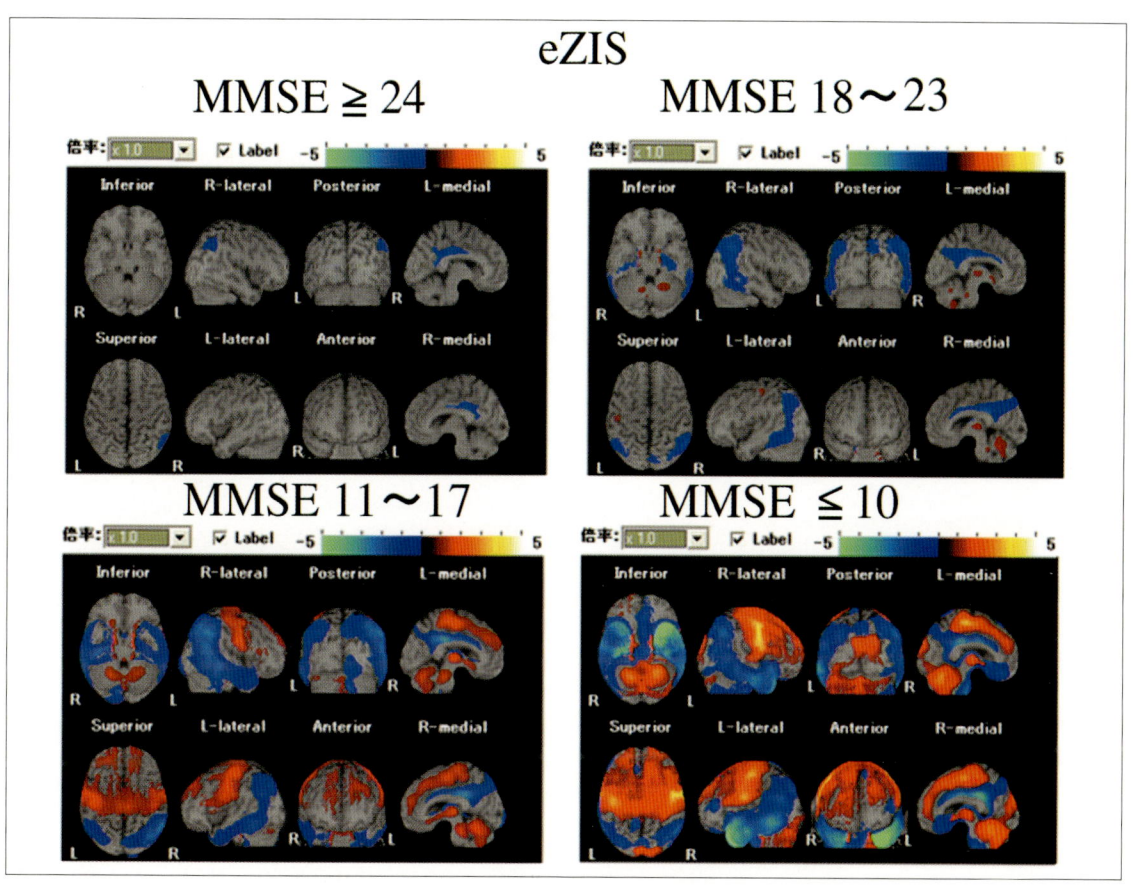

**図1b　アルツハイマー型痴呆の進行に伴うSPECT所見の推移と高齢健常者との比較**
　b：高齢健常者とアルツハイマー型痴呆のそれぞれのグループにおける平均画像の画像統計解析手法（eZIS）を用いた横断像における比較。
　寒色系はアルツハイマー型痴呆で血流が相対的に低下している領域、暖色系はアルツハイマー型痴呆で血流が相対的に増加している領域を示す。ごく早期では、後帯状回および頭頂葉皮質の血流低下がみられ、血流低下範囲は、頭頂葉から側頭葉に進展する。内側側頭部の血流低下が進行するとともに、前帯状回から前頭葉皮質にも血流低下がみられるようになる。大脳皮質において一次性感覚・運動野および一次視覚野は進行例においても代謝が保たれているのが特徴である。側頭葉皮質でも一次聴覚野は血流低下がめだたない。大脳皮質以外では、橋被蓋、小脳、大脳基底核の血流も保たれている。

痴呆に移行した軽度認知障害において、海馬の血流低下は同部の萎縮に比べ軽度である。この説明としては、血流や代謝を反映する機能画像は、神経細胞数よりむしろシナプス活動を反映しているという事実があること、さらにはもっとも早期に侵される嗅内野皮質から貫通線維を受ける海馬のシナプス応答が長期に増強することによる代償機転があげられている。初期アルツハイマー型痴呆で、部分容積効果を補正した脳血流SPECTでは、内側側頭部では海馬傍回のみの血流低下が観察されており[10]、この仮説を支持するものといえる。これまでアルツハイマー型痴呆の痴呆症状ともっともよく相関するものとして、老人斑や神経原線維変化の数があげられてきたが、最近は痴呆症状ともっともよく相関するパラメータはこれらの病理構造物の数ではなく、シナプス数の減少であるとする考えがある。アルツハイマー型痴呆脳では、シナプス数が極端に減少している。このようなシナプスの減少は、アルツハイマー型痴呆の病理過程のごく初期の段階でも認められており、シナプスの減少が一次的な病理過程であるとする考えを支持している。FDG-PETは、このシナプス活動を感度よく検出することができ、アルツハイマー型痴呆の早期診断に役立っている。

このように側頭葉内側部の血流低下はアルツハイマー型痴呆初期にはめだたない。一方、後にアルツハイマー型痴呆に移行した痴呆のいまだみられない軽度認知障害患者において、病理学的変化のすでにみられる嗅内野・嗅周囲皮質・海馬傍回後部皮質と解剖学的に密接な線維連絡をもつ後帯状回や楔前部での糖代謝や血流の低下がみられることが、人種に関係なく複数の施設から画像統計解析手法により報告されるようになってきた（図1b）[11,12]。軽度認知障害を有する患者は年12%の割合でアルツハイマー型痴呆に移行するといわれている。しかし、すべてがアルツハイマー型痴呆の予備群ではないこと、すなわち、すべての症例がアルツハイマー型痴呆に移行するとは限らず、さらに経過観察中に軽度認知障害の診断基準を満たさなくなることもあることが指摘されている。アルツハイマー型痴呆に移行しない軽度認知障害では、後帯状回や楔前部での血流低下所見は得がたいとされており、この部位の血流・代謝の低下がアルツハイマー型痴呆の発症を予測しうる可能性が示唆されている[13]。

後帯状回および楔前部は、エピソード記憶の再生に深く関わっており[14]、解剖学的にも嗅内野や海馬傍回のような内側側頭部構造との線維連絡が示されている[15]。ヒヒにおける嗅内野や嗅周囲皮質の損傷実験では、損傷30日以後長期間にわたって側頭・頭頂葉皮質とともに後帯状回皮質の糖代謝の低下がみられること[16]、アルツハイマー型痴呆患者に言語記憶課題を負荷し、その時の脳血流SPECTと、MRIのVoxel Based Morphometryでみられた内側側頭部の萎縮の程度との相関を調べたところ、萎縮が強いほど後帯状回の賦活時の血流が低下していたとの報告があること[17]、さらに、進行例においても後帯状回の萎縮は血流の低下に比べてごく軽度であるとの報告[18]などから、後帯状回や楔前部の血流・代謝の低下は、神経細胞の変性・脱落よりも神経線維連絡を介した内側側頭部病変からの遠隔効果が主体と考えられる。最近のFDG-PETを用いた報告[19]では、一側の嗅内野皮質と関連する大脳皮質領域を調べた場合、健常高齢者では、両側の側頭・後頭葉皮質や頭頂葉皮質との関連がみられるのに対し、アルツハイマー型痴呆では、頭頂葉皮質との関連はみられなくなり、同側の側頭・後頭葉皮質のみとの関連がみられるだけであったという。このことから、アルツハイマー型痴呆では、正常でみられる嗅内野皮質と頭頂葉皮質との機能連結が障害されていると考察されている。

後帯状回や楔前部の血流低下は、初期にめだつものの、アルツハイマー型痴呆が進行すると、内

側側頭部等に比べて血流低下の進行が遅く、めだたなくなることもあると指摘されている[12]。このように、アルツハイマー型痴呆の軽度認知障害の時点での早期診断には、後帯状回や楔前部の血流や代謝の低下をとらえることが重要であることが確認されてきたが、この部位はもともと集積が高く、視覚的評価のみでこの部位の軽度の低下を捉えることは困難である。すでに述べた種々の画像統計解析手法を用いることにより、SPECTによるアルツハイマー型痴呆の早期診断、予後評価、および鑑別診断の自動化が可能になると期待されている。最近のHerholzら[20]のFDG-PETによる多施設にわたる画像統計解析では軽度認知障害の時点でアルツハイマー型痴呆と健常高齢者の識別に関して84％の感度と93％の特異度を有すると報告している。われわれの後方視的検討でも、同じく軽度認知障害の時点でアルツハイマー型痴呆と健常高齢者の識別に関して86％の正診率が脳血流SPECTの画像統計解析により得られている[21]。

## 5. アルツハイマー型痴呆と他の痴呆との脳血流・代謝画像による鑑別診断

　画像統計解析はアルツハイマー型痴呆と他の痴呆との鑑別に有用である。ピック病では脳血流SPECTにおいて、内側側頭部の血流低下に加え、前頭葉皮質の血流低下が重症ほど顕著である。大脳皮質基底核変性症では、大脳皮質の血流の左右差がみられ、アルツハイマー型痴呆では相対的に保たれる一次中心溝周囲皮質や後頭葉皮質の血流低下もみられる。進行性核上性麻痺では、前頭葉皮質と尾状核の血流低下がみられる。

　アルツハイマー型痴呆と前頭側頭型痴呆の脳血流SPECTによる鑑別を、後帯状回の血流低下（posterior cingulate sign）に注目して行った結果が最近報告された[22]。剖検例10例を含むアルツハイマー型痴呆患者20例のうち、17例でこの所見が認められたのに対し、剖検例7例を含む前頭側頭型痴呆20例のうち、この所見を呈したのは1例のみであったという。このことから、後帯状回の血流低下をとらえることは、アルツハイマー型痴呆の診断にきわめて重要であることがわかる。

　血管性痴呆では前頭葉を中心に血流低下部位が非対称性に散在する。しかし、アルツハイマー型痴呆と脳血管性痴呆は病理所見に共通する部分を持ち、明確に区分することができない場合もある。したがって、痴呆患者の診断においては、CTやMRI等で血管病変を確認しただけでは安易に血管性痴呆と診断せず、NINDS-AIREN等の診断基準に基づき、痴呆と血管病変の関係について熟慮する必要がある。すなわち、脳血管障害の既往があり、痴呆発症との間隔が3ヵ月以上であって、痴呆の発症が緩徐であれば、アルツハイマー型痴呆を否定しない。また、脳血管障害と痴呆発症の間隔が3ヵ月以内で、痴呆の発症が急激または段階的である場合には、脳血管障害に続発する痴呆を考慮する。この鑑別点において、脳血流SPECTは、アルツハイマー型痴呆と脳血管性痴呆の鑑別に有用である。

　アルツハイマー型痴呆との鑑別において、もう一つ重要な疾患として、レビー小体型痴呆がある。1976年以降、本邦において報告され、ここ数年で国際的に認知されるに至った痴呆性疾患である。欧米ではアルツハイマー型痴呆に次いで多く、本邦でも変性性痴呆疾患においてアルツハイマー型痴呆の次に多くみられる。脳血流SPECTやFDG-PETではアルツハイマー型痴呆でみられるような側頭・頭頂連合野皮質の血流低下に加え、後頭葉皮質の血流低下が特徴的である（図2）[23]。

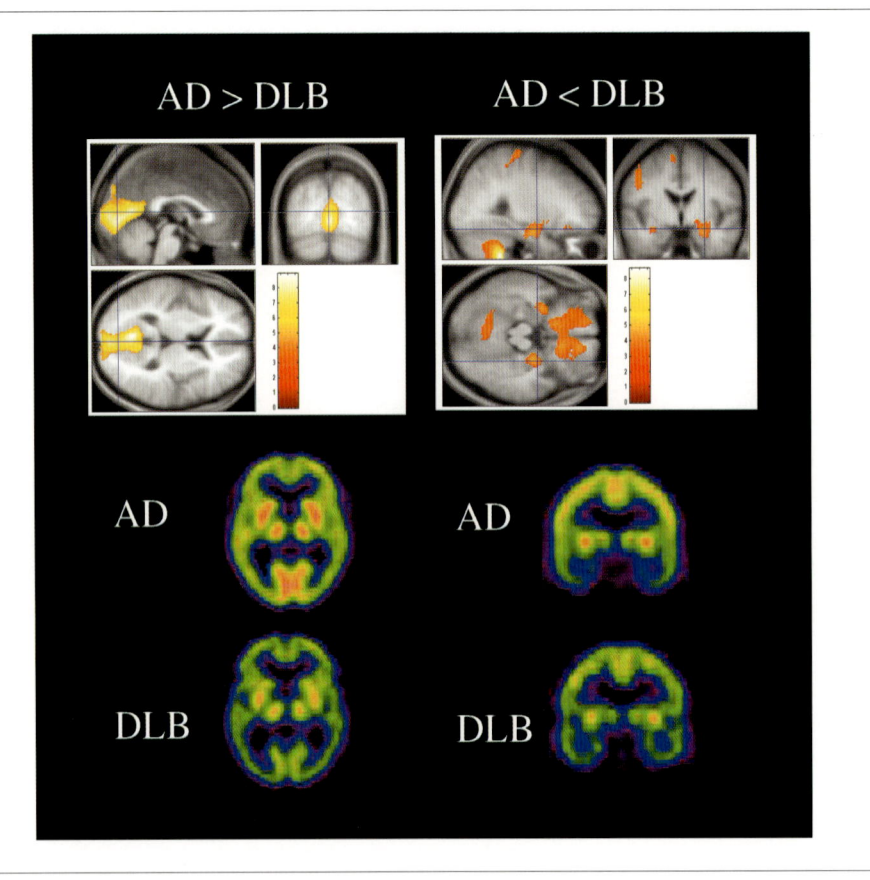

**図2 アルツハイマー型痴呆とレビー小体型痴呆の脳血流SPECTの比較**
　中等度の痴呆を有するアルツハイマー型痴呆（AD）35例とレビー小体型痴呆（DLB）4例のSPMによるグループ間比較解析とそれぞれのグループの平均画像を示す。レビー小体型痴呆はアルツハイマー型痴呆に比べて、後頭葉、特に視覚領での血流低下が顕著である。一方、レビー小体型痴呆はアルツハイマー型痴呆に比べて内側側頭部での血流低下が乏しい。

　さらに、レビー小体型痴呆はアルツハイマー型痴呆に比べ、海馬の萎縮に乏しい[24]ことに関連して、進行例において内側側頭部の血流・代謝の低下もアルツハイマー型痴呆に比べて乏しい（図2）。

## 6. アルツハイマー型痴呆の薬物治療と脳血流・代謝画像の関連

　塩酸ドネペジルは、記憶と学習に関与している神経伝達物質であるアセチルコリンを分解する酵素であるアセチルコリンエステラーゼの働きを阻害することにより、脳内アセチルコリン濃度を高め、軽度・中等度のアルツハイマー型痴呆症患者の認知機能を賦活し全般臨床症状を改善することが期待されている。投与後3～6ヵ月で改善効果が最大となり、39週目以後、緩やかに効果が消失することがわかっている。最近、塩酸ドネペジル投与前後の脳血流/代謝画像の変化に関する臨床研究が続々と発表されているが、とりわけ前頭葉皮質の血流増加がみられるとの報告が多い。われわれの1年間での縦断的検討[25]においても、ドネペジル投与群では前頭葉機能を反映する神経心理学的検査および帯状回前部、前頭前野、右側頭・頭頂葉皮質の脳血流がプラセボ投与群よりも

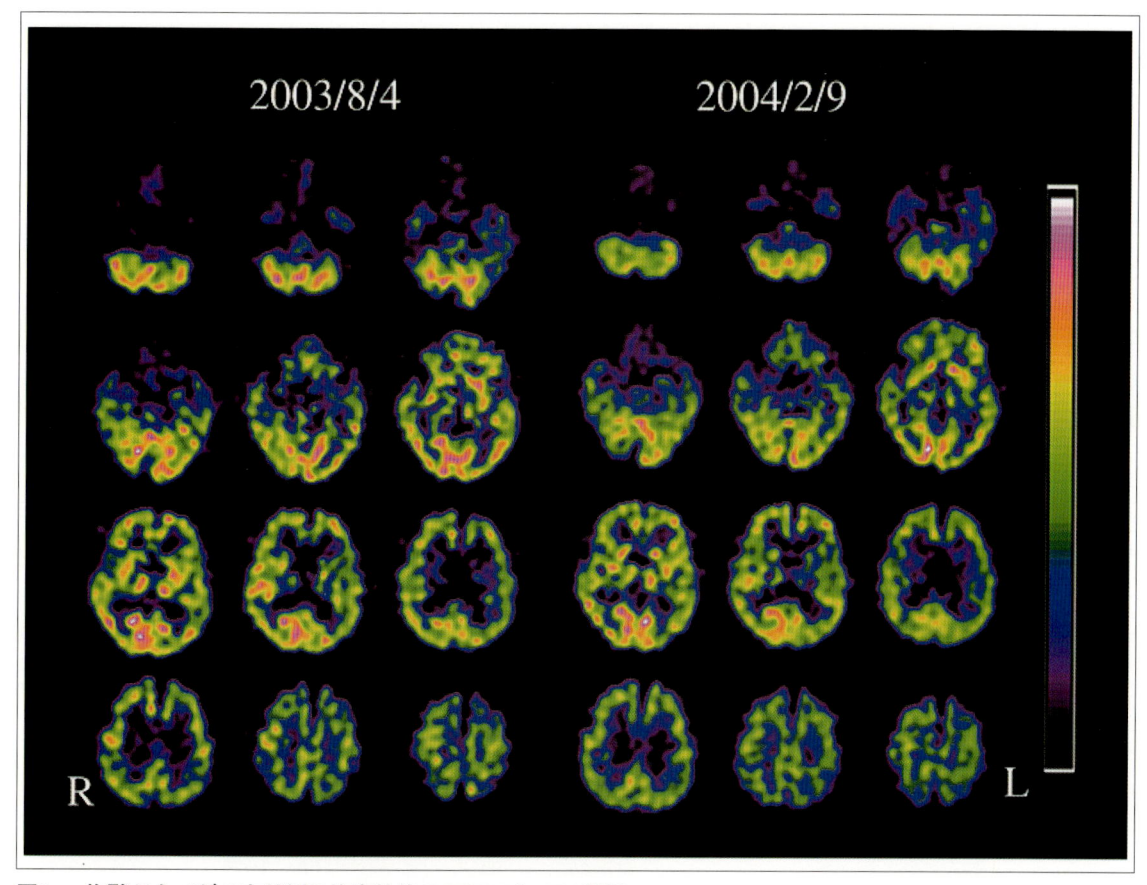

**図3a　塩酸ドネペジル有効例の治療前後のSPECTとeZIS解析**
　a：74歳男性で、MMSEは24点。塩酸ドネペジル投与により、意欲、注意力の改善がみられた。視覚評価で、脳血流の変化をとらえることはきわめて困難である。

有意に保たれることが判明した。同様の報告がNobiliらによって報告されている[26]。個々の患者における治療効果の判定も画像統計解析手法を用いて行われるようになってきている（図3a、b）。

## 7. アルツハイマー型痴呆における形態学的変化

　MRIによる容積測定は、高速3次元収集法の発展により盛んに行われるようになった。その測定法としては、従来は手動による関心領域の設定が主体であった。しかし、最近では、MRI画像の信号強度の不均一性を補正した上で、脳全体から灰白質、白質、脳脊髄液成分を自動的に分けることがSPMなどを用いてできるようになったことから、得られた灰白質成分の画像を標準脳に形態変換した後、平滑化を行うことで、灰白質濃度をPETやSPECTと同様に画像統計解析を行うVoxel Based Morphometry (VBM)が盛んとなってきている（図4）。VBMは従来の関心領域の設定に比べ、客観的であり、精度もより高いと報告されている[27]。われわれは、VBMを用いて正常加齢とアルツハイマー型痴呆における灰白質容積変化を検討した。その結果、正常加齢では、加齢とともに灰白質容積が減少する部位は、シルビウス裂周囲皮質と中心溝周囲皮質であり、逆に灰

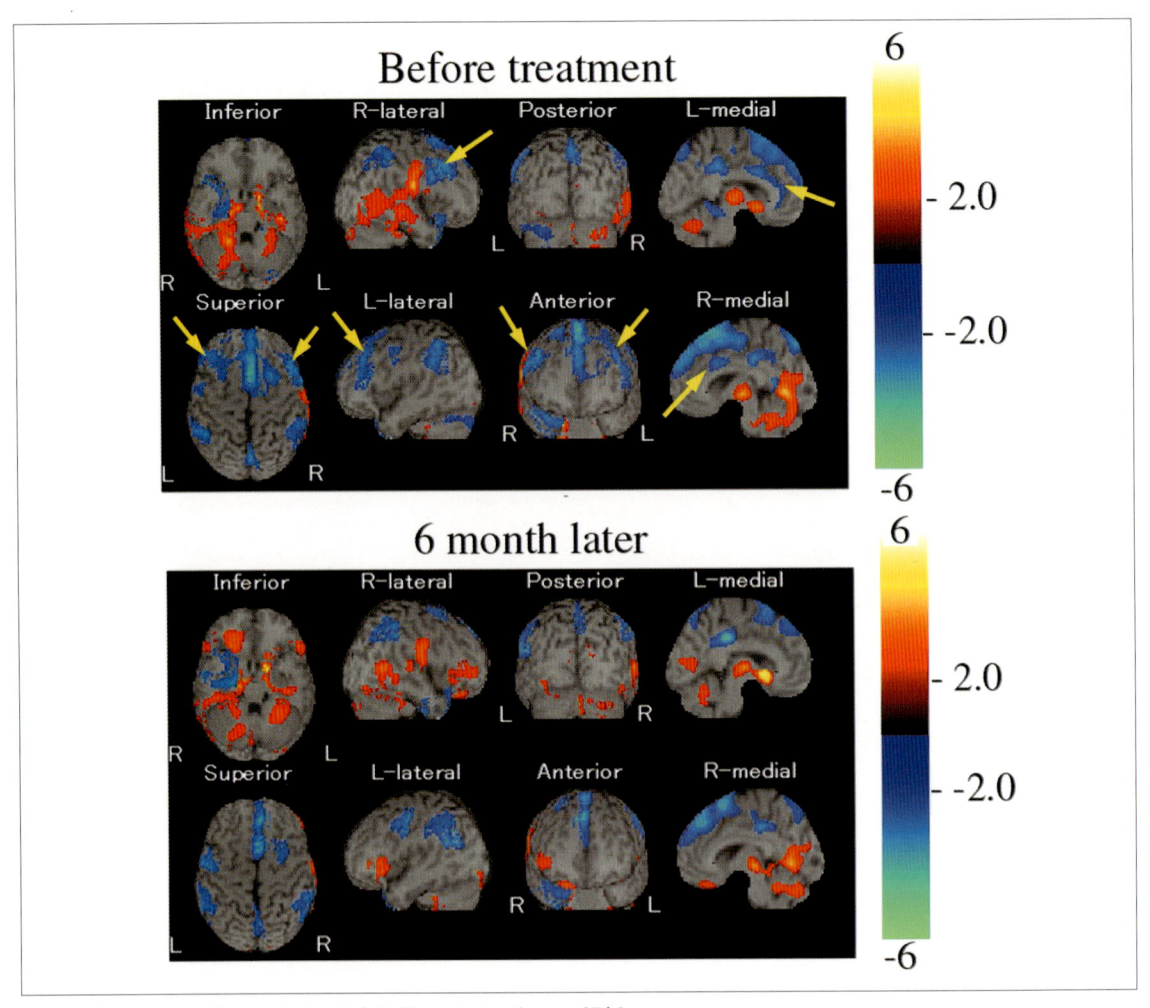

**図3b　塩酸ドネペジル有効例の治療前後のSPECTとeZIS解析**
b：eZISでは、両側前頭葉背外側皮質と前帯状回の血流低下が、治療後みられなくなっている（矢印）。

白質容積が加齢により相対的に保たれる部位は、扁桃や海馬を含む内側側頭部であることが判明した[28]。一方、アルツハイマー型痴呆で、特異的に灰白質容積が減少する部位は、扁桃および海馬を中心とする内側側頭部の容積低下が初期よりみられることがわかった（図5）[18,29]。SPM99によるVBMを用いた他の報告でも、アルツハイマー型痴呆においてほぼ同様の所見が得られている。Baronら[30]やFrisoniら[31]は、軽症のアルツハイマー型痴呆でもっとも灰白質容積が低下するのは、海馬の全体（頭部・体部・尾部）、ならびに扁桃体であるとしている。さらに、重症になるに従い、側頭葉皮質、帯状回後部から楔前部の萎縮がみられると報告している[31]。Busattoらは、軽症から中等症のアルツハイマー型痴呆において両側海馬傍回後部、左下側頭回後部、および紡錘状回でもっとも強い萎縮を報告している[32]。軽度認知障害では、海馬と帯状回に萎縮がみられ、側頭葉皮質にも萎縮が進展している[33]。

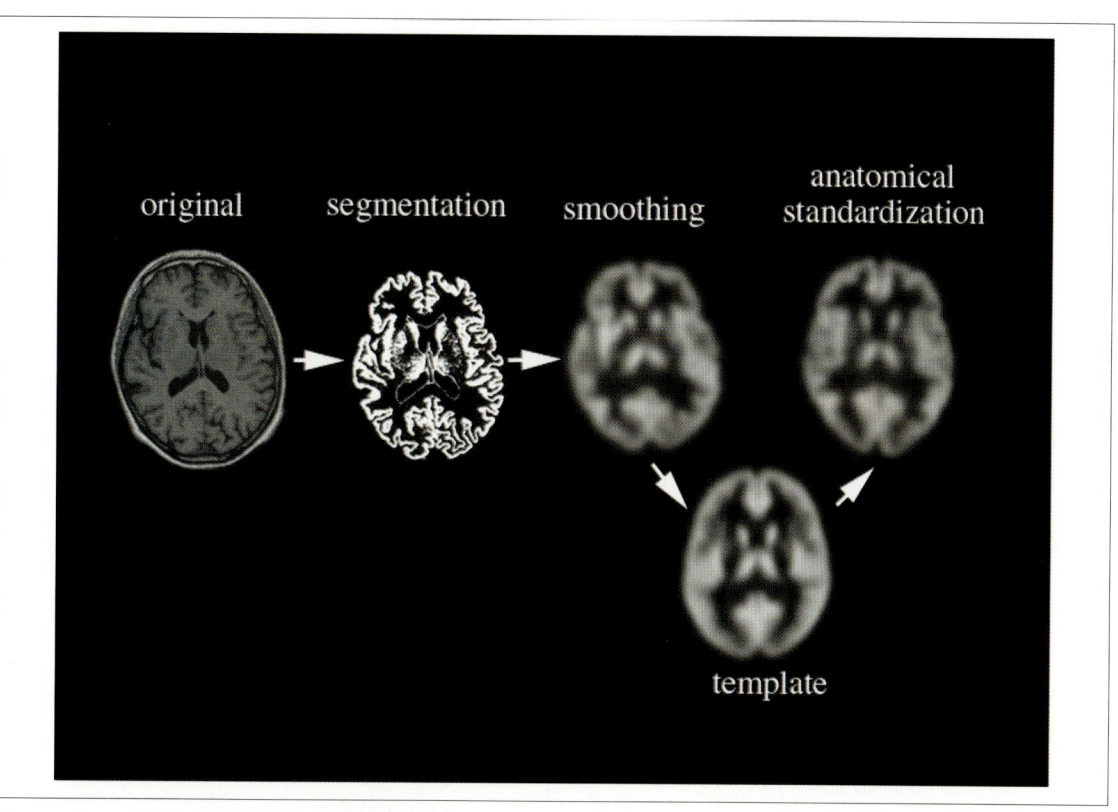

**図4 Voxel Based Morphometryの解析手順**
　もとのMRI（original）を灰白質、白質、脳脊髄液に分離し（segmentation）、その灰白質成分に平滑化を行う（smoothing）。平滑化した像をSPMに付随する灰白質のtemplateに合わせるように解剖学的標準化を行う（anatomical standardization）。

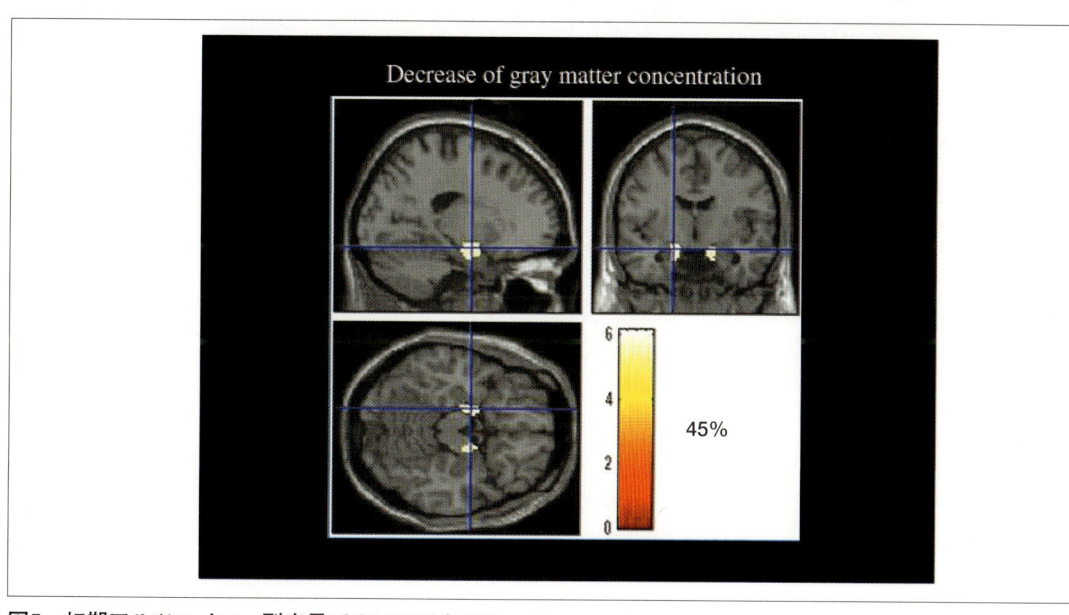

**図5 初期アルツハイマー型痴呆でのMRIによるVoxel Based Morphometry**
　MMSEで平均26点の時期のアルツハイマー型痴呆患者31人と年齢を対応させた健常人41人のMRIを用いたVoxel Based MorphometryのSPM解析の結果、両側の嗅内野皮質に灰白質容積の低下が観察される。

## 8. 部分容積効果の補正

通常のSPECTでは半値幅で8mm前後、PETでは半値幅で4mm前後と、空間分解能に限度があり、2mm程度の厚さの大脳皮質の放射能を正確に測定することは難しい。点線源をSPECTやPETで測定し、プロフィール曲線を描けば、理想的には、矩形波となるが、実際には、すそ広がりをもつ点応答関数（point spread function; PSF）となる。分解能が悪いほど、すそが広がり、ピークの値が落ちる。すなわち、分解能が悪ければ悪いほど、真の計数値より低い値しか得られないわけである。これを部分容積効果という。大脳皮質が互いに近接している部位と、離れている部位では、部分容積効果により画像で現れる放射能濃度に差異が生じる。さらに、加齢や疾患により限局性の萎縮が加わると、放射能濃度が変化しているのか、それとも萎縮による部分容積効果が主体なのか区別できない。この、部分容積効果をSPECTやPETで補正する方法としては、同時期に撮像した1mmスライス前後の全脳領域を含む3次元MRI画像を用いた方法が報告されている[34,35]。この方法は、二つに大きく分けられる。脳脊髄液腔と脳実質に分けて補正する2コンパートメント法と、脳実質をさらに灰白質と白質の二つに分けて補正する3コンパートメント法である。前者は、

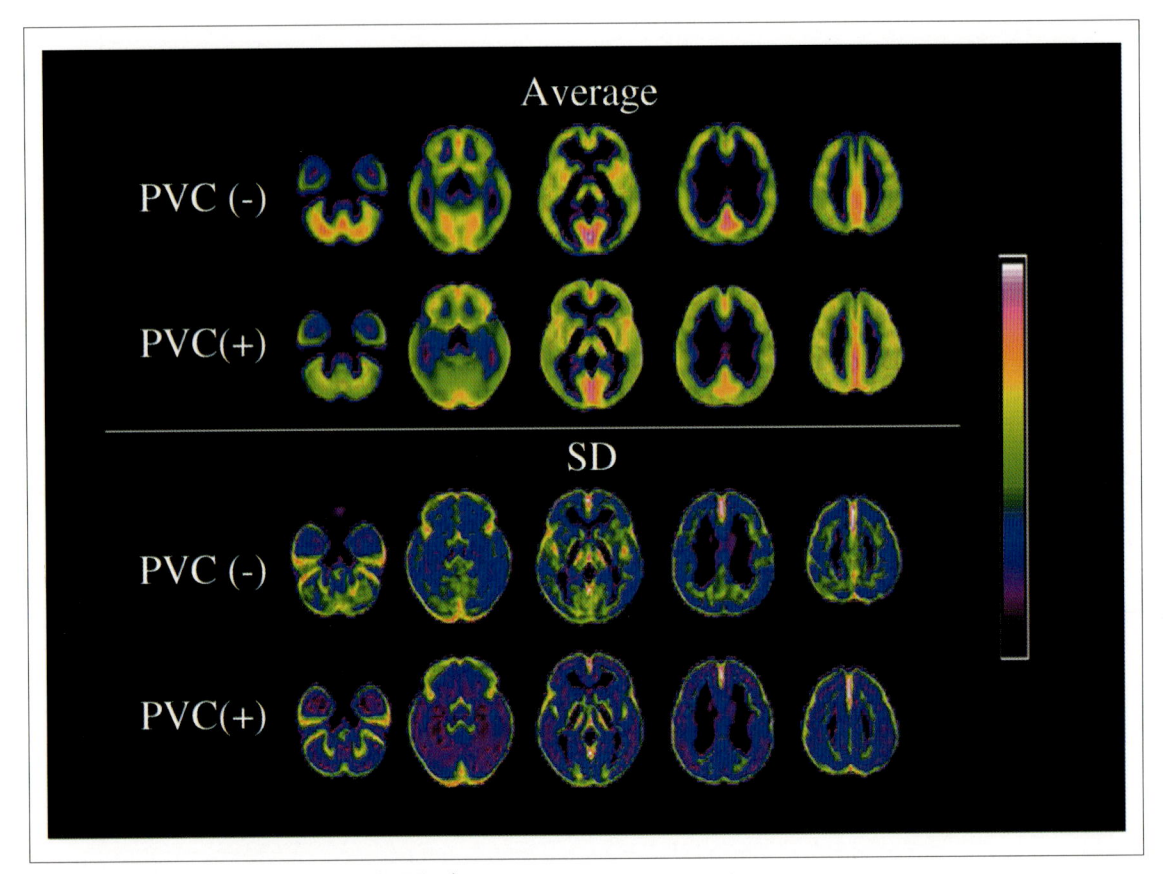

**図6　部分容積効果補正前後での正常画像データベース**
部分容積効果補正（Partial Volume Correction; PVC）前後での、18～86歳の男性52人の平均（Average）および標準偏差（SD）脳血流SPECT画像の比較では、補正により脳血流分布が全脳で均一化され、しかも標準偏差が少なくなっていることがわかる。

より簡便な方法のため解析における誤差要因が少ないが、完全な補正は望めず、灰白質と白質の割合が変化するような病態には応用できない。後者は、MRIとPET/SPECTの位置登録精度ならびに、PET/SPECT画像を各コンパートメントへ分ける精度に依存し、より複雑な解析となるが、完全な補正が可能である。われわれは、後者の方法を採用している[28]。

この方法を用いて、健常者の脳血流SPECT画像で補正を行った場合には、脳全体でより均一な血流分布を示すようになり、さらに、個人間の脳血流分布の差が少なくなる（図6）。このことは、正常画像データベースとZスコアを用いて比較する画像統計解析手法において、部分容積効果の補正により標準偏差が小さくなるため、症例との比較で大きなZスコアを得ることができる可能性につながる。この結果、健常高齢者と初期アルツハイマー型痴呆患者での脳血流SPECTによる識別能が高まった[5]とともに、アルツハイマー型痴呆の進行を萎縮の影響を受けることなく、より正確に脳血流SPECTで捉えることができるようになった（図7）[10]。これらのことから、今後、SPECT、PETにおいては部分容積効果の補正が必須となっていく可能性がある。

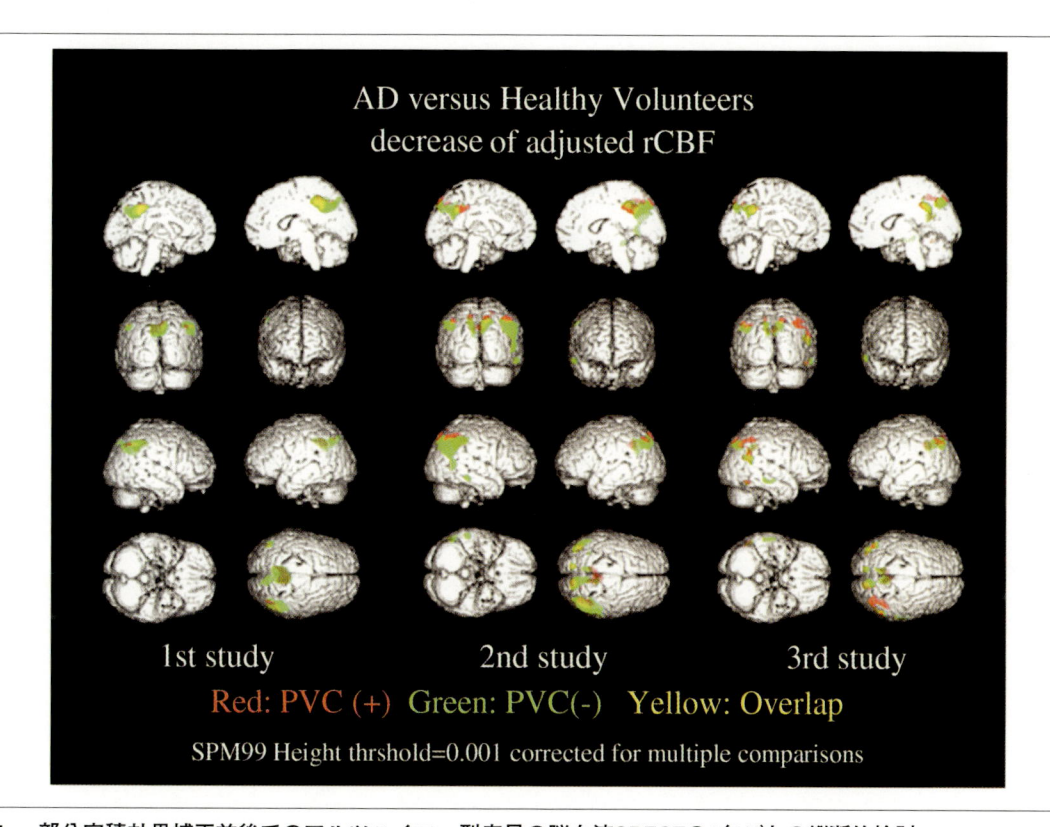

**図7a　部分容積効果補正前後でのアルツハイマー型痴呆の脳血流SPECTの1年ごとの縦断的検討**
　a：アルツハイマー型痴呆患者29名と年齢を対応させた健常高齢者75人の脳血流SPECTのSPMによるグループ比較解析を示す。赤で示す部分容積効果補正後の結果は、緑で示す補正前の結果に比べて、1年ごとに血流低下領域が徐々に広がっていくことがよくわかる。補正前では、2回目と3回目の結果を比較した場合、3回目にむしろ血流が改善した印象を受ける。補正前後で共通の結果を示した部位は黄色で表されている。MMSEの平均点数は初回24.4、2回目22.6、3回目20.7点である。

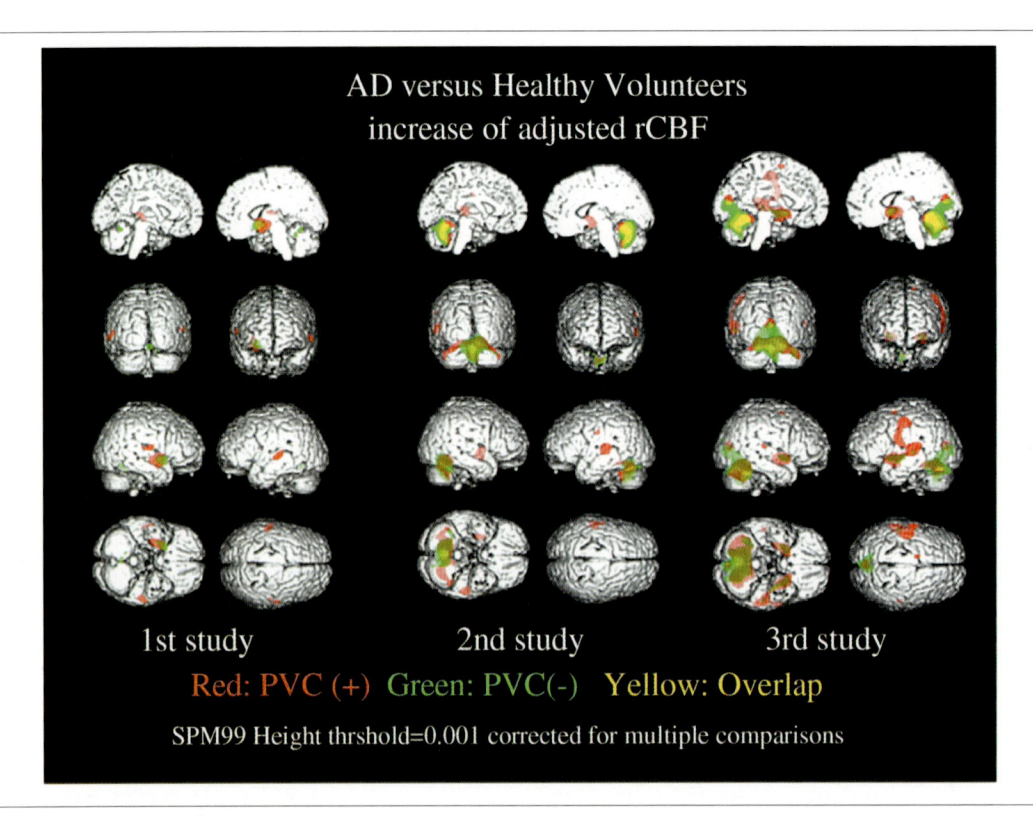

**図7b** 部分容積効果補正前後でのアルツハイマー型痴呆の脳血流SPECTの1年ごとの縦断的検討
b：同じグループ解析において、経年的に脳血流が保たれている領域の部分容積補正前後の比較を示す。赤で示す部分容積効果補正後の結果は、緑で示す補正前の結果に比べてアルツハイマー型痴呆で相対的に脳血流が保たれるとされている一次感覚・運動野、一次視覚領および聴覚領での相対的血流増加が経年的に明瞭化している。

## 9. まとめ

　画像統計解析手法の導入により、脳血流SPECTでも、初期アルツハイマー型痴呆においても高い診断率が得られるようになってきた。しかし、FDG-PETの優位性は画質の点から明らかであり、今後は本邦でも痴呆疾患診断へのFDG-PETの保険適用に向けての努力が必要である。MRIによるVBMも臨床的有用性が確認されつつあるが、日常臨床でルーチン化されるためには、簡便なソフトウェアの開発など、いまだ多くの問題が残されている。

## 文　献

1) Silverman DH, Gambhir SS, Huang HW, et al : Evaluating early dementia with and without assessment of regional cerebral metabolism by PET : a comparison of predicted costs and benefits. J Nucl Med. ;43 : 253-266, 2002.

2) Herholz K, Schopphoff H, Schmidt M, et al : Direct comparison of spatially normalized PET and SPECT scans in Alzheimer's disease. J Nucl Med ;43 : 21-26, 2002.

3) Friston KJ : Analyzing brain images : principles and overview. in Human Brain Function, ed by Frackowiak RSJ, Friston KJ, Frith CD, Dolan RJ, Mazziotta JC. 25-41, Academic Press, San

Diego, 1997.

4) Minoshima S, Koeppe RA, Frey KA, Kuhl DE. Anatomic standardization : linear scaling and non-linear warping of functional brain images. J Nucl Med ;35 : 1528-1537, 1994.

5) Kanetaka H, Matsuda H, Asada T, et al : Effects of partial volume correction on discrimination between very early Alzheimer's dementia and controls using brain perfusion SPECT. Eur J Nucl Med Mol Imaging ;31 : 975-980, 2004.

6) Matsuda H, Mizumura S, Soma T, Takemura N : Conversion of brain SPECT images between different collimators and reconstruction processes for analysis using statistical parametric mapping. Nucl Med Commun ;25 : 67-74, 2004.

7) Matsuda H : Cerebral blood flow and metabolic abnormalities in Alzheimer's disease. Ann Nucl Med ;15 : 85-92, 2001.

8) Silverman DH, Small GW, Chang CY, et al : Positron emission tomography in evaluation of dementia : Regional brain metabolism and long-term outcome. JAMA ;286 : 2120-2127, 2001.

9) Gomez-Isla T, Price JL, McKeel DW, Morris JC, Growdon JH, Hyman BT : Profound loss of layer II enthorhinal cortex neurons occurs in very mild Alzheimer's disease. J Neurosci ;16 : 4491-4500, 1996.

10) Matsuda H, Kanetaka H, Ohnishi T, et al : Brain SPET abnormalities in Alzheimer's disease before and after atrophy correction. Eur J Nucl Med Mol Imaging ;29 : 1502-1505, 2002.

11) Minoshima S, Giordani B, Berent S, Frey KA, Foster NL, Kuhl DE : Metabolic reduction in the posterior cingulate cortex in very early Alzheimer's disease. Ann Neurol ;42 : 85-94, 1997.

12) Kogure D, Matsuda H, Ohnishi T, et al : Longitudinal evaluation of early Alzheimer's disease using brain perfusion SPECT. J Nucl Med ;41 : 1155-1162, 2000.

13) Chetelat G, Desgranges B, de la Sayette V, Viader F, Eustache F, Baron JC : Mild cognitive impairment : Can FDG-PET predict who is to rapidly convert to Alzheimer's disease? Neurology 60 : 1374-1377, 2003.

14) Cabeza R, Dolcos F, Graham R, Nyberg L : Similarities and differences in the neural correlates of episodic memory retrieval and working memory. Neuroimage ;16 : 317-330, 2002.

15) Suzuki WA : Neuroanatomy of the monkey entorhinal, perirhinal and parahippocampal cortices : organization of cortical inputs and interconnections with anygdala and striatum. Semin Neurosci ;8 : 3-12, 1996.

16) Meguro K, Blaizot X, Kondoh Y, et al : Neocortical and hippocampal glucose hypometabolism following neurotoxic lesions of the entorhinal and perirhinal cortices in the non-human primate as shown by PET. Implications for Alzheimer's disease. Brain ;122 : 1519-1531, 1999.

17) Garrido GE, Furuie SS, Buchpiguel CA, et al : Relation between medial temporal atrophy and functional brain activity during memory processing in Alzheimer's disease : a combined MRI and SPECT study. J Neurol Neurosurg Psychiatry ;73 : 508-516, 2002.

18) Matsuda H, Kitayama N, Ohnishi T, et al : Longitudinal evaluation of both morphological and functional changes in the same individuals with Alzheimer's disease. J Nucl Med ;43 : 304-311, 2002.

19) Mosconi L, Pupi A, De Cristofaro MT, Fayyaz M, Sorbi S, Herholz K : Functional interactions of the entorhinal cortex : an 18F-FDG PET study on normal aging and Alzheimer's disease. J Nucl Med ;45

: 382-392, 2004.
20) Herholz K, Salmon E, Perani D, et al : Discrimination between Alzheimer dementia and controls by automated analysis of multicenter FDG PET. Neuroimage ;17 : 302-316, 2002.
21) Imabayashi E, Matsuda H, Asada T, et al : Superiority of three-dimensional stereotactic surface projection analysis over visual inspection in discrimination of very early Alzheimer's disease from controls using brain perfusion SPECT. J Nucl Med ; 45 : 1450-1457, 2004.
22) Bonte JF, Harris TS, Roney CA, Hynan LS : Differential diagnosis between Azlheimer's and frntotemporal disease by the posterior cingulate sign. J Nucl Med ;45 : 771-774, 2004.
23) Minoshima S, Foster NL, Sima AA, Frey KA, Albin RL, Kuhl DE : Alzheimer's disease versus dementia with Lewy bodies : cerebral metabolic distinction with autopsy confirmation. Ann Neurol 2001;50 : 358-365.
24) Burton EJ, McKeith IG, Burn DJ, Williams ED, OBrien JT : Cerebral atrophy in Parkinson's disease with and without dementia : a comparison with Alzheimer's disease, dementia with Lewy bodies and controls. Brain. ;127 : 791-800, 2004.
25) Nakano S, Asada T, Matsuda H, Uno M, Takasaki M : Donepezil hydrochloride preserves regional cerebral blood flow in patients with Alzheimer's disease. J Nucl Med ;42 : 1441-1445, 2001.
26) Nobili F, Koulibaly M, Vitali P, et al : Brain perfusion follow-up in Alzheimer's patients during treatment with acetylcholinesterase inhibitors. J Nucl Med ;43 : 983-990, 2002.
27) Testa C, Laakso MP, Sabattoli F, et al : A comparison between the accuracy of voxel-based morphometry and hippocampal volumetry in Alzheimer's disease. J Magn Reson Imaging ;19 : 274-282, 2004.
28) Matsuda H, Ohnishi T, Asada T, Li ZJ, et al : Correction for Partial Volume Effects on Brain Perfusion SPECT in Healthy Men. J Nucl Med ;44 : 1243-1252, 2003.
29) Ohnishi T, Matsuda H, Tabira T, Asada T, Uno M : Changes in Brain Morphology in Alzheimer disease and normal aging : Is Alzheimer disease an exaggerated aging process? AJNR Am J Neuroradiol ;22 : 1680-1685, 2001.
30) Baron JC, Chetelat G, Desgranges B, et al : In vivo mapping of gray matter loss with voxel-based morphometry in mild Alzheimer's disease. Neuroimage ;14 : 298-309, 2001.
31) Frisoni GB, Testa C, Zorzan A, et al : Detection of grey matter loss in mild Alzheimer's disease with voxel based morphometry. J Neurol Neurosurg Psychiatry ; 73 : 657-664, 2002.
32) Busatto GF, Garrido GE, Almeida OP, et al : A voxel-based morphometry study of temporal gray matter reductions in Alzheimer's disease. Neurobiol Aging ; 24 : 221-231, 2003.
33) Chetelat G, Desgranges B, De La Sayette V, Viader F, Eustache F, Baron JC : Mapping gray matter loss with voxel-based morphometry in mild cognitive impairment. Neuroreport ;13 : 1939-1943, 2002.
34) Mueller-Gaertner HW, Links JM, Prince JL, et al : Measurement of radiotracer concentration in brain gray matter using positron emission tomography : MRI-based correction for partial volume effects. J Cereb Blood Flow Metab ;12 : 571-583, 1992.
35) Meltzer CC, Zubieta JK, Brandt J, et al : Regional hypometabolism in Alzheimer's disease as measured by positron emission tomography after correction for effects of partial volume averaging. Neurology; 47 : 454-461, 1996.

(松田 博史)

# 第5章
# アセチルコリン分解酵素活性画像化による痴呆の診断

## 1. 痴呆のコリン神経仮説

　コリン神経系は脳内の神経伝達系の中でもっとも重要な神経調節系の一つであり、痴呆の発現に深く関与すると考えられている神経系である[1~3]。歴史的にみると、1970年代初頭から薬理学的実験で抗コリン薬を投与すると痴呆と似たような症状を呈することが示されていた[4]。1976年にはアルツハイマー病の剖検脳において大脳皮質、海馬、扁桃核においてアセチルコリンの合成酵素であるコリンアセチル転移酵素（ChAT）と分解酵素であるアセチルコリンエステラーゼ（AChE）の活性が低下していることが示された[5,6]。続いてアルツハイマー病の大脳皮質のChATとAChEの活性低下は、アルツハイマー病が重度になるほど低下することが示され、痴呆の発現にはコリン神経系機能の低下が関与すると考えられた[7]。1982年にはアルツハイマー病の剖検脳において前脳基底部のマイネルト基底核のコリン神経細胞がいちじるしく脱落していることが示された[8]。すなわち、アルツハイマー病ではマイネルト基底核のコリン神経細胞が選択的に障害され、ここからの大脳皮質へのコリン神経の投射系が障害されて痴呆を発現すると考えられた。以上の知見から、痴呆の発現にはコリン神経の機能不全が深く関与するとの仮説が形成された（痴呆のコリン神経仮説）[1,4]。その後、アルツハイマー病ではコリン神経系以外の神経伝達物質が減少することも示され、必ずしもコリン神経系のみが選択的に障害されるわけではないことが示された[9]。しかし、種々の神経伝達物質系の中ではコリン神経系の障害がもっとも大きく、コリン神経系の機能低下と痴呆の程度との間には強い相関がみられることが確認されている[10]。コリン神経系の機能については初期に考えられたように記憶、学習そのものに直接関与するというよりは、その後の動物実験の知見などからは、注意、覚醒に関与すると考えられている[2,3]。

　1980年代から痴呆のコリン神経仮説に基づいてコリン神経賦活薬が開発され、1990年代から種々のコリンエステラーゼ（ChE）阻害薬がアルツハイマー病の治療薬として実用化された[1]。一方、痴呆性疾患の診断薬として脳内コリン神経系機能測定用の放射性薬剤の開発が進められてきた[11]。コリン神経系機能のもっともよいマーカーは

ChATと考えられるが、現在までChAT測定用の放射性リガンドの開発の目処はまったくたっていないのが現状である。

　放射線医学総合研究所ではAChE活性測定用トレーサとしてアセチルコリンの類似体を用いることを検討し、PETによる脳内AChE活性の測定法の開発に成功した[12〜16]。ここではPETによる脳内AChE活性の測定法について概説し、PET測定によって得られた痴呆性疾患のコリン神経系の病態について述べる。

## 2. 脳内コリン神経系とコリンエステラーゼ

　最初に脳内コリン神経系について述べる。脳内のコリン神経投射系の核は、Mesulamら[17,18]によってCh1からCh8と命名されている（図1）[12,13]。これはコリン神経のみに注目した分類であるが、それぞれ従来の解剖学的に規定された核の領域におおよそ一致する。Ch1からCh4までは前脳基底部に存在し、Ch1は中隔核、Ch2は対角帯水平部、Ch3は対角帯垂直部、Ch4はマイネルト基底核に相当する。ラットにおける研究ではCh1、Ch2、Ch3からは海馬に投射し、Ch4からは大脳新皮質および扁桃核に投射することが示されている。中脳から橋の脳幹被蓋部にはCh5、Ch6が存在し、これらはそれぞれ脚橋被蓋核、背外側被蓋核に相当する。Ch5、Ch6からは主として視床に、一部は大脳皮質に直接コリン神経系が投射している。Ch7は内側手綱核に、Ch8は傍二丘体核に相当する。脳内のコリン神経系としては、この他に線条体には線条体固有のコリン神経系が豊富に存在し、線条体からの出力系を調整している。小脳にはコリン神経系は少ないが、ヒトの小脳ではAChEが豊富に存在する。小脳のAChEの機能については十分明らかではない。

　ヒトの脳には二つのコリンエステラーゼ（ChE）がある。一つはAChEであり、もう一つはブチリルコリンエステラーゼ（BuChE）である[19]。AChEはコリン神経系シナプスにおいて放出されたアセチルコリンを急速に分解してアセチルコリンの作用を停止する働きがある。AChEは触媒作用を持つ球形の分子が基本構造となっている。これには触媒機能を持つ峡谷があり、そこには3つのアミノ酸（Glu-His-Ser）から成る活性部位（catalytic triad）がある。AChEはこの球形分子がいくつか組み合わさって構成され、6種類の型がある。すなわち、球形の分子が1個（G1）、2

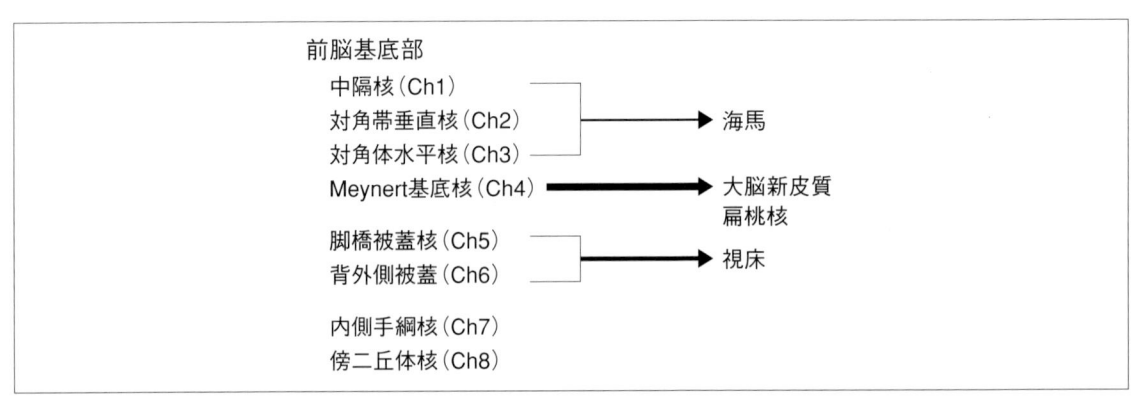

図1　脳内の主要なコリン神経核

前脳基底部
中隔核（Ch1）
対角帯垂直核（Ch2）　→　海馬
対角体水平核（Ch3）
Meynert基底核（Ch4）　→　大脳新皮質　扁桃核
脚橋被蓋核（Ch5）
背外側被蓋（Ch6）　→　視床
内側手綱核（Ch7）
傍二丘体核（Ch8）

個（G2）、4個（G4）対称的に結合した3つの型と、4個（A4）、8個（A8）、12個（A12）の球形分子が3本のコラーゲン繊維で非対称的に結合した3つの型があり、体内の部位によって存在する型が異なる[19]。中枢神経系ではこのうちG4型が主要な存在形である。G4は主としてコリン神経のシナプス前膜および軸索に、一部は後シナプス膜にも結合して存在している（図2）[18,20]。アセチルコリンの合成酵素であるChATがコリン神経に選択的に存在するのに対し、AChEはコリン神経以外の神経系にも存在する。コリン神経以外に存在するAChEは、ほとんどがコリン神経の後シナプス側（コリン受容性ニューロン）に存在するAChEと考えられる[18]。

ヒトの剖検脳でAChE活性を測定すると、尾状核、被殻においてもっとも高い活性がみられ、次いで小脳で高く、視床、扁桃核、海馬では中等度の活性がみられ、大脳皮質では低い。その相対的な活性比は大脳皮質を1とすると、視床で3.5であり、小脳では10となり、線条体は33〜45である[16,20,21]。

もう一つのコリンエステラーゼであるBuChEは主としてグリアに存在し、解毒作用の他には特別な機能は持っていないと考えられてきた。しかし、最近ではヒトの扁桃核、海馬体のニューロンにも発現し、アセチルコリンの分解にもAChEとともに関与していると考えられるようになり、その脳機能調節における重要性が認識されるようになってきた[22]。そこでBuChE活性測定用のトレーサの開発も進められている[23,24]。

## 3. 脳内アセチルコリンエステラーゼ測定法

### A. コリンエステラーゼ阻害薬を用いる方法

AChEを測定する一つの方法としては、AChE阻害薬にポジトロン放出核種を標識してAChEへの放射性リガンドとする方法がある。これはAChEとAChE阻害薬との結合を測定することになる。フレデリックジョリオ研究所ではAChE阻害薬であるフィゾスティグミンに$^{11}$C標識した

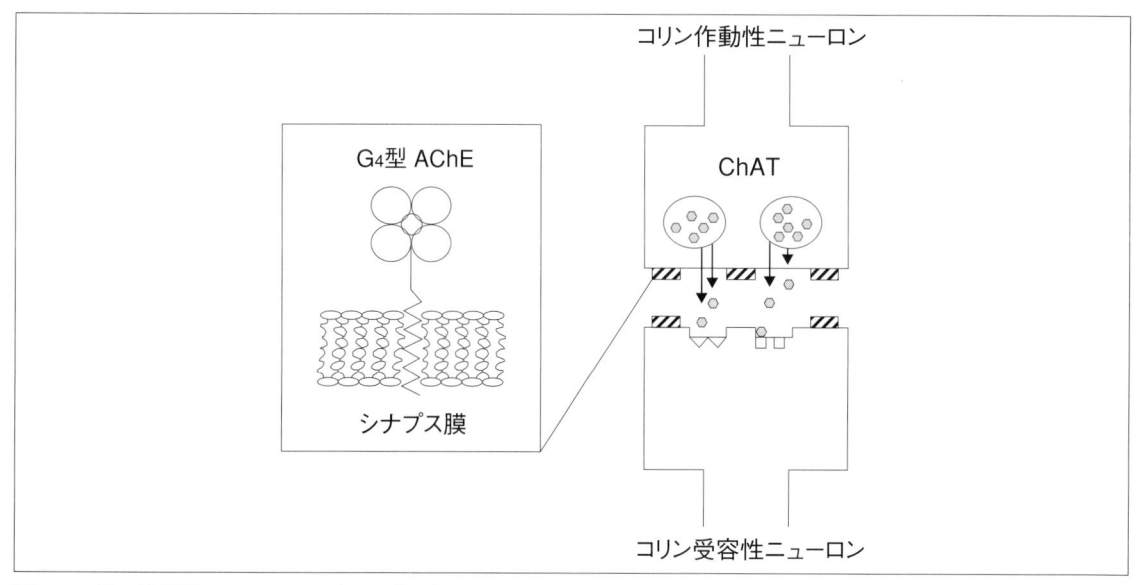

図2 コリン作動性ニューロンのシナプスとアセチルコリンエステラーゼ

[¹¹C]フィゾスティグミンを開発した[25]。しかし、[¹¹C]フィゾスティグミンは脳内における代謝過程が複雑なため定量的解析が困難である。簡略化した[¹¹C]フィゾスティグミンの動態解析法も提唱されており[26]、線条体のような AChE が豊富に存在する部位の AChE 結合は比較的精度よく測定できるが、大脳皮質のような AChE 活性の低い場所の AChE 結合を測定するには十分な精度が得られない[16]。この他、塩酸ドネペジルに ¹¹C 標識した [¹¹C]ドネペジルも開発された[27]が、これも脳内において非特異的結合が多いので、AChE への特異的結合の情報を十分には得ることができない。新しい選択的な AChE 阻害薬である CP-126,998 に ¹¹C 標識した [¹¹C]CP-126,998 も開発された[28]が、これでも定量解析において十分な精度が得られていない。このように AChE 阻害薬を標識化合物として用いる測定方法では、痴呆性疾患の大脳皮質の AChE 活性の低下を捉えるような十分な精度が得られていないのが現状である。

## B. アセチルコリンエステラーゼの基質を用いる方法

### 1） アセチルコリン類似体

これに対してわれわれはアセチルコリンの類似体を AChE の基質として用いて脳内 AChE 活性を測定する方法を開発した[12〜14]。基質が AChE にて分解される速度を測定するという点において、上記の結合を測定する方法とは測定原理が異なる。むしろこの方法は[¹⁴C]デオキシグルコース[29]や 2-[¹⁸F]フルオロ-2-デオキシ-D-グルコース（FDG）による脳のグルコース代謝測定法[30]と測定原理が類似している。

アセチルコリンそのものは血液脳関門を通過しないし、AChE によって高速度で分解されることから、このままでは PET 用トレーサとしてはまったく不向きである。われわれは N-ピペリジンエステル化合物のいくつかを検討し、N-メチルピペリジル 4-アセテート（MP4A）または N-メチルピペリジル 4-プロピオネート（MP4P）が、この方法に適した性質を有していることを見出した[12, 14, 16]。MP4A と MP4P はアセチルコリンと類似の構造を持つ（図3）が、3級アミンであることから容易に血液脳関門を通過する。また AChE

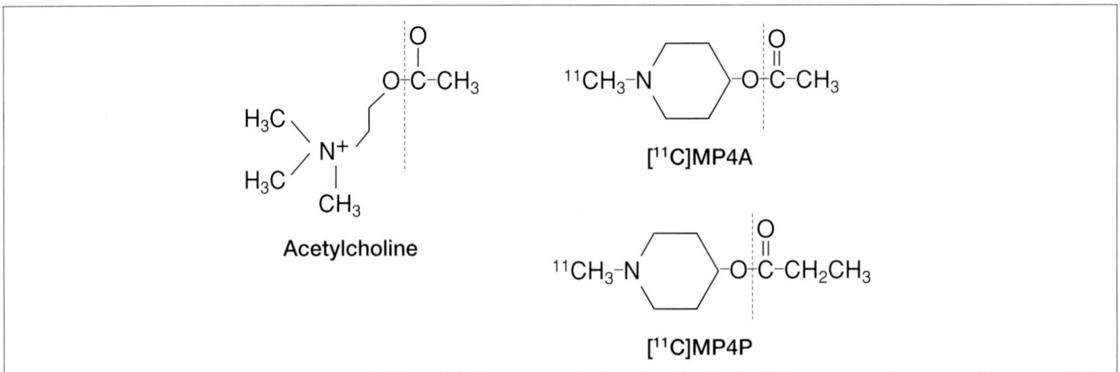

**図3** アセチルコリン、[¹¹C]MP4A、[¹¹C]MP4P
これらの化合物は点線部にてアセチルコリンエステラーゼで分解される。

によってほぼ選択的に（すなわちBuChEによって分解される割合が少ない）、かつPET測定に適度な速度で加水分解される。加水分解されて生じた代謝産物（MP4OH）は、脳血液関門を非常にゆっくりとした速度でしか通過せずにほとんどが脳局所に捕捉される。一方、脳内で加水分解されなかった未変化の化合物は血液中濃度の低下とともに、すみやかに脳内から洗い出されていく。血液中ではこれらの化合物は主として赤血球の膜に存在するAChEによって急速に加水分解され、尿中に排泄されていく。以上の動態から、これらの化合物に$^{11}$C標識した[$^{11}$C]MP4Aまたは[$^{11}$C]MP4PをPETトレーサとして静脈投与すると、数十分後には脳内局所のAChE活性に対応した脳内放射能分布を得ることができる（図4）。

## 2）定量的解析法

以上の動態を3つの区画に分けて動態解析することができる（図5）。3つの区画とは、血液の区画、脳内の未変化の化合物が存在する区画、脳内の代謝産物が存在する区画である。実際には経時的に動脈採血を行って血漿中の未変化のトレーサの動態を求めてこれを入力関数とし、PETにて測定された脳内各領域の時間放射能曲線（脳内の未変化体の区画と代謝産物の区画の放射能の和）（図6）と、入力関数から推定される理論的な時間放射能曲線とを非線形最小二乗法にて合わせることによって、$K_1, k_2, k_3$の3つのパラメータを推定する[31〜33]。ここで$K_1$は未変化体の血漿から脳内への移行速度定数であり、$k_2$は脳内の未変化体が血漿中に戻る速度定数であり、$k_3$は脳内の未変化体が局所のAChEによって加水分解される速度である。すなわち、$k_3$はAChE活性の指標となる。

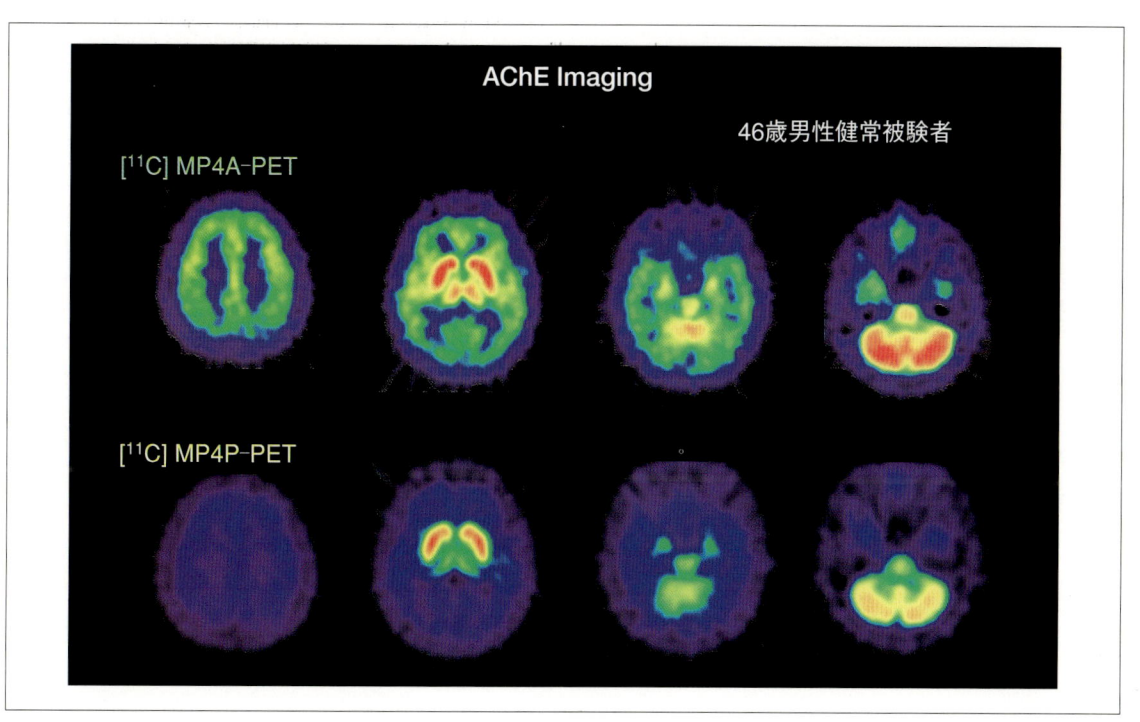

**図4　[$^{11}$C]MP4Aと[$^{11}$C]MP4PのPET画像**
　健常被験者における[$^{11}$C]MP4Aの静注22分から40分後の放射能集積画像（上段）と、[$^{11}$C]MP4Pの静注22分から60分後の放射能集積画像（下段）を示す。

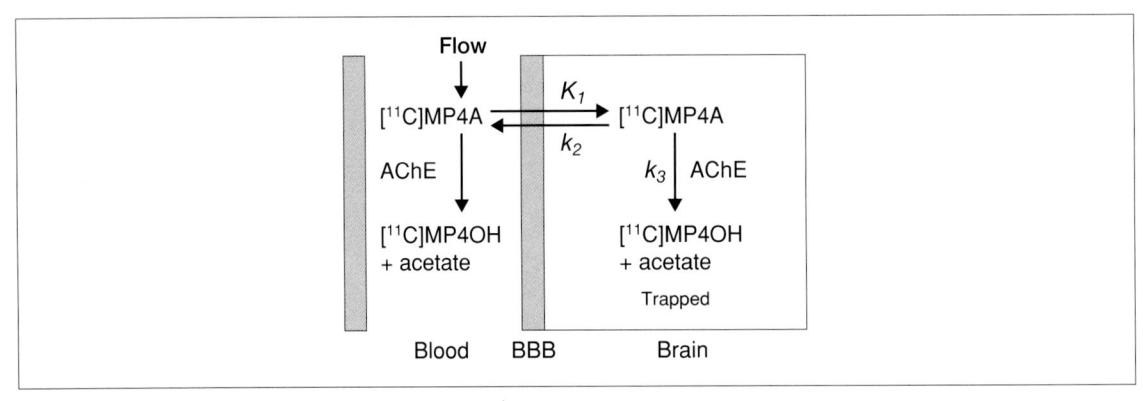

**図5** [$^{11}$C]MP4Aの動態と3-コンパートメントモデル
[$^{11}$C]MP4Pでも同じ動態である。

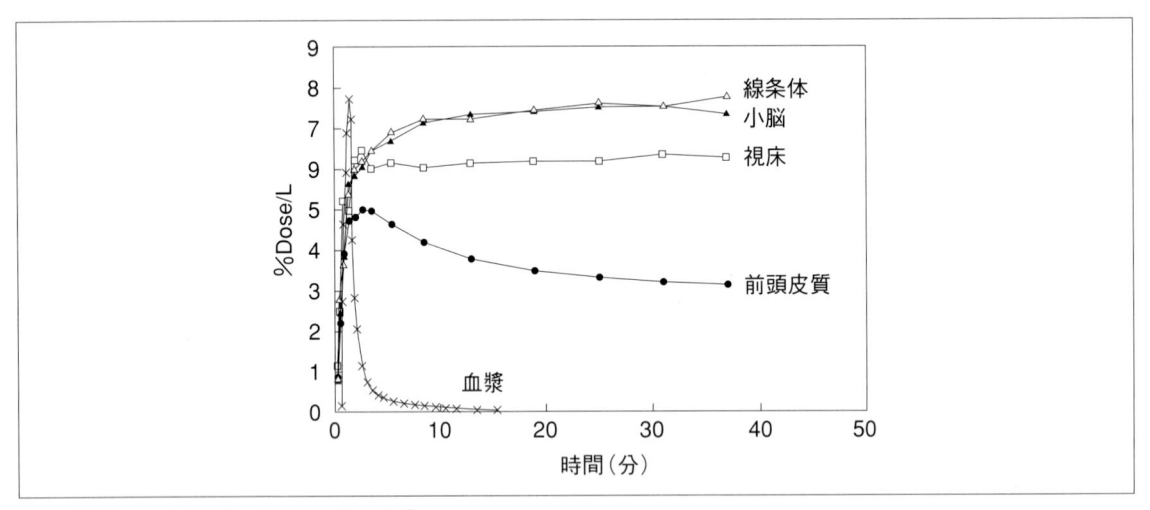

**図6** [$^{11}$C]MP4A投与後の時間放射能曲線

なお、脳内からの代謝産物の洗い出しである$k_4$は0であると仮定する。

[$^{11}$C]MP4Aと[$^{11}$C]MP4Pの動態解析では、大脳皮質においては高い精度で$k_3$値を算出することができる。これは$k_3$と$k_2$の比がこのモデルで動態解析するのに適当な値（通常0.2から1の間）であることと、両トレーサが血液中で急速に分解されるのでトレーサの再還流が少ない（入力関数がデルタ関数に近い）ことによる[33,34]。また$k_3$を求めるにあたって、痴呆性疾患で問題となる$K_1$の変化の影響（脳血流の変化の影響）や脳萎縮の影響をあまり受けないことがシミュレーション研究やヒトでの測定によって示されており[33,35]、これらのPETトレーサは痴呆性疾患の脳内AChE活性測定に適している。

[$^{11}$C]MP4A-PETで健常成人における脳内AChE活性（$k_3$値）の分布を求めると、大脳新皮質の中では側頭葉で高く、後頭葉では低いなどの分布がみられ、さらに大脳新皮質よりは海馬で高く、さらに視床で高いなど従来から知られている脳内AChE活性の分布とおおよそ対応する分布が得られる（**図7**）[31]。なお、小脳と線条体ではAChE活性がいちじるしく高いので、信頼できる$k_3$値を求めることはできない[31,35]。すなわち、

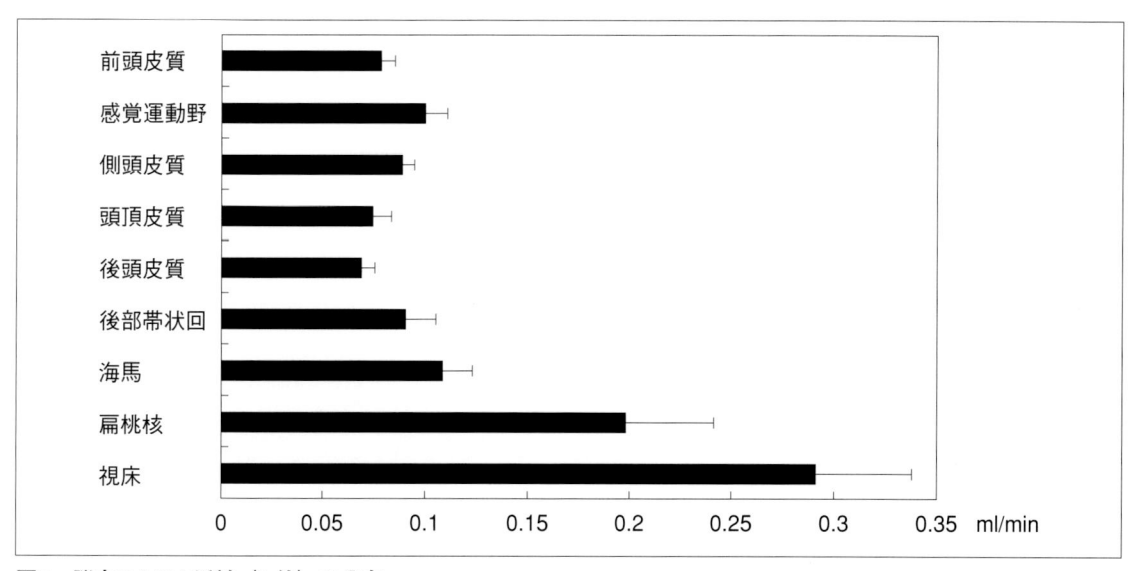

**図7 脳内のAChE活性（$k_3$値）の分布**
健常被験者22名に[$^{11}$C]MP4A-PETを行って求めた脳内各領域の$k_3$値と標準偏差を示す。

AChE活性がいちじるしく高い（$k_3/k_2$比が高く3以上）脳領域では脳内に取り込まれたMP4AはほとんどすべてAChEによって加水分解されて代謝産物となり、代謝産物は脳局所に捕捉される。したがって脳内に集積する放射能は、主として局所脳血流量によって決定され（delivery-limitation effect）、局所のAChE活性はほとんど反映しないことになる。このような脳領域では信頼できる$k_3$値を求めることはできない。

MP4Pは、AChEによる分解速度がラットの脳ホモジネートを用いた測定ではMP4Aの約1/4である[12, 14, 16]。[$^{11}$C]MP4PをPETトレーサとして用いると、ヒトの小脳においても安定した$k_3$値を求めることができる。[$^{11}$C]MP4Pの欠点は、[$^{11}$C]MP4Aに比べてAChEへの特異性がやや減ることである（すなわちBuChEによって一部加水分解される）。ヒトの剖検脳の大脳皮質において両化合物のAChEへの特異性を調べたところ、MP4Aが94％であったのに対し、MP4Pでは86％であった[14,16]。

最近、動脈採血を行わずに$k_3$値を算出する非侵襲的な解析方法がいくつか考案、開発されている。一つにはミシガン大学のFreyらが提唱したshape解析法がある[34, 36]。これは[$^{11}$C]MP4A、あるいは[$^{11}$C]MP4Pの動態解析において$k_3$値は脳の時間放射能曲線の形、主としてピークからの洗い出しの形によって決定されており、時間放射能曲線の絶対的な高さ（値）には依らないという性質を利用した解析法である。もう一つには、われわれ[37, 38]やマックスプランク研究所のHerholzら[39, 40]が開発した、線条体（あるいは小脳）を参照脳領域とし、その動態から入力関数を求める方法である。すなわち、線条体（あるいは小脳）では血管内を流れてきた標識化合物のほとんどが脳内に入ってAChEによって加水分解を受け、代謝産物が脳局所に捕捉されるという性質を利用した解析法で、線条体（あるいは小脳）を血漿入力関数の生物学的な積分器として利用することになる。われわれとHerlholzらの解析法とは若干方法と特色が異なるが、解析の精度はほぼ同様であり、それぞれ有用な方法である[41]。これらの解析法に比べてshape解析法は精度がやや落ちる。

## 4. 臨床応用

われわれは1996年に[$^{11}$C]MP4Aを臨床用のPETトレーサとして選択し、ヒトでの測定を開始した。[$^{11}$C]MP4Aと[$^{11}$C]MP4Pのうち[$^{11}$C]MP4Aを選択したのは、AChEへの特異性が[$^{11}$C]MP4Pよりは高いことと、痴呆性疾患で測定したい脳領域は大脳皮質などのAChE活性の低い部位であり、小脳は測定の対象領域にはならないので[$^{11}$C]MP4Aで十分と考えたからである。一方、ミシガン大学のKuhlら[35]はAChE活性を測定できる脳領域が広いことを重視して[$^{11}$C]MP4P（[$^{11}$C]PMPとも略す）を臨床応用に用いた。その後、ドイツのマックスプランク研究所、フィンランドのチュルク大学では[$^{11}$C]MP4Aを、米国のピッツバーグ大学、カナダのブリティッシュコロンビア大学では[$^{11}$C]MP4Pを臨床研究に利用している。以下に[$^{11}$C]MP4Aと[$^{11}$C]MP4Pの臨床応用によって得られた結果をまとめることとする。

### A. 加齢の影響

従来の剖検脳の検索では、大脳皮質のAChE活性は加齢によって軽度減少していくという報告と、加齢の影響はないとの報告とがある。われわれは24歳〜89歳までの健常成人19名を対象として[$^{11}$C]MP4A-PETを行い、脳内各領域のAChE活性を測定して加齢の影響を検討した。その結果、大脳皮質、海馬、扁桃核において有意な加齢に伴うAChE活性の変化は認めなかった[31,42,43]。これは次に述べるアルツハイマー病など痴呆性疾患における脳内AChE活性の低下は加齢の延長にある変化ではなく、明らかに病的な変化であることを意味する。ミシガン大学のKuhlら[35]も[$^{11}$C]MP4P-PETにて健常成人26名を対象として脳内AChE活性を測定し、有意な加齢の影響や性差を認めなかったことを報告している。

### B. アルツハイマー病

われわれがPETによる脳内AChE活性の測定法を開発した目的は、アルツハイマー病の感度のよい診断法の開発であった。アルツハイマー病の剖検脳を用いた検索では、重症になるほどAChE活性が低下し、重度の症例では健常対照に比べて40％近く低下すると報告されている[7]。これはPETにて捉えるには十分な低下率と考えられた。

われわれはアルツハイマー病30例[男性11例、女性19例、年齢66±8歳、Mini-Mental State Examination（MMSE）スコア17.6±4.3点]において脳内AChE活性をPETにて測定し、同年齢の健常被験者14名の結果と比較した[43〜45]。その結果、アルツハイマー病では大脳新皮質においてAChE活性の低下は運動感覚野、後頭皮質を含めて全般的に低下しており、海馬、扁桃核でもAChE活性が低下しているが、視床では保たれていた（図8、9）。アルツハイマー病症例を早期発症群（65歳未満発症）と晩期発症群（65歳以上で発症）とに分けると、大脳皮質のAChE活性の低下は早期発症群の方が晩期発症群より大きかった。晩期発症群の軽症例では脳内AChE活性がまったく正常な症例もみられた。最近、多数の剖検脳の検索から、アルツハイマー病のコリン神経系の機能の低下はアルツハイマー病発症の早期ではなく、ある程度疾患が進行してから生じる現象であるとの報告がみられるようになった[46,47]。われわれの晩期発症群の結果は、これと合致する結果である。晩期発症群に関しては、脳内AChE活性による診断法は必ずしも感度のよい診断法とはいえない。

大脳新皮質各領域のAChE活性の平均を大脳皮質AChE活性と、MMSEの点数との関係をみる

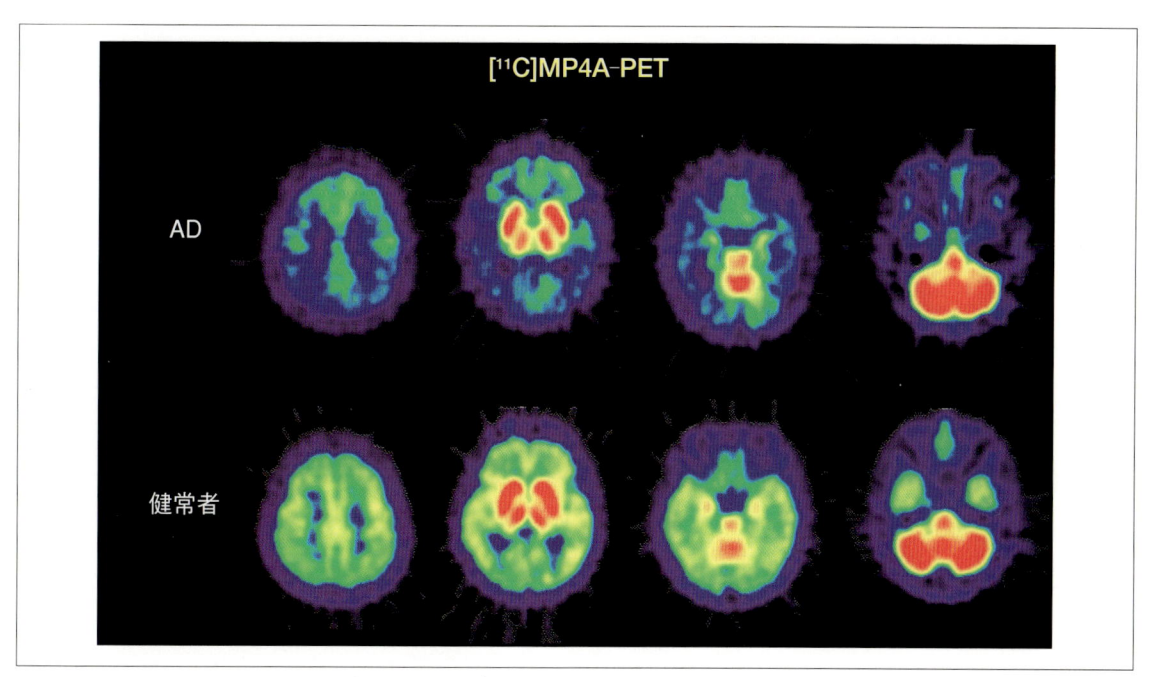

**図8** アルツハイマー病の[¹¹C]MP4A-PET画像[45]

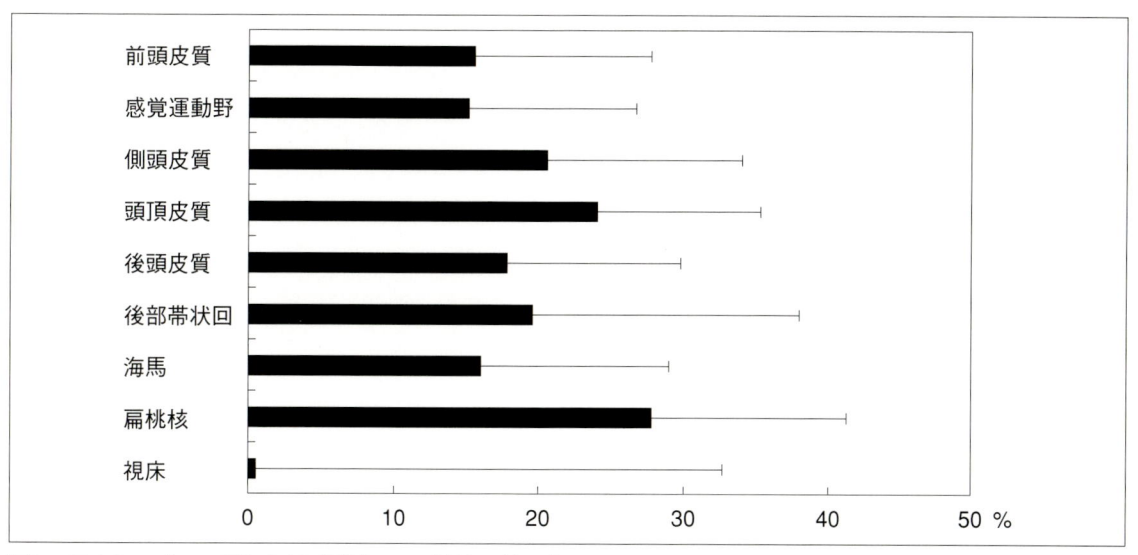

**図9** アルツハイマー病における脳内AChE活性の低下率
　アルツハイマー病30例と健常被験者14例の脳内各領域の$k_3$値を比べ、健常平均からの低下率と標準偏差を％で表した。すなわち、横棒が右に伸びれば、低下率が大きいことを示す。

と、MMSEが低下するにつれて大脳皮質AChE活性は低下していくことが示された（**図10**）[45]。MMSEの点数が0となる点の大脳皮質AChE活性の低下率は34％であった。われわれのPET研究で得られた34％という低下率は、剖検脳の検索で得られた結果とは大きくは変わらない数値で

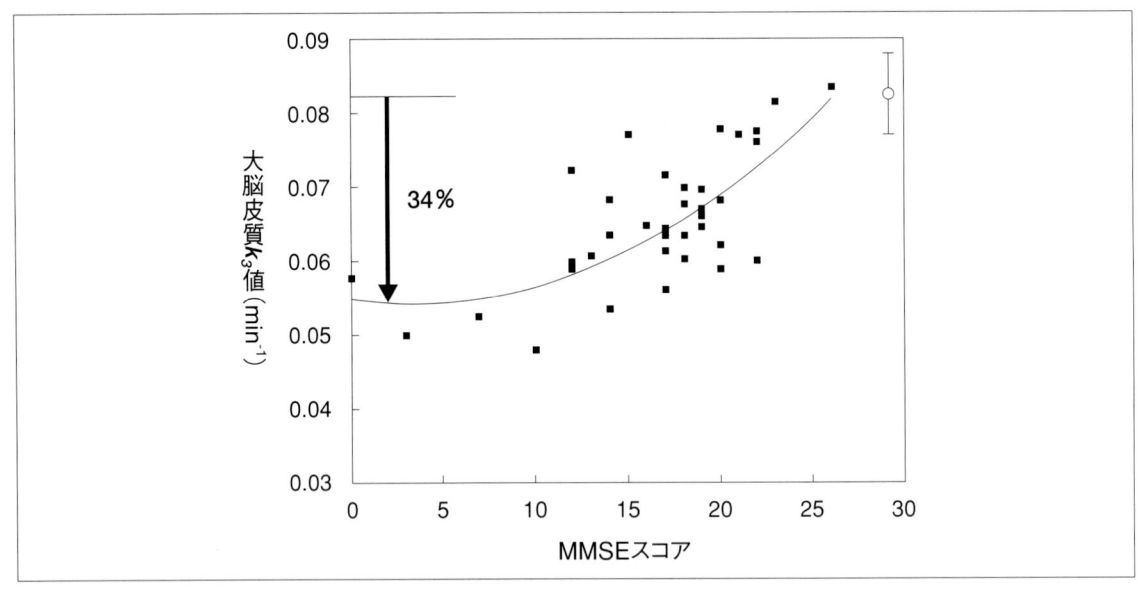

**図10 アルツハイマー病の痴呆の程度と大脳皮質AChE活性との関係**
アルツハイマー病37例（7例の再検査例を含む）の大脳皮質$k_3$値（■）を縦軸とし、Mini-Mental State Examination (MMSE)スコアを横軸に示す。MMSEが0の点では大脳皮質$k_3$値は健常平均（○）から34％低下する。

あり、本法の妥当性を支持する結果である。

われわれはアルツハイマー病7例において2年の間隔で2回のPET検査を行った[45]。この7例では、経過とともにMMSEの点数が減少し（年に3.4 ± 2.0点）、大脳皮質のAChE活性もそれとともに低下していく（年に健常平均の3.8 ± 2.5％）ことが示された。すなわち、PETによるAChE活性の経時的な測定によってアルツハイマー病におけるコリン神経系の障害の進行度を測定できることになる。これはアルツハイマー病の進行を阻止する治療法が開発されたときに重要である。PETによるAChE活性の測定をすることにより、治療薬がコリン神経系の障害の進行を阻止したか否かの検証を行うことができる可能性があるからである。

ミシガン大学のKuhlらは、[$^{11}$C]MP4Pをトレーサとして用いてアルツハイマー病14例（68 ± 4歳、MMSE 14 ± 7点）を対象として脳内AChE活性を測定した[35]。その結果、大脳皮質において健常対照と比べて25％から33％の低下がみられた。彼らは同時にアルツハイマー病の11例で2-[$^{18}$F]フルオロ-2-デオキシ D-グルコース（FDG）にて脳のグルコース代謝も測定している。その結果、脳のグルコース代謝は側頭頭頂葉での低下が目立ち、また症例によっては左右差が目立つのに対し、AChE活性の低下は大脳皮質全般に低下し、左右差は目立たないという特徴があることを報告している。

マックスプランク神経研究所のHerholzら[48]は、軽度から中等度のアルツハイマー病9例（62 ± 8歳、MMSE18.9 ± 4.3）と健常者13例（62 ± 8歳）を対象として[$^{11}$C]MP4A-PETと[$^{18}$F]FDG-PETを行い、アルツハイマー病における前脳基底部の障害と大脳皮質、扁桃核の障害の関係を検討した。その結果、これらの症例では前脳基底部の[$^{11}$C]MP4Aと[$^{18}$F]FDGは正常であるが、大脳皮質と扁桃核では[$^{11}$C]MP4Aと[$^{18}$F]FDGの取り込みは有意に低下していた。彼らはこれらの結果から、アルツハイマー病では、前脳基底核のニューロンの脱落が起こる前に、大脳皮質と扁

桃核におけるコリン神経系機能の低下が起こることが示されたと結論している。

## C. 軽度認知機能障害

軽度認知機能障害（mild cognitive impairment）とは記憶障害はあるが、一般的認知機能は保たれており、日常生活を送るのには大きな支障がない状態である。軽度認知機能障害は、健常者の加齢による物忘れから、アルツハイマー病への移行状態とも考えられる。軽度認知機能障害を呈した症例のうち年間12％から15％の症例が、アルツハイマー病に移行すると報告されている。したがって、軽度認知機能障害の症例を調べることはごく早期のアルツハイマー病の脳内AChE活性の変化を調べることになる。

チュルク大学のRinneら[49]は軽度認知機能障害12例、軽度のアルツハイマー病13例、健常者12例を対象として、脳内AChE活性を[$^{11}$C]MP4A-PETにて測定した。その結果、彼らは海馬において軽度認知機能障害では平均17％（非有意）、アルツハイマー病では平均27％（$p < 0.05$）のAChE活性の低下を認めた。大脳新皮質では両疾患群において有意なAChE活性の低下部位は認めなかった。彼らは脳内AChE活性の低下測定はアルツハイマー病の早期診断に必ずしも有用ではないと結論している。

## D. アルツハイマー病におけるコリンエステラーゼ阻害薬の効果

塩酸ドネペジルはAChEの選択的な阻害薬であり、アルツハイマー病の治療薬として広く臨床利用されている。塩酸ドネペジルは脳内のAChEを阻害して、コリン神経系シナプスにおけるアセチルコリン濃度を高めて効果を発揮すると考えられている。塩酸ドネペジル5mg/日あるいは10mg/日をアルツハイマー病患者に服用させると、赤血球のAChEはそれぞれ平均64％、75％ほど阻害されることが報告されている[50]。それでは脳内のAChE活性はどの程度阻害されているのであろうか。われわれはアルツハイマー病3例において、塩酸ドネペジルによる治療（5mg/日）の前後にPET測定を行い、脳内AChE活性の阻害率を測定した[51]。その結果、大脳皮質のAChE活性は平均39％阻害されていた（図11）。大脳皮質内での阻害率はほぼ均一であった。PETによってAChE阻害薬の阻害効果を十分に測定できることが明らかとなった。しかし、この39％という阻害率がアルツハイマー病の治療に最適であるかどうかは今後の検討を要する。

Kuhlら[52]はアルツハイマー病患者を対象として塩酸ドネペジル5mg/日（n=9）、あるいは10mg/日（n=6）を投与し、投与前後において[$^{11}$C]MP4P-PETを行い、塩酸ドネペジルの脳内AChE活性阻害率を算出した。その結果、阻害率は塩酸ドネペジル5mg/日では26±12％であり、10mg/日では27±11％であった。大脳皮質内での阻害率はほぼ均一であるが、大脳皮質よりは線条体、視床、橋、小脳での阻害率が大きかったと報告している。大脳皮質の阻害率をみると、われわれの測定結果よりは少ない阻害率である。これは[$^{11}$C]MP4PのAChEへの選択性が[$^{11}$C]MP4Aよりは低いことが原因として考えられる。

チュルク大学のKaasinenら[53]は、アルツハイマー病患者を対象として塩酸ドネペジルを10mg/日を3ヵ月間投与し、またリバスチグミン（AChEとBuChEの両方の阻害薬）を9mg/日を3〜5ヵ月間投与して投与前後にて[$^{11}$C]MP4A-PETを行い、両薬物のAChE阻害率を測定した。彼らの測定では大脳皮質AChE活性阻害率は脳領域で異なり、塩酸ドネペジルでは前頭皮質で39％、側頭皮質で28％、頭頂皮質では28％であり、リバスチグミンでは前頭皮質で37％、側頭

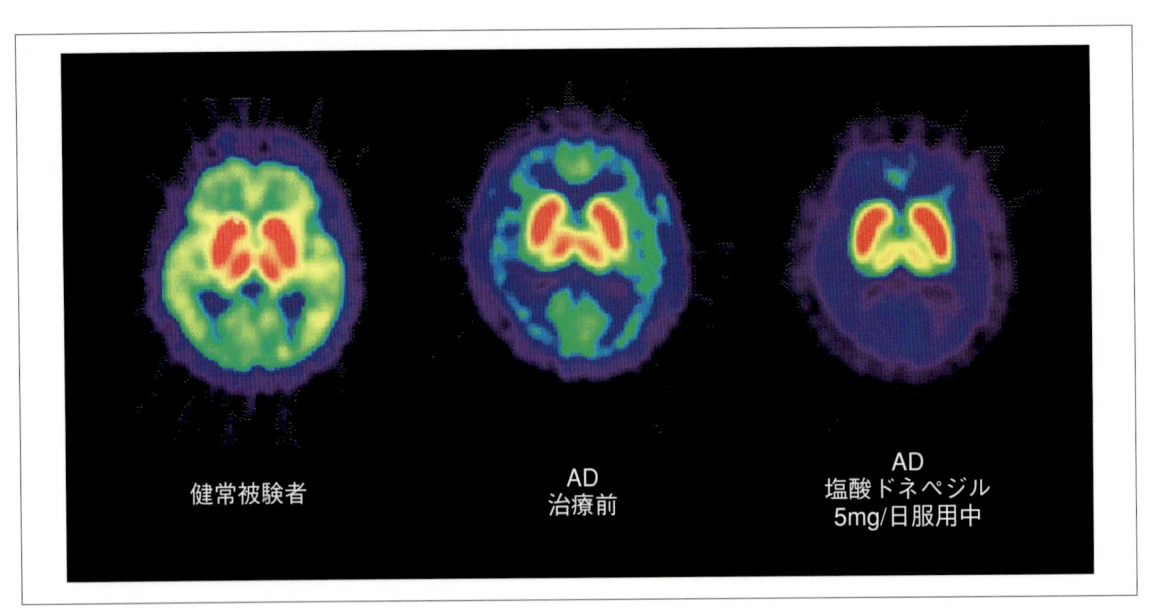

**図11 塩酸ドネペジルの効果**[51]
右は健常被験者、中央はアルツハイマー病例の治療前、右は塩酸ドネペジルにて治療中の[$^{11}$C]MP4A-PET画像[51]である。

皮質では28％、頭頂皮質では28％であった。彼らは阻害率が脳領域で異なる理由として側頭、頭頂皮質でのAChE活性の低下が前頭皮質に比べて大きいので阻害率が小さくなると考察している。しかし、大脳皮質の領域で阻害率が異なるというのは理解し難い結果であり、今後の検討を要する。リバスチグミンについてはAChE活性の阻害効果は、塩酸ドネペジルとほぼ同等であることが示された。リバスチグミンはさらにBuChEの阻害作用もあることから、今後、BuChEの活性を測定するトレーサにて阻害効果を測定して総合的なコリンエステラーゼ（ChE）阻害薬としての力価を評価する必要がある。

## E. パーキンソン病

パーキンソン病の主要な病変は黒質線条体ドパミン系ニューロンの変性・脱落であるが、パーキンソン病ではこれに加えてノルアドレナリン神経系、コリン神経系、セロトニン神経系、ペプチド神経系のニューロンの変性・脱落をきたす。このうちコリン神経系については最近、コリンエステラーゼ（ChE）阻害薬がパーキンソン病の認知機能を改善するとの報告があり注目されるようになってきた[54,55]。

われわれはパーキンソン病18例（年齢72±6歳、平均罹病期間8.7±5.8年、Hoehn & Yahr stage 3.4±1.3、MMSEスコア23.5±6.4点）において脳内AChE活性をPETにて測定し、健常被験者14名と比較した[56,57]。このうち7例では軽度から中等度の痴呆を伴っていた。その結果、パーキンソン病群の大脳皮質のAChE活性は健常者と比べて平均19％低下していた。パーキンソン病では大脳新皮質の中では側頭皮質と後頭皮質でのAChEの低下が目立ち、扁桃核ではまったく低下していなかった（図12）。大脳皮質のAChE活性はパーキンソン病が重症化するほど（Unified Parkinson's Disease Rating Scaleが大きくなるほど）低下していた[57]。またMMSEスコアとの関係では、MMSEスコアが低いと大脳皮質の

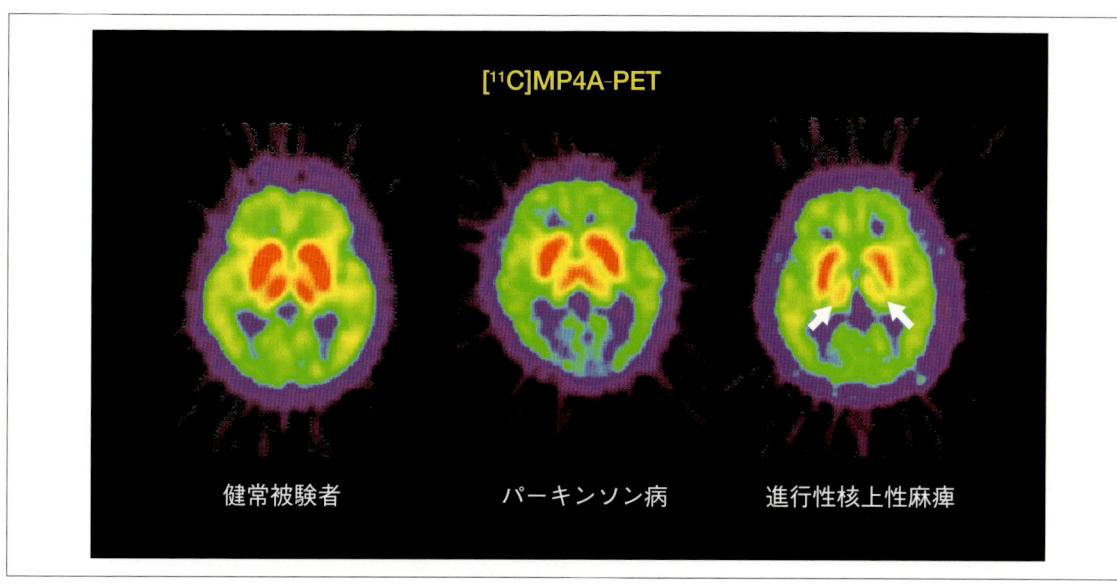

**図12 パーキンソン病と進行性核上性麻痺の[¹¹C]MP4A-PET画像**
　パーキンソン病では後頭皮質での放射能集積の低下がみられ、進行性核上性麻痺では視床（白矢印）における放射能集積の低下がみられる。

AChE活性が低くなり、MMSEが低い症例では全例で大脳皮質AChE活性のいちじるしい低下がみられた（図13）[57]。幻視を伴う症例では、幻視を伴わない症例に比べて大脳皮質のAChE活性の低下がいちじるしかった[56,57]。パーキンソン病における幻視は、通常抗パーキンソン病薬の服用によって誘発されるが、その背景には脳内コリン神経系機能の低下があることを示唆する結果と考えられる。

　以上をまとめると、パーキンソン病では疾患の進行とともに脳内コリン神経系の障害も伴うようになり、これが進行すると幻覚を伴いやすくなり、さらに痴呆を呈するにいたると考えられる。

## F. レビー小体型痴呆

　レビー小体型痴呆は臨床的には進行性の痴呆とともに、パーキンソン症状、幻視、変動する意識障害を特徴とする疾患である[58]。レビー小体型痴呆では剖検脳の検索から、脳内ChAT活性がいちじるしく低下し、その低下はアルツハイマー病よりもいちじるしいことが報告されている[59,60]。そこでわれわれはレビー小体型痴呆9例（年齢75±6歳、MMSE 12.3±5.8）の脳内AChE活性を測定し、アルツハイマー病61例（年齢67±8歳、MMSE 16.5±5.4）、健常被験者14名（年齢67±10歳、MMSE 29.1±1.2）と比較検討した[61]。その結果、大脳皮質AChE活性の低下はアルツハイマー病では平均21％であったのに対し、DLBでは36％であった。DLB症例では、大脳皮質のほか、扁桃核（27％低下）、視床（29％低下）においても健常被験者に比べて有意な低下がみられた。DLBではいちじるしい脳内コリン神経系の低下があることがPETによる測定でも確認された。

　ピッツバーグ大学のBohnenら[62]も同様の結果を得ている。彼らは軽度のアルツハイマー病12例（年齢74±6歳、MMSE 22.2±4.6）、パーキンソン病11例（年齢73±8歳、MMSE 27.3±2.2）、痴呆を伴うパーキンソン病14例（年齢

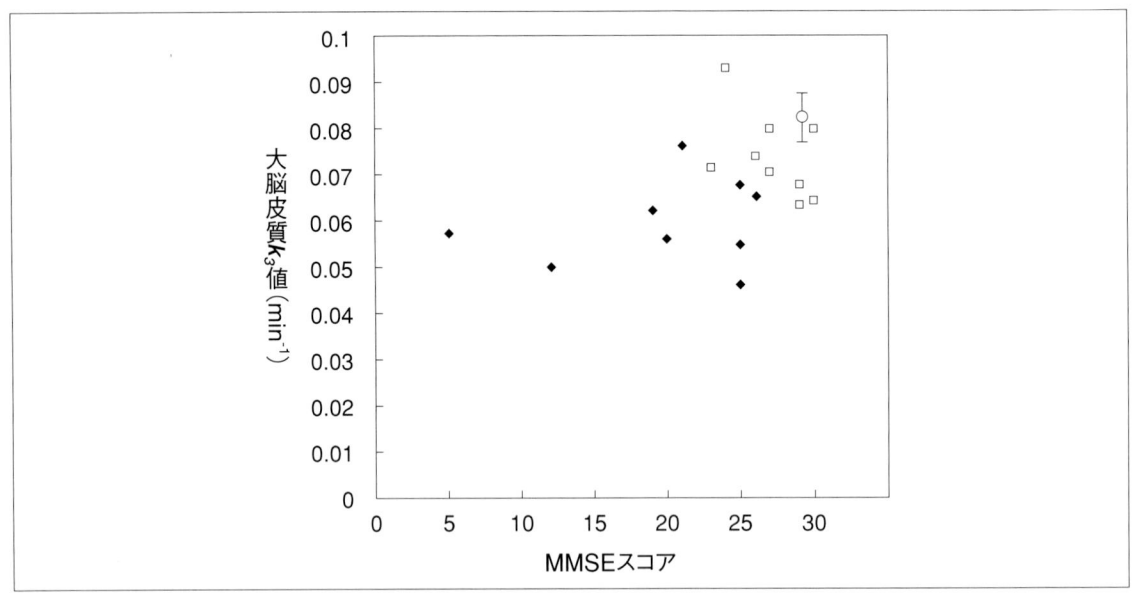

**図13 パーキンソン病における大脳皮質AChE活性と痴呆との関係**
[$^{11}$C]MP4A-PETによって得られた大脳皮質$k_3$値と、Mini-Mental State Examination（MMSE）スコアとの関係を示す。

71±8歳、MMSE 22.8±5.7）、健常対照10例（年齢70±9歳、MMSE 29.4±0.7）を対象として[$^{11}$C]MP4P-PETを行い、簡略なshape解析で検討した。ここでの痴呆を伴うパーキンソン病にはレビー小体型痴呆7例も含まれている。その結果、大脳皮質のAChE活性の低下は、痴呆を伴うパーキンソン病でもっとも大きく（-20％）、パーキンソン病はその次で（-12.9％）、アルツハイマー病における低下がもっとも軽度であった（-9.1％）。

DLBではChE阻害薬が著効する症例が報告されている[63]。DLBの認知機能障害、幻視、意識の変動などの発現に脳内コリン神経系機能の低下が深く関与していると考えられる[3]。

## G．進行性核上性麻痺

進行性核上性麻痺では、剖検脳の検索から線条体、前脳基底部、橋、中脳のコリン神経の脱落が報告されている[64, 65]。われわれは進行性核上性麻痺12例（年齢68±4歳、MMSE 25.0±3.1）の脳内AChE活性を測定して健常対照群と比較した[56, 57]。その結果、大脳皮質のAChE活性の低下は健常対照群と比べて10％と軽度であるのに対し、視床のAChE活性の低下は38％といちじるしかった（図11）。視床におけるAChE活性のいちじるしい低下は、中脳、橋に存在するCh5, Ch6からの上行性コリン神経投射系がいちじるしい機能低下をきたした結果と考えられる。この脳幹からの上行性コリン神経系は、睡眠、覚醒に関与すると考えられており、この神経系の障害は睡眠障害、覚醒レベルの低下をもたらす可能性がある[3, 66]。脚橋被蓋核（Ch5のコリン作働性神経に加え、グルタミン酸ニューロンも含む）は上丘、淡蒼球、視床下核、黒質緻密層、線条体、脳幹網様体とも密接な線維連絡を持ち、眼球運動、歩行、姿勢の制御に重要な役割を果たしていると考えられる[66, 67]。脚橋核の変性脱落は、進行性核上性麻痺の運動症状の発現にも深く関与している可能性がある。

## 5. まとめ

われわれが開発したアセチルコリン類似物質を基質として用いた脳内AChE活性の測定法は、PETによる定量的測定法としては精度のよい安定した値が得られる方法であり、痴呆性疾患のコリン神経系の病態研究に有用な知見が得られつつある。しかし今後、この方法がさらに広く利用されるためには、SPECT用のトレーサを開発することが必要であると考えられ、われわれも開発を試みてきた。$^{123}$Iで標識可能な化合物をいくつか検討してきたが、AChEへの特異性が必ずしも高くないこと、AChEで代謝された後の代謝産物が脳内に留まらずに脳血液関門を通り血液中に流れ出るなどの問題点が多く、実用の目処が立たないのが現状である。今後さらなる検討を進める必要がある。

脳内のコリン神経系機能の測定には、AChE活性の測定のみでは不十分であり、アセチルコリンの合成酵素であるChAT活性の測定も重要である。しかし、現在のところChAT活性測定用トレーサの開発の目処は立っていない。コリン神経の前シナプスの機能をみるトレーサとしては、小胞性のアセチルコリンのトランスポーターに結合するリガンドがある。ミシガン大学においてベサミコールの類似体である[$^{123}$I]iodobenzovesamicolがSPECT用トレーサとして開発され、臨床応用されている[68]。ムスカリン性アセチルコリン受容体測定用のリガンドとしてはN-[$^{11}$C]メチル-3-ピペリジル ベンジレートが定量解析可能なリガンドとして開発されている[69]。ニコチン性受容体のイメージング剤として、2-[$^{18}$F]fluoro-A-85380[70]、または、これを$^{123}$Iで標識した[$^{123}$I]5-I-A85380[71]が開発され、ヒトへの応用が始まっている。今後、これらを組み合わせることによって脳内のコリン神経系機能が評価されていくものと考えられる。

## 文 献

1) Francis PT, Palmer AM, Snape M, Wilcock GK : The cholinergic hypothesis of Alzheimer's disease : a review of progress. J Neurol Neurosurg Psychiatry ; 66 : 137-147, 1999.

2) Blockland A : Acetylcholine : a neurotransmitter for learning and memory? Brain Res Rev ; 21 : 285-300, 1996.

3) Perry E, Walker M, Grace J, Perry R : Acetylcholine in mind : a neurotransmitter correlate of consciousness? Trends Neurosci ; 22 : 273-280, 1999.

4) Bartus RT, Dean III RL, Beer B, Lippa AS : The cholinergic hypothesis of geriatric memory dysfunction. Science ; 217 : 408-417, 1982.

5) Davies P, Maloney AJF : Selective loss of central cholinergic neurons in Alzheimer's disease. Lancet ; 2 : 1403, 1976.

6) Bowen DM, Smith CB, White P, Davison AN : Neurotransmitter related enzymes and indices of hypoxia in senile dementia and other abiotrophies. Brain ; 99 : 459-496, 1976.

7) Perry EK, Tomlinson BE, Blessed G, Bergmann K, Gibson PH, Perry RH : Correlation of cholinergic abnormalities with senile plaques and mental test scores in senile dementia. Br Med J ; 2 : 1427-1429, 1978.

8) Whitehouse PJ, Price DL, Struble RG, Clark AW, Coyle JT, DeLong MR : Alzheimer's disease and senile dementia : loss of neurons in basal forebrain. Science ; 215 : 1237-1239, 1982.

9) Rossor M, Iversen LL : Non-cholinergic neurotransmitter abnormalities in Alzheimer's disease.

Br Med Bull ; 42 : 70-74, 1986.

10) Bierer LM, Haroutunian V, Gabriel S, Knott PJ, Carlin LS, Purohit DP, Perl DP, Schmeidler J, Kanof P, Davis KL : Neurochemical correlates of dementia severity in Alzheimer's disease : relative importance of the cholinergic deficits. J Neurochem ; 64 : 749-760, 1995.

11) Maziere M : Cholinergic neurotransmission studied in vivo using positron emission tomography or single photon emission computerized tomography. Pharmac Ther ; 66 : 83-101, 1995.

12) Irie T, Fukushi K, Akimoto Y, Tamagami H, Nozaki T : Design and evaluation of radioactive acetylcholine analogs for mapping brain acetylcholinesterase （AchE） in vivo. Nucl Med Biol ; 21 : 801-808, 1994.

13) Namba H, Irie T, Fukushi K, Iyo M : In vivo measurement of acetylcholinesterase activity in the brain with a radioactive acetylcholine analog. Brain Res ; 667 : 278-282, 1994.

14) Irie T, Fukushi K, Namba H, Iyo M, Tamagami H, Nagatsuka S, Ikota N : Brain acetylcholinesterase activity : validation of a PET tracer in a rat model of Alzheimer's disease. J Nucl Med ; 37 : 649-655, 1996.

15) Iyo M, Namba H, Fukushi K, Shinotoh H, Nagatsuka S, Suhara T, Sudo Y, Suzuki K, Irie T : Measurement of acetylcholinesterase by positron emission tomography in the brains of healthy controls and patients with Alzheimer's disease. Lancet ; 349, 1805-1809, 1997.

16) Shinotoh H, Fukushi K, Nagatsuka S, Irie T : Acetylcholinesterase imaging : its use in therapy evaluation and drug design. Curr Pharm Design ; 10, 1505-1517, 2004.

17) Mesulam MM, Mufson EJ, Wainer BH, Levey AI : Central cholinergic pathways in the rat : an overview based on an alternative nomenclature （Ch1-Ch6）. Neuroscience 1983; 10 : 1185-1201, 1983.

18) Mesulam M : Neuroanatomy of cholinesterases in the normal human brain and in Alzheimer's disease. In Cholinesterases and cholinesterase inhibitors, Giacobini A, Ed, Martin Dunitz, London, 121-137, 2000.

19) Massoulié J : Molecular forms and anchoring of acetylcholinesterase. In Cholinesterases and cholinesterase inhibitors, Giacobini, A., Ed.; Martin Dunitz : London, 81-101, 2000.

20) Atack J, Perry EK, Bonham JR, Candy JM, Perry RH : Molecular forms of acetylcholinesterase and butyrylcholinesterase in the aged human central nervous system. J Neurochem ; 47 : 263-277, 1986.

21) Arai H, Kosaka K, Muramoto O, Moroji T, Iizuka R : A biochemical study of cholinergic neurons in the post-mortem brains from the patients with Alzhiemer-type dementia. Clin Neurol （Tokyo） 1984; 24 : 1128-1135.

22) Darvesh S, Hopkins DA, Geula C : Neurobiology of butyrylcholinesterase. Nature Rev Neurosci ; 4 : 131-138, 2003.

23) Snyder SE, Gunupudi N, Sherman PS, Butch ER, Skaddan MB, Kilbourn MR, Koeppe RA, Kuhl DE : Radiolabeled cholinesterase substrates : in vitro methods for determining structure-activity relationships and identification of a positron emission tomography radiopharmaceutical for in vivo measurement of butyrylcholinesterase activity. J Cereb Blood Flow Metab. ; 21 : 132-143, 2001.

24) Kikuchi T, Zhang MR, Ikota N, Fukushi K, Okamura T, Suzuki K, Arano Y, Irie T : N-[$^{18}$F]fluoroethylpiperidin-4-ylmethyl butyrate : a novel radiotracer for quantifying brain butyrylcholinesterase activity by positron emission tomog-

raphy. Bioorg Med Chem Lett. ; 14 : 1927-1930, 2004.
25) Tavitian B, Pappata S, Planas AM, Jobert A, Bonnot-Loure S, Crouzel C, DiGiamberardino L : In Vivo visualization of acetylcholinesterase with positron emission tomography. Neuroreport ; 4 : 535-538, 1993.
26) Blomqvist G, Tavitian B, Pappata S, Crouzel C, Jobert A, Doignon I, Giamberardino LD : Quantitative measurement of cerebral acetylcholinesterase using [$^{11}$C]physostigmine and positron emission tomography. J Cereb Blood Flow Metab ; 21 : 114-131, 2001.
27) De Vos F, Santens P, Vermeirsch H, Dewolf I, Dumont F, Slegers G, Dierckx RA, De Reuck J : Pharmacological evaluation of [$^{11}$C]donepezil as a tracer for visualization of acetylcholinesterase by PET. Nucl Med Biol ; 27 : 745-747, 2000.
28) Bencherif B, Endres CJ, Musachio JL, Villalobos A, Hilton J, Scheffel U, Dannals RF, Williams S, Frost JJ : PET Imaging of brain acetylcholinesterase using [$^{11}$C]CP126,998, a brain selective enzyme inhibitor. Synapse ; 45 : 1-9, 2002.
29) Sokoloff L, Reivich M, Kennedy C, Des Rosiers MH, Patlak CS, Pettigrew KD, Sakurada O, Shinohara M : The [$^{14}$C]deoxyglucose method for the measurement of local cerebral glucose utilization : theory, procedure, and normal values in the conscious and anesthetized Albino Rat. J Neurochem ; 28 : 897-916, 1977.
30) Phelps ME, Huang SC, Hoffman EJ, Selin C, Sokoloff L, Kuhl DE : Tomographic measurement of local cerebral glucose metabolic rate in human with (F-18) 2-fluoro-2-deoxy-D-glucose : validation of methods. Ann Neurol ; 6 : 371-388, 1979.
31) Namba H, Iyo M, Fukushi K, Shinotoh H, Nagatsuka S, Suhara T, Sudo Y, Suzuki K, Irie T : Human cerebral acetylcholinesterase activity measured with positron emission tomography : procedure, normal values and effect of age. Eur J Nucl Med ; 26 : 135-143, 1999.
32) Nagatsuka S, Namba H, Iyo M, Fukushi K, Shinotoh H, Suhara T, Sudo Y, Suzuki K, Irie T : Quantitative measurement of acetylcholiesterase activity in living human brain using aradioactive acetylcholine analog and dynamic PET. In : Quantitative functional brain imaging with positron emission tomography. Carson RE, Daube-Whitherspoon ME, Herscovitch P, eds. San Diego, Academic Press ; 393-399, 1998.
33) Koeppe RA, Frey KA, Snyder SE, Meyer P, Kilbourn MR, Kuhl DE : Kinetic modeling of N-[$^{11}$C]methylpiperidin-4-yl propionate : alternatives for analysis of an irreversible positron emission tomography tracer for measurement of acetylcholinesterase activity in human brain. J Cereb Blood Flow Metab ; 19 : 1150-1163, 1999.
34) Nagatsuka S, Fukushi K, Namba H, Shinotoh H, Tanaka N, Tanada S, Irie T : Tracer conversion rate and accuracy of compartment model parameter in irreversibly trapped radiotracer method. In : Physiological imaging of the brain with PET. Gjedde A ed. San Diego, Academic Press ; 139-144, 2000.
35) Kuhl DE, Koeppe RA, Minoshima S, Snyder SE, Ficaro EP, Foster NL, Frey KA, Kilbourn MR : In vivo mapping of cerebral acetylcholinesterase activity in aging and Alzheimer's disease. Neurology ; 52 : 691-699, 1999.
36) Tanaka N, Fukushi K, Shinotoh H, Nagatsuka S, Namba H, Iyo M, Aotsuka A, Ota T, Tanada S, Irie T : Positron emission tomographic measurement of brain acetylcholinesterase activity using N-

[¹¹C]methylpiperidin-4-yl acetate without arterial blood sampling : methodology of shape analysis and its diagnostic power for Alzheimer's disease. J Cereb Blood Flow Metab ; 21 : 295-306, 2001.

37) Nagatsuka S, Fukushi K, Shinotoh H, Namba H, Iyo M, Tanaka N, Aotsuka A, Ota T, Tanada S, Irie T : Kinetic analysis of [¹¹C]MP4A using a high-radioactivity brain region that represents an integrated input function for measurement of cerebral acetylcholinesterase activity without arterial blood sampling. J Cereb Blood Flow Metab 21 : 1354-1366, 2001.

38) Nagatsuka S, Fukushi K, Shinotoh H, Tanaka,N, Aotsuka A, Ota T, Namba H, Tanada S, Irie T : Reference tissue-based kinetic analysis of [¹¹C]MP4A PET data without arterial input function. In : Brain Imaging using PET, Senda M, Kimura Y, and Herscovitch P, eds, Elsevier Science, New York, 47-54, 2002.

39) Herholz K, Lercher M, Wienhard K, Bauer B, Lenz O, Heiss WD : PET measurement of cerebral acetylcholine esterase activity without blood sampling. Eur J Nucl Med ; 28 : 472-477, 2001.

40) Zündorf G, Herholz K, Lercher M, Wienhard K, Bauer B, Weisenbach S, Heiss WD : PET functional parametric images of acetylcholine esterase activity without blood sampling. In : Brain Imaging Using PET, Senda M, Kimura Y, and Herscovitch P, eds, Elsevier Science, New York, 41-46, 2002.

41) Sato K, Fukushi K, Shinotoh H, Nagatsuka S, Tanaka N, Aotsuka A, Ota T, Shiraishi T, Tanada S, Iyo M, Irie T : Evaluation of simplified kinetic analyses for measurement of brain acetylcholinesterase activity usingN-[¹¹C]methylpiperidin-4-yl propionate and positron emission tomography. J Cereb Blood Flow Metab ; 24 : 600-611, 2004.

42) Namba H, Iyo M, Shinotoh H, Nagatsuka, Fukushi K, Irie T : Preserved acetylcholinesterase activity in aged human cerebral cortex. Lancet ; 351 : 881-882, 1998.

43) Shinotoh H, Fukushi K, Nagatsuka S, Tanaka N, Aotsuka A, Ota T, Namba S, Tanada S, Irie T : The amygdale and Alzheimer's disease : positron emission tomographic study of the cholinergic system. In : The amygdale in brain function : basic and clinical approaches, Shinnick-Gallagher P, Pikünen A, Shekhar A, Cahill L, eds. Ann New York Acad Sci, New York, 411-419, 2003.

44) Shinotoh H, Namba H, Fukushi K, Nagatsuka S, Tanaka N, Aotsuka A, Tanada S, Irie T : Brain Acetylcholinesterase activity in Alzheimer's disease measured by positron emission tomography. Alzheimer Dis Asso Disord ; 14（suppl）: 114-118, 2000.

45) Shinotoh H, Namba H, Fukushi K, Nagatsuka S, Tanaka N, Aotsuka A, Ota T, Tanada S, Irie T : Progressive loss of cortical acetylcholinesterase activity in association with cognitive decline in Alzheimer's disease : a positron emission tomography study. Ann Neurol ; 48 : 194-200, 2000.

46) Davis KL, Mohs RC, Marin D, Purohit DP, Perl DP, Lantz M, Austin G, Haroutunian V : Cholinergic markers in elderly patients with early sings of Alzheimer disease. JAMA ; 281 : 1401-1406, 1999.

47) Tiraboschi P, Hansen LA, Alford M, Masliah E, Thal LJ, Corey-Bloom J : The decline synapses and cholinergic activity is asynchronous in Alzheimer's disease. Neurology ; 55 : 1278-1283, 2000.

48) Herholz K, Weisenbach G, Zündorf G, Lenz O, Schröder H, Bauer B, Kalbe E, Heiss W D : In vivo study of acetylcholine esterase in basal forebrain, amygdale, and cortex in mild to moderate

Alzheimer disease. Neuroimage ; 21 : 136-143, 2004.

49) Rinne JO, Kaasinen V, Jarvenpaa T, Nagren K, Roivainen A, Yu M, Oikonen V, Kurki T : Brain acetylchotylcholinesterase activity in mild cognitive impairment and early Alzheimer's disease. J Neurol Neurosurg Psychiatry ; 74 : 113-115, 2003.

50) Rogers SL, Doody RS, Mohs RC, Friedhoff LT : Donepezil Study Group. Donepezil improves cognition and global function in Alzheimer disease. Arch Internal Med ; 158 : 1021-1031, 1998.

51) Shinotoh H, Aotsuka A, Fukushi K, Nagatsuka S, Tanaka N, Ota T, Tanada S, Irie T : Effect of donepezil on brain acetylcholinesterase activity in patients with AD measured by PET. Neurology ; 56 : 408-410, 2001.

52) Kuhl ED, Minoshima S, Frey KA, Foster NL, Kilbourn MR, Koeppe RA : Limited donepezil inhibitiron of acetylcholinesterase measured with positron emission tomography in living Alzheimer cerebral cortex. Ann Neurol ; 48 : 391-395, 2000.

53) Kaasinen V, Nagren K, Jarvenpaa T, Roivainen A, Meixiang Y, Oikonen V, Kurki T, Rinne JO : Regional effects of donepezil and rivastigmine on cortical acetylcholinesterase activity in Alzheimer's disease. J Clin Pharmacol ; 22 : 615-620, 2002.

54) Leroi I, Brandt J, Reich SG, Lyketsos CG, Grill S, Thompson R, Marsh L : Randomized placebo-controlled trial of donepezil in cognitive impairment in Parkinson's disease. Int J Geriatr Psychiatry. ; 19 : 1-8, 2004.

55) Giladi N, Shabtai H, Gurevich T, Benbunan B, Anca M, Korczyn AD : Rivastigmine (Exelon) for dementia in patients with Parkinson's disease. Acta Neurol Scand ; 108 : 368-73, 2003.

56) Shinotoh H, Namba H, Yamaguchi M, Fukushi K, Nagatsuka S, Iyo M, Asahina M, Hattori T, Tanada S, Irie T : Positron emission tomography measurement of acetylcholinesterase activity reveals differential loss of ascending cholinergic systems in Parkinson's disease and progressive supranuclear palsy. Ann Neurol ; 46 : 62-69, 1999.

57) Shinotoh H, Namba H, Yamaguchi M, Fukushi K, Nagatsuka S, Iyo M, Asahina M, Hattori T, Tanada S, Irie T : In vivo mapping of brain cholinergic function in Parkinson's disease and progressive supranuclear palsy. In : Parkinson's disease : Advances in Neurology Vol. 86, Calne D, Calne S, eds, Lippincott Williams & Wilkins, Philadelphia, 249-255, 2001.

58) McKeith IG, Galasko D, Kosaka K, Perry EK, Dickson DW, Hansen LA, et al : Consensus guidelines for the clinical and pathologic diagnosis of dementia with Lewy bodies (DLB). Neurology ; 47 : 1113-1124, 1996.

59) Perry EK, Hroutunian V, Davis KL, Levy R, Lantos P, Eagger S, Honavar M, Dean A, Griffiths M, McKeith IG, Perry RH : Neocortical cholinergic activities differentiate Lewy body dementia from classical Alzheimer's disease. Neuroreport ; 5 : 747-749, 1994.

60) Tiraboschi P, Hansen LA, Alford M, Merdes A, Masliah E, Thal LJ, Corey-Bloom J : Early and widespread cholinergic losses differentiate dementia with Lewy bodies from Alzheimer disease. Arch Gen Psychiatry ; 59 : 946-951, 2002.

61) Shinotoh H, Aotsuka A, Fukushi K, Nagatsuka S, Tanaka N, Ota T, Sato K, Shiraishi T, Namba H, Tanada S, Irie T : Brain acetylcholinesterase activity in dementia with Lewy bodies, Alzheimer's disease and frontotemporal dementia. J Cereb Blood Flow Metab 23 (suppl 1) ; 598 : 2003.

62) Bohnenn NI, Kaufer DI, Ivanco LS, Lopresti B, Koeppe RA, Davis JG, Mathis CA, Moore RY,

DeKosky ST : Cortical cholinergic function is more severely affected in parkinsonian dementia than in Alzheimer disease : an in vivo positron emission tomographic study. Arch Neurol ; 60 : 1745-1748, 2003.

63) Aarsland D, Bronnick K, Karlsen K : Donepezil for dementia with Lewy bodies : a case study. Int J Geriat Psychiatry ; 14 : 69-74, 1999.

64) Ruberg M, Javoy-Agid F, Hirsch E, Scatton B, LHeureux R, Hauw JJ, Duyckaerts C, Gray F, Morel-Maronger A, Rascol A, Sedaru M, Agid Y : Dopaminergic and cholinergic lesions in progressive supranuclear palsy. Ann Neurol 1985; 18 : 523-529, 1985.

65) Hirsch EC, Graybiel AM, Duyckaerts C, Javoy-Agid F : Neuronal loss in the pedunculopontine tegmental nucleus in Parkinson disease and in progressive supranuclear palsy. Proc Natl Acad Sci USA ; 84 : 5976-5980, 1987.

66) 高草木 薫：脚橋被蓋核と運動の制御. 神経精神薬理 ; 19 : 349-356, 1997.

67) Pahapill PA, Lozano AM : The pedunculopontine nucleus and Parkinson's disease. Brain ; 123 : 1767-1783, 2000.

68) Kuhl DE, Minoshima S, Fessler JA, Frey KA, Foster NL, Ficaro EP, Wieland DM, Koeppe RA : In vivo mapping of cholinergic terminals in normal aging, Alzheimer's disease, and Parkinson's disease. Ann Neurol ; 40 : 399-410, 1996.

69) Nishiyama S, Tsukada H, Sato K, Kakiuchi T, Ohba H, Harada N, Takahashi K : Evaluation of PET ligands (+) N-[$^{11}$C]ethyl-3-piperidyl benzilate and (+) N-[$^{11}$C]propyl-3-piperidyl benzilate for muscarinic cholinergic receptors : a PET study with microdialysis in comparison with (+) N-[$^{11}$C]methyl-3-piperydil benzilate in the conscious monkey brain. Synapse ; 40 : 159-169, 2001.

70) Horti AG, Chefer SI, Mukhin AG, Koren AO, Gundisch D, Links JM, Kurian V, Dannals RF, London ED : 6-[$^{18}$F]fluoro-A-85380, a novel radioligand for in vivo imaging of central nicotinic acetylcholine receptors. Life Sci. ; 67 : 463-469, 2000.

71) Fujita M, Tamagnan G, Zoghbi SS, Al-Tikriti MS, Baldwin RM, Seibyl JP, Innis RB : Measurement of alpha4beta2 nicotinic acetylcholine receptors with [$^{123}$I]5-I-A-85380 SPECT. J Nucl Med. ; 41 : 1552-1560, 2000.

（篠遠 仁、福士 清、入江 俊章）

# 第6章

# PETによる
# アミロイドイメージング

## －アルツハイマー病の新しい早期診断法－

　本稿締め切りの10日ほど前、2004年7月17日～22日、アメリカ、ペンシルベニア州フィラデルフィア市ペンシルベニア・コンベンションセンターにおいて「第9回国際アルツハイマー病学会」が開催された。同学会は2年に1度開催されるが、先の第8回のストックホルム（2002年）においてもそうであったが、今回の学会においてもイメージングコンソーシアム、その他イメージング、バイオマーカー、診断等に関するシンポジウム、口演、ポスターにおいて、その演題数はそれほど多くはなかったが、やはりトピックスの一つはアルツハイマー病（以下ADと略）の早期診断法としてのPETを用いたアミロイドイメージングであった。

　新技術は旧技術を陳腐化させ、過去へと追いやる。本稿ではアミロイドイメージングと呼ばれる新しいAD診断技術の意義、原理、波及効果、研究の現状、さらなる展望等について述べてみたい。

　ADは患者を取り巻く家族または臨床家が、この疾病特有の痴呆症状に気づいたときには、その病理像はすでに取り返しのつかない状態まで進展していることが知られている。すなわち、現状のAD診断を癌のそれにたとえるなら、末期状態に達した時点でしか検出されていないことになる。また近年、ADの前駆状態と考えられているMCI（Mild Cognitive Impairment；軽度認知機能障害）に相当するVery Mild ADというきわめて早期の症例であっても、その剖検例ではすでに多数の老人斑・神経原線維変化が出現することが明らかにされている[1,2]ことから、ADは物忘れ症状が発現するかなり以前からその病理像がスタートしていることになる。つまりADの臨床像と病理像との間にはきわめて大きな（時間的）乖離が存在していることとなる（Clinical ADとPathological ADの乖離）。この乖離を埋めるべく高い期待のもとに登場が待たれているのがアミロイド イメージングという新しい技術である。

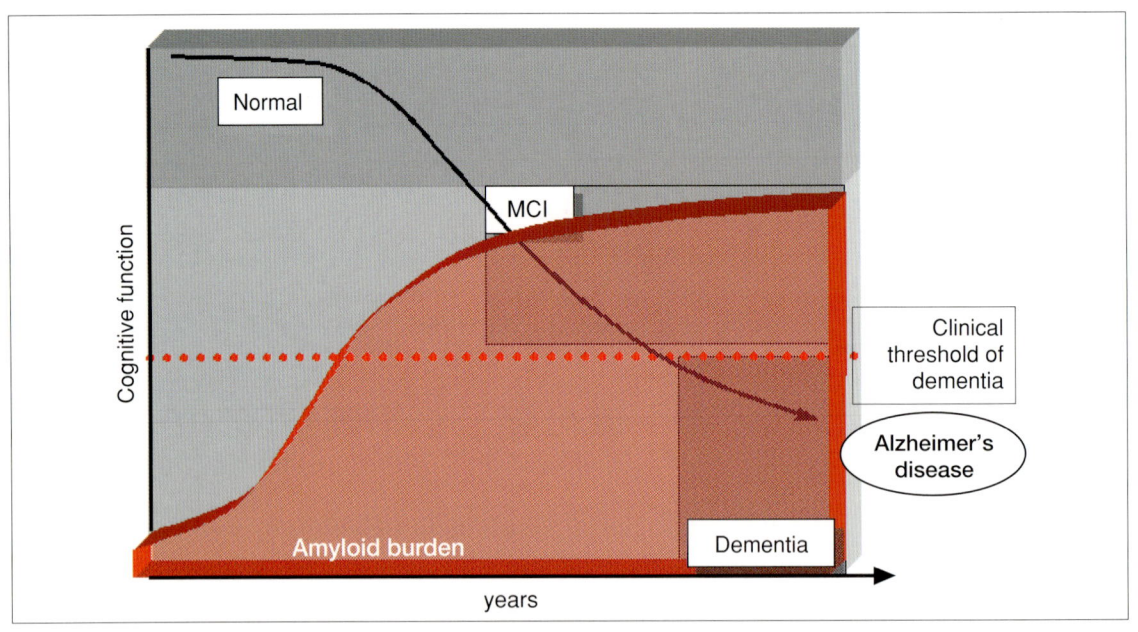

**図1** アルツハイマー病における臨床像と病理像との乖離（Clinical ADとPathological ADの乖離）
　Cognitive function（認知機能；臨床像の代表）を指標とすると、同機能が低下しMCI（Mild Cognitive Impairment；軽度認知機能障害）を経て、ある閾値を越えた時点からアルツハイマー病と診断されるが、病理像（ここではAmyloid burden）ではMCIまたはそれ以前からすでにAD状態である（文献1, 2を参考とした）。

## 1. レーガン研究所と Consensus Report

　ADの診断法について論ずるなら、レーガン研究所に触れなくてはならない。2004年6月5日（現地時間）、かねてADに罹患したことを公表していたロナルド・レーガン第40代アメリカ大統領が93歳の生涯を閉じた。彼がADの初期段階であることを公表したのは1994年であるが、これをきっかけに、いわゆるレーガン研究所が設立された。同研究所の大きな業績の一つがAD診断に関するConsensus Reportである。すなわちThe Ronald and Nancy Reagan Research Institute of the Alzheimer's association と The National Institute on Aging がスポンサーとなり、The Molecular and Biochemical Markers of Alzheimer's disease なるワーキンググループがつくられ、世界中の最前線に立つAD診断法研究者から論文が集められ、それらが Neurobiology of Aging、19巻、第2号（1998年）に Consensus Report として報告された[3]。

　同誌の Editorial において Working Group Advisory Committee の1人、レーガン研究所の Director Zaven S Khachaturian が述べた一文を紹介すると、彼はADの早期診断法開発の意義について以下のように述べている。

　Several lines of research have begun to provide evidence that the neurodegenerative changes associated with AD may begin up to 40 years before the first clinical symptoms appear. Although ethical concerns present difficulties, early detection is crucial to effective intervention. There is an urgent need to develop the technologies for early and accurate detection of AD and the discovery of biological markers of the disease. These technologies and markers are needed, not only for diagnosis of pre-symptomatic cases, but to track the progression of the disease and to evaluate the efficacy of agents in clinical trials.

Zaven S. Khachaturian
(Neurobiology of Aging : 19, No.2, 107, 1998.)

この Consensus Report には AD 診断における診断基準ないしは目標とする感度、特異度、陽性的中率、さらに Recommended steps 等が載っており、現時点においても AD 診断法開発のバイブルないしはガイドライン的資料となっている。マーカーとして求められる条件としては以下が挙げられている。

Proposed markers for AD should include as many features of ideal diagnostic test as possible. Ideally, the markers should be :
1. able to detect a fundamental feature of Alzheimer's neuropathology ;
2. validated in neuropathologically confirmed AD cases ;
3. precise (able to detect AD early in its course and distinguish it from other dementias) ;
4. reliable ;
5. non-invasive ;
6. simple to perform ; and
7. inexpensive.

(Neurobiology of Aging : 19, 109-116, 1998.)

また、同誌では AD 診断法を開発していく上での Recommended steps についても述べている。

Recommended steps in the process of establishing a biomarker.
1. There should be at least two independent studies that specify the biomarker's sensitivity, specificity, and positive and negative predictive values.
2. Sensitivity and specificity should be no less than 80 % ; positive predictive value should approach 90 %.
3. The studies should be well powered, conducted by investigators with expertise to conduct such studies, and the results published in peer-reviewed journals.
4. The studies should specify type of control subjects, including normal subjects and those with a dementing illness but not AD.
5. Once a marker is accepted, follow-up data should be collected and disseminated to monitor its accuracy and diagnostic value.

(Neurobiology of Aging : 19, 109-116, 1998.)

この中でもっとも克服することが困難な課題は step2 の AD 診断の感度および特異度 80 % 以上、陽性的中率 90 % にあると思われる。

当時、同 Report が求めている目標はかなり高いハードルと考えられていたが、これをクリアーできる可能性が高いと期待されているのがアミロイドイメージングという新しい技術である。

## 2. アミロイドイメージングとは

それではアミロイドイメージングとはいかなるストラテジィに基づく技術であるかについて解説する。概念は以下の通りであり、その概念図を図2に示した。
1. AD の病理学的主徴のひとつ、老人斑のほとんどは β シート構造をとったアミロイド β 蛋白（以下 Aβ と略）によって形成されてい

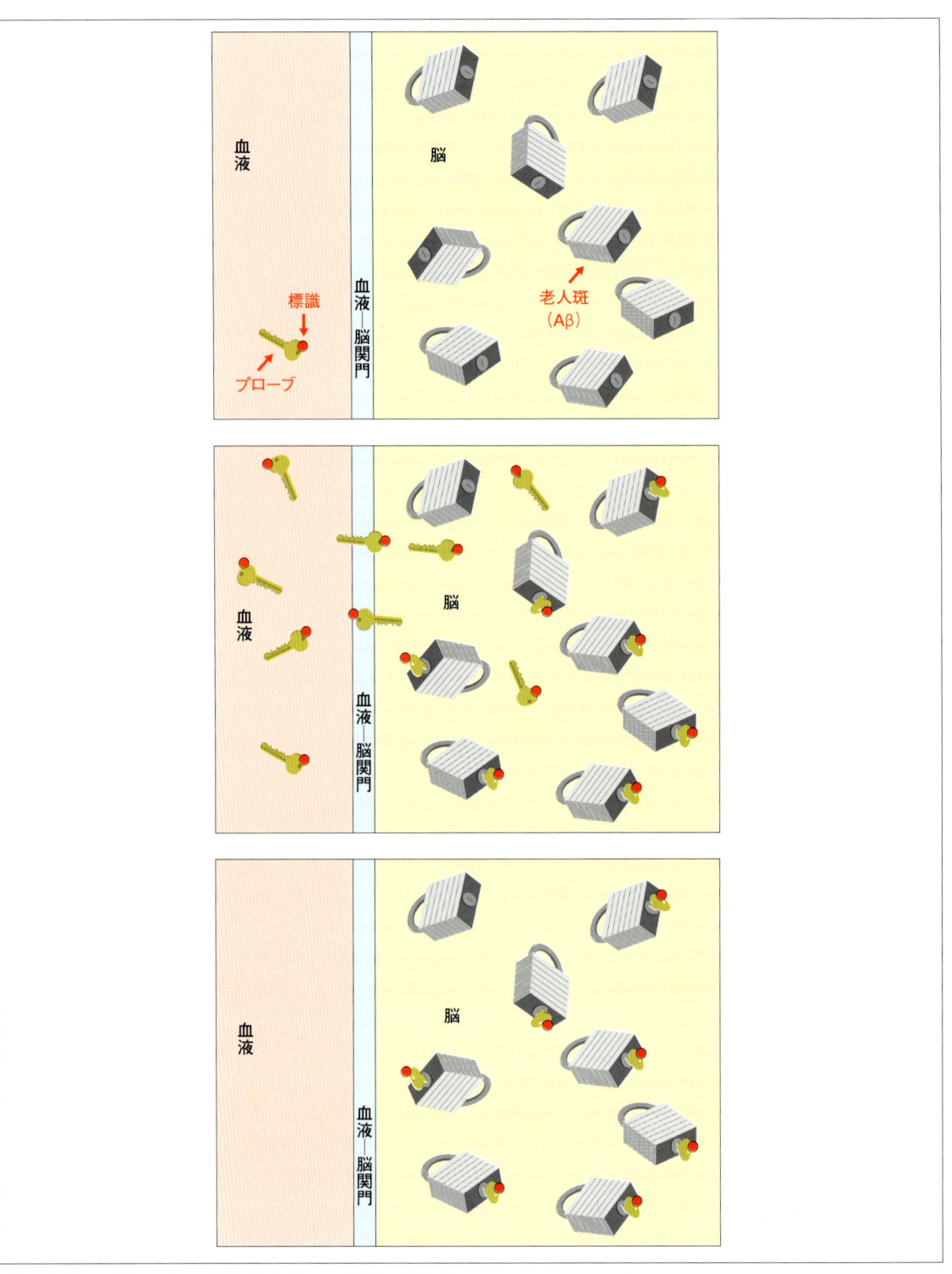

**図2 アミロイド イメージングのストラテジィ概念図**
上：標識プローブを静脈内投与する。
中：標識プローブは血液-脳関門を越えて脳内の老人斑に結合する。
下：一定時間後には非結合プローブは洗い流され、老人斑に結合したプローブのみが残る。

る。
2. 同シート構造をとったAβに特異的選択的に結合し、かつ容易に血液－脳関門を透過する低分子有機化合物を見い出す。
3. この化合物をPETまたはSPECTで扱うことが可能な核種で標識する。
4. これをプローブとして生体に静脈内投与する。
5. プローブは血液－脳関門を越えて脳内の老人斑を形成しているAβに結合する。一定時間後には非結合プローブは洗い流され、Aβに結合したプローブのみが脳内に残る。
6. これをPETまたはSPECTを用い、イメージング画像として取り込み、βシート構造をとった脳内Aβ（＝老人斑）蓄積量の定量およびその空間的分布からADを診断する。

アミロイドイメージングはAβの蓄積量およびその空間的分布からADを診断しようとするものであり、AD早期診断の精度を高め、発症前診断までを可能とするのではないか、さらにAD患者脳の病理像を直接覗き込む技術であることから、その診断の感度、特異度は現状をはるかに超えたものになるのではないかと期待されている。

「すなわち従来のAD診断は主として臨床像を追跡するのに対して、アミロイドイメージング技術の特徴は、臨床像にかなり先立つADの病理像を追跡することにある。」

以上、アミロイドイメージング技術は、高い感度、特異度をもってADの早期、発症前、鑑別、客観、重症度および確定診断等を可能とする革進的な技術であり、さらに治療の面では治療薬の効果のモニター、治験に入る際の患者の取捨選択に応用できるとともに、この技術が汎用されたならばAD発症前までtherapeutic windowが広がることが予想され、結果として患者およびそれを取り巻く家族、ひいては社会に対してはかなりの医療経済的節約効果を、また製薬企業には相応の利益をもたらすことになるであろう。

## 3. アミロイドイメージングの現状

この技術が臨床で応用されるための最大のハードルは、βシート構造をとったAβに特異的選択的に結合し、かつ血液・脳関門を容易に透過し、さらに標的（βシート構造をとったAβ）以外からはすみやかにクリアランスされる優れた低分子有機化合物（＝プローブ）を見い出すことにある。著者らは医薬品副作用被害救済・研究振興調査機構（現 医薬品医療機器総合機構）、製薬会社等7社の出資により設立された時限研究法人（1997年2月～2004年2月）ビーエフ研究所において、アミロイドイメージング用プローブを開発することを目的に2600を超える化合物をスクリーニングし、いくつかの成果を得ている。著者らのそれらはAD脳病理像に対する親和性から以下の3つのグループに大別される。

1. びまん性老人斑を含む老人斑に対して結合特異性の高いプローブ群
   ＊びまん性老人斑は老人斑に先立つ（時間的に）病理所見といわれることから、これらのプローブを用いることにより、より早期診断が可能になるものと推測される。
2. 老人斑および神経原線維変化の両者をほぼ同等に認識するプローブ群
   ＊現在までのところ、競合研究者のプローブは両病理所見に対する認識度に多少の差こそあれ、すべてこのタイプのプローブである。
3. 神経原線維変化に対して結合特異性の高いプローブ群
   ＊このような特性を有するプローブは世界的にみてもいまだ報告されていない。同プローブ群はAD診断に前述の化合物群とは異なった

切り口を与えてくれることになるであろう。

著者らが最近公表したプローブBF-168（化学構造は図6参照）の成績を示す[4,5]と、同プローブはAD患者脳の老人斑およびこれに先立つ病理所見といわれるびまん性老人斑に結合特異性が高かった（図3）。また同プローブのコールド体および[18F]体は遺伝的に脳内にAβが蓄積するTgマウスにおいて特異的にアミロイド斑に結合した（図4、図5）。また、著者らが見出した前述3プローブ群は、脳切片に蟻酸を前処理することによって蛋白のβシート構造を破壊すると、その結合性が完全に失われることから、彼らは両蛋白のβシート構造を認識していると結論される。

われわれがヒト臨床試験を意図しているプローブはBF-168とほぼ同様の性質を有するさらなる進化体であるが、ここでは特許の関係から、また上述3の「神経原線維変化に対する結合特異性の高い化合物群」についても同様の理由から紹介することを避けたい（2の老人斑および神経原線維変化の両者を同等に認識するプローブ群に関する論文はまもなくアクセプトされる予定）。

次に、競合研究者の状況であるが、これまでに多数のプローブ候補化合物が報告されてきたが、これらの中ですでにAD患者脳におけるPET画像が得られているそれらは、UCLA Barrioらの[18F]FDDNP[6]、ピッツバーグ大Klunkらの[11C]6-OH BTA-1（＝PIB；Pittsburgh Compound-B）[7~9]およびペンシルベニア大Kungらの[11C]SB-13[8~10]の、以上3プローブである（化学構造は図6参照）。

2002年初頭、世界で初めてAD患者にアミロイドイメージング用PETプローブを投与した画像が紹介された[6]。この栄誉に浴したのはUCLAのBarrioらのチーム、プローブは[18F]FDDNPであった。これをさかのぼる1999年7月、彼らはカナダ・トロントで開催された第48回Society of Nuclear Medicineに論文とほぼ同じ内容を報告し、同学会のImage of The Yearを獲得している。このImage of The Yearの画像、またAm.J.Geriatr. Psychiatry. 10.24-35（2002）の画像とも、脳幹、特に橋付近の非特異的結合があまりにも多く、このプローブがスタンダードなAD診断用プローブになるとは考えにくい。

現在、もっとも進捗度の高いプローブは[11C]6-OH BTA-1（＝PIB）である。このプローブ関連の情報を要約すると以下の通りである。

1. スウェーデン・ウプサラ大学PETセンターおよびカナダ・トロント大学等でPETスタディが行われた。現在までのところ感度、特異度のデータは出ていないが、学会発表および論

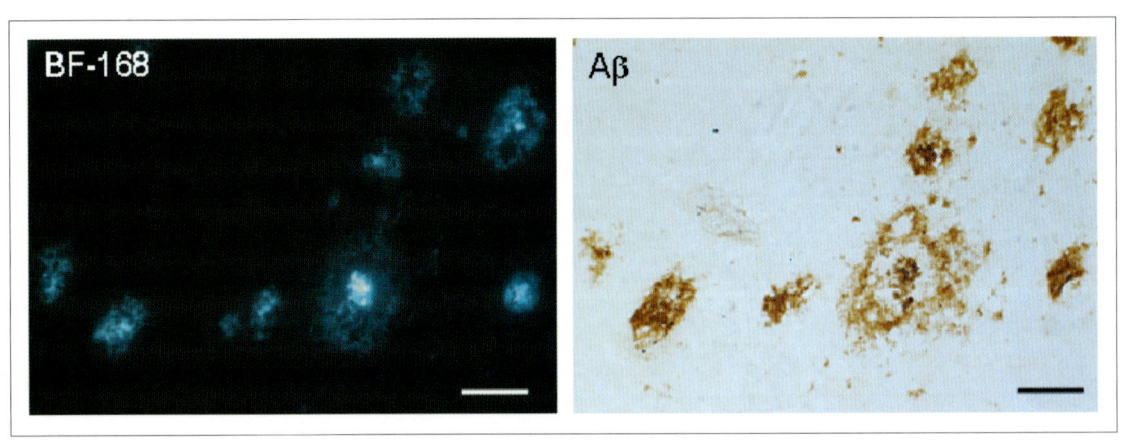

図3 アルツハイマー病患者脳切片におけるBF-168の染色像（蛍光顕微鏡下）
左：BF-168　　右：抗Aβ抗体染色　　スケールは50μm（文献5より引用、一部改変）

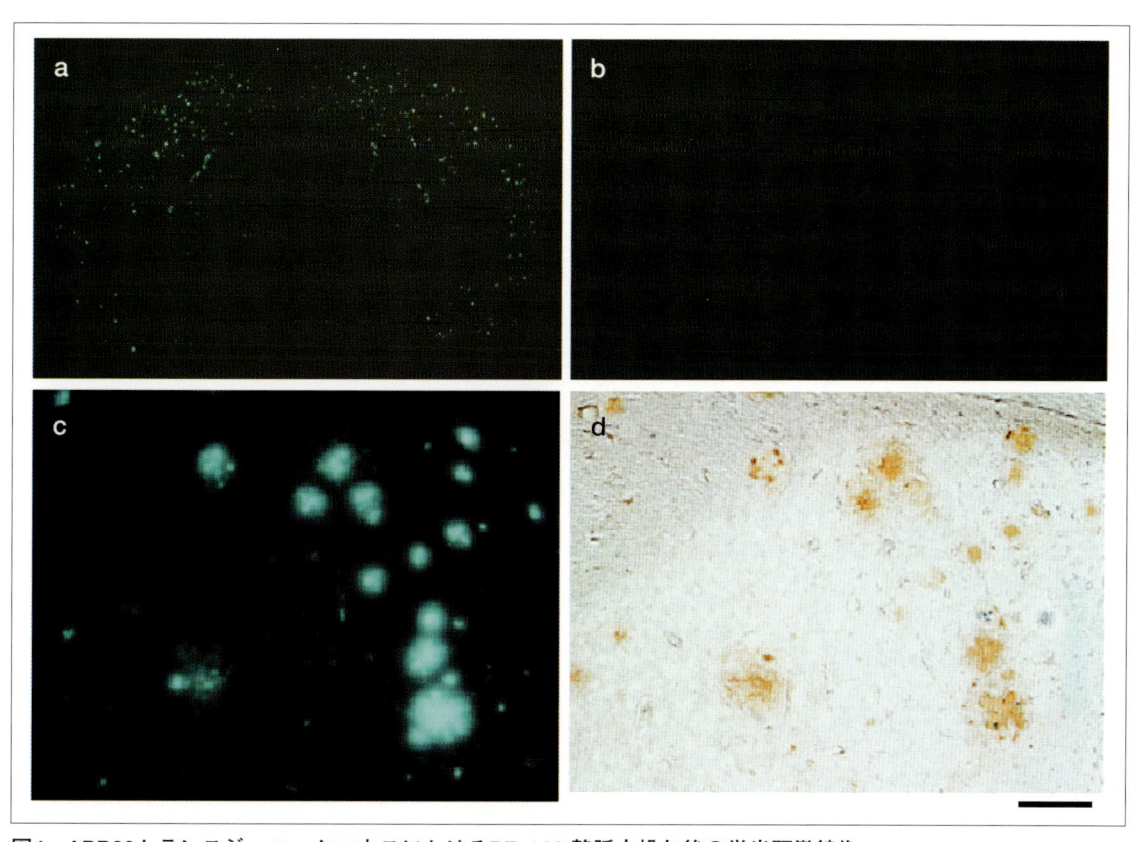

図4 APP23トランスジェニックマウスにおけるBF-168静脈内投与後の蛍光顕微鏡像
　a：BF-168静脈内投与（APP23マウス）　　b：BF-168静脈内投与（野生型マウス）
　c：aの強拡大　　　　　　　　　　　　　　d：cと同一標本の抗Aβ抗体染色　　　　　　スケールは100μm
　　　　　　　　　　　　　　　　　　　　　　　　　　　　　　　　　　　　　　　　（文献5より引用、一部改変）

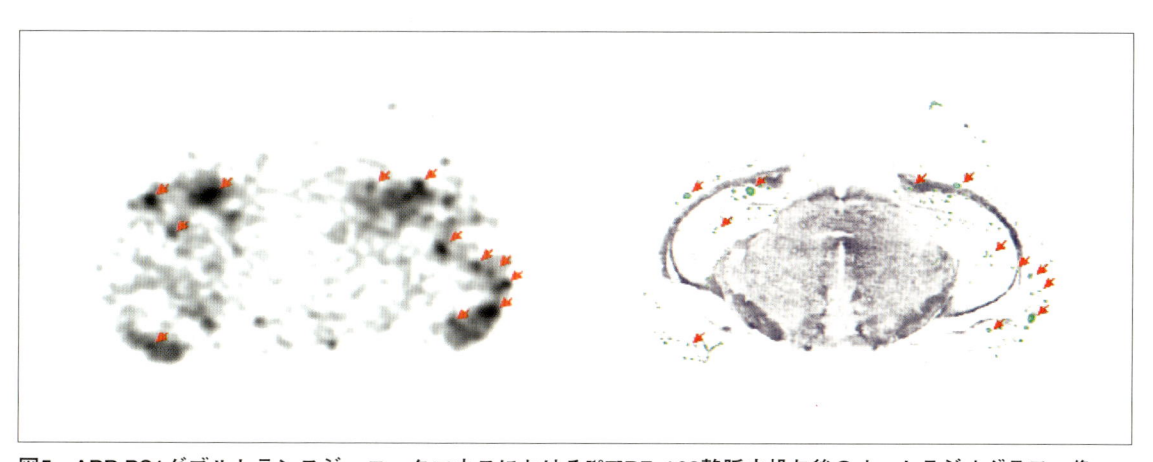

図5 APP PS1ダブルトランスジェニックマウスにおける[$^{18}$F]BF-168静脈内投与後のオートラジオグラフィ像
　左：[$^{18}$F]BF-168静脈内投与後のオートラジオグラフィ像
　右：左と同一標本のチオフラビンS（Aβ染色用色素）染色像　　　　　　　　　　　（文献5より引用、一部改変）

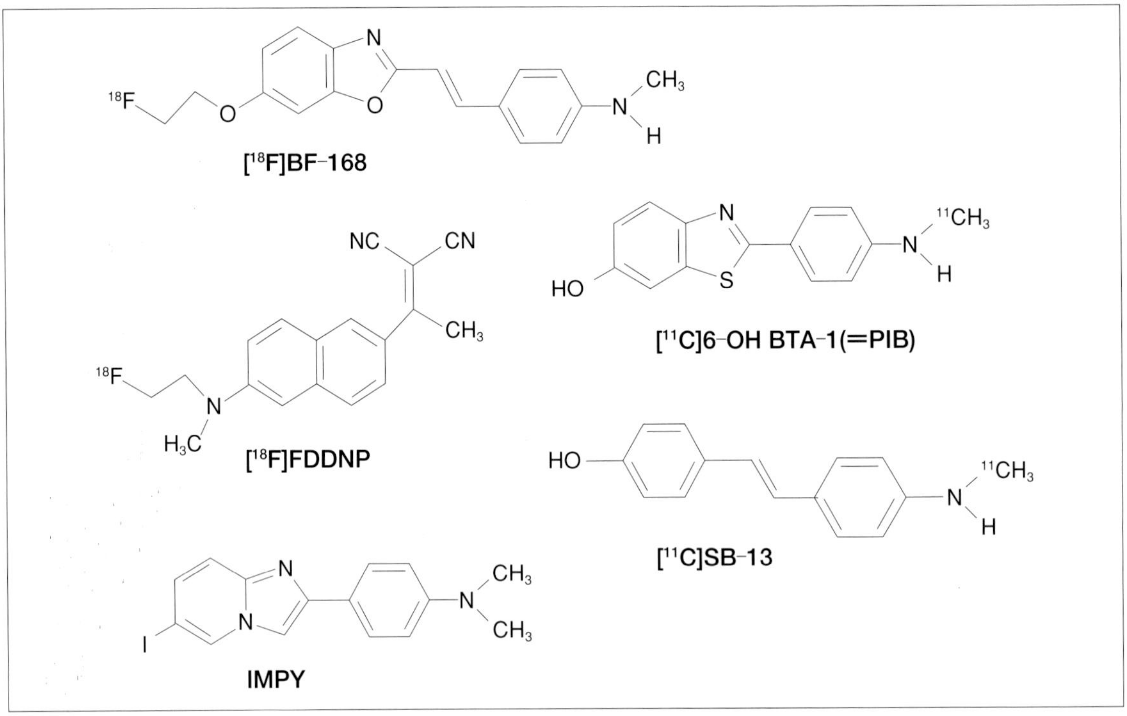

図6　[¹⁸F]BF-168、[¹⁸F]FDDNP、[¹¹C]6-OH BTA-1（=PIB）、[¹¹C]SB-13およびIMPYの化学構造

文データからみてADと非ADとは区別（鑑別）可能である、というのが著者の意見である。

2. 高い集積の認められる部位はfrontal, parietal, temporal, occipital（特にfrontal）cortexである[7~9]が、老人斑がそれほど蓄積しないことが知られている視床、線条体、後部帯状回等へもかなりの非特異的結合が認められる[7~9]ようである。皮質における集積部位はADの病理像からみて一応納得できるが、なぜ線条体等においてかなりの非特異的集積がみられるかは不明である。

3. Aβが脳内に蓄積するTgマウスにおいては、このプローブとAβとの結合性はそれほど高くないことが、開発者自ら報告している[11]。なぜ、このような現象がみられるかは不明である。

4. ゼネラル エレクトリックーアマーシャム ヘルスのもとで開発が進められているようである。

このほか、ヒト臨床画像が得られているのは[¹¹C]SB-13であるが、このプローブは学会報告のみ[8,9]で、臨床論文はいまだ公表されていない。学会報告データではAD患者におけるプローブの集積および非特異的結合部位は、[¹¹C]6-OH BTA-1（=PIB）とよく似ているが、非特異的結合はこのプローブの方が少ないようであり、AD診断プローブとしてはピッツバーグ大のそれより優れている、というのが著者の感想である。

これまでヒトPET画像が得られたプローブは、それらの画像をみるに老人斑の蓄積部位といわれる部位以外への結合、すなわち非特異的結合が多く、必ずしも臨床家を含むAD研究者を納得させるには至っていないと感じている。これらは第1世代のプローブと呼ぶのがふさわしいかもしれない。

さて、著者らのプローブであるが、それほど遠くない未来にヒト臨床画像を紹介できると考えて

いる。これまで報告されてきた競合研究者のプローブはすべて、老人斑および神経原線維変化の両者を認識するが、著者らのそれぞれに選択性の高いプローブ、すなわち、「びまん性老人斑を含む老人斑に対して結合特異性の高いプローブ」および「神経原線維変化に対して結合特異性の高いプローブ」によってAD患者脳においてどのようなPET画像が得られるか、楽しみにお待ちいただきたい。

　また、ペンシルベニア大Kung夫妻の開発しているIMPY[12,13]（イムピイ、化学構造は図6参照）も2004年中にヒト臨床試験を開始するらしいことを「第9回国際アルツハイマー病学会」でお聞きした。SPECT用プローブの登場である。さらに同学会において、ピッツバーグ大Klunkらは[18F]ラベルPIC（Pittsburgh Compound-C、化学構造は未公開）を開発中であることを、シンポジウムの最後の1枚のスライドで紹介していた。

　以上が現在までのAD診断用プローブの研究状況であるが、今後より非特異的結合の少ないプローブを目指してさらなるプローブの最適化が加えられるであろうと思われる。[18F]FDDNPから始まる数プローブを第1世代と呼ぶならば、誰もが納得するプローブは第2または第3世代のそれ（ら）になるのかもしれない。

## 4. プローブのさらなる発展性

　最後にこれらプローブのさらなる発展性について述べてみたい。これまで述べてきたプローブはすべて蛋白の$\beta$シート構造を認識する化合物群である。蛋白の$\beta$シート構造とこれに関連する疾病に目を向けてみると、同シート構造をとった蛋白の出現が病因、または病因の一部に関与していると考えられている疾病、さらに同シート構造をとった蛋白をマーカーとして検出することが診断の物差しとなりうる疾病には、AD以外に多数存在することが知られている。たとえば、いわゆるプリオン病［クロイツフェルト・ヤコブ病やウシ海綿状脳症（Bovine Spongiform Encephalopathy; BSE）等］においては、$\beta$シート構造をとった異常型プリオン蛋白の出現が病因となり、また同蛋白を検出することが、プリオン病の診断の物差しとなることが明らかにされている。これらの疾病は蛋白の高次構造の変化により疾病が引き起こされるという概念から、コンフォメーション病（またはフォールディング病）とも呼ばれ、多くの神経変性疾患、神経難病疾患が含まれている。今回述べてきたプローブはAD特有の2つの蛋白の$\beta$シート構造を認識することは明らかではあるが、同時にこれらコンフォメーション病特有の$\beta$シート構造を取った蛋白を認識する、すなわち（AD診断プローブと同じようなストラテジィを導入することにより）診断プローブとなりうる可能性、さらに同シート構造を認識することを介して同シート構造をとる蛋白の産生を抑制する、すなわち治療薬となる可能性が示唆されている[14]。

　本研究は医薬品医療機器総合機構の「保健医療分野における基礎研究推進事業」および厚生労働科学研究費補助金（長寿科学総合研究事業）によるものである。またビーエフ研究所に出資していただいた医薬品医療機器総合機構および各社に感謝する。APP23マウスを供与いただいたノバルティスファーマ社Matthias Staufenbiel氏、塚原喜久男氏に深謝する。

　最後に共同研究者の福祉村病院・長寿医学研究所・赤津裕康、山本孝之、東北大学医学部・老年内科・荒井啓行、佐々木英忠、同医学部 機能薬理学分野・谷内 一彦　諸先生、旧ビーエフ研究所のアミロイドイメージング研究チームの同僚に感謝の意を表する。

## 文　献

1) Gomez-Isla T, Price JL, McKeel DW Jr, Morris JC, Growdon JH and Hyman BT : Profound loss of layer II entorhinal cortex neurons occurs in very mild Alzheimer's disease. J. Neurosci. 16, 4491-4500, 1996.

2) Price JL and Morris JC : Tangles and plaques in nondemented aging and "preclinical" Alzheimer's disease. Ann. Neurol. 45, 358-368, 1999.

3) The Ronald and Nancy Reagan Research Institute of the Alzheimer's Association and National Institute on Aging Working Group : Consensus Report on : "Molecular and Biochemical Markers of Alzheimer's Disease". Neurobiol. Aging 19, No. 2, 1998.

4) Shimadzu H, Suemoto T, Suzuki M, Shiomitsu T, Okamura N, Kudo Y and Sawada T : Novel probes for imaging amyloid-$\beta$ : F-18 and C-11 labellings of 2-(4-aminostyryl) benzoxazole derivatives. J. Label. Compd. Radiopharm. 47.181-190, 2004.

5) Okamura N, Suemoto T, Shimadzu H, Shiomitsu T, Suzuki M, Akatsu H, Yamamoto T, Staufenbiel M, Yanai K, Arai H, Sasaki H, Kudo Y and Sawada T : Styrylbenzoxazole derivatives for in vivo imaging of amyloid plaques in the brain. J. Neurosci. 24. 2535-2541, 2004.

6) Shoghi-Jadid K, Small GW, Agdeppa ED, Kepe V, Ercoli LM, Siddarth P, Read S, Satyamurthy N, Petric A, Huang SC and Barrio JR : Localization of neurofibrillary tangles and beta-amyloid plaques in the brains of living patients with Alzheimer disease. Am. J. Geriatr. Psychiatry 10, 24-35 , 2002.

7) Klunk WE, Engler H, Nordberg A, Wang Y, Blomqvist G, Holt DP, Bergstrom M, Savitcheva I, Huang GF, Estrada S, Ausen B, Debnath ML, Barletta J, Price JC, Sandell J, Lopresti BJ, Wall A, Koivisto P, Antoni G, Mathis CA and Langstrom B : Imaging brain amyloid in Alzheimer's disease with Pittsburgh Compound-B. Ann. Neurol.55.306-319, 2004.

8) Verhoeff NPLG, Wilson AA, Noberega J, Milgram NW, Westaway D, Head E, Hussey D, Tapp D, Trop L, Giuliano F, Arauja J, Ginovart N, Richardson L, Singh K , Kung HF, Kung MP and Houle S : Development of PET tracers for beta-amyloid imaging in vivo. J. Cereb. Blood Flow Metab. 23. 685, 2003.

9) Verhoeff NPLG, Wilson AA, Noberega J, Westaway D, St George-Hyslop P, Hussey D, Takeshita S, Trop L, Singh K, Kung HF, Kung MP and Houle S : [11C]SB-13 PET : a Valid Alternative for $\beta$-Amyloid Imaging In Vivo? Neurobiol. Aging 25, No. S2, S58, 2004.

10) Ono M, Wilson A, Nobrega J, Westaway D, Verhoeff P, Zhuang ZP, Kung MP and Kung HF : $^{11}$C-labeled stilbene derivatives as Abeta-aggregate-specific PET imaging agents for Alzheimer's disease. Nucl. Med. Biol. 30. 565-71, 2003.

11) Klunk WE, Lopresti BJ, Debnath ML, Holt DP, Wang Y, Huang GF, Shao L, Lefterov I, Koldamova R, Ikonomovic M, DeKosky ST and Mathis CA : Amyloid deposits in transgenic PS1/APP mice do not bind the amyloid PET tracer, PIB, in the same manner as human brain amyloid. Neurobiol. Aging 25, No. S2, S232, 2004.

12) Kung HF, Kung MP, Zhuang ZP, Hou C, Lee CW, Plossl K, Zhuang B, Skovronsky DM, Lee VM and Trojanowski JQ : Iodinated tracers for imaging amyloid plaques in the brain. Mol. Imaging Biol. 5, 418-426, 2003.

13) Kung MP, Hou C, Zhuang ZP, Cross AJ, Maier DL and Kung HF : Characterization of IMPY as a potential imaging agent for $\beta$-amyloid plaques in double transgenic PSAPP mice. Eur. J. Nucl. Med.

Mol. Imaging. 31, 1136-1145, 2004.

14) Ishikawa K, Doh-ura K, Kudo Y, Murakami-Kubo I, Sawada T and Iwaki T : Amyloid imaging probes are useful as diagnostic and therapeutic chemicals for transmissible spongiform encephalopathies. J. General Virology, 85, 1785-1790, 2004.

（工藤　幸司）

# 第7章 統合失調症、うつ病の神経伝達物質受容体イメージング

　精神疾患の治療に使われている薬剤は、中枢神経の神経伝達機能に作用して効力を発揮する。特に、PETによる神経伝達機能の画像解析技術は、これらの抗精神病薬の作用点を直接的または間接的に評価することを可能にすることから、精神疾患の病態解明のために有用な研究方法と期待されている。本稿では神経伝達機能研究の関する知見を中心に紹介する。

## 1. 統合失調症の神経伝達機能異常

### A. ドパミン $D_2$ 受容体

#### 1) 線条体ドパミン $D_2$ 受容体

　統合失調症の病態仮説としてもっともよく知られているものとして"ドパミン過剰仮説"がある。これは統合失調症の脳内にドパミンの過剰伝達があるとする説で、その根拠は、抗精神病薬がドパミン受容体遮断作用を示すことにある。これまでクローニングされている5つのドパミン受容体サブタイプの中では、抗精神病薬の臨床力価とドパミン $D_2$ 受容体遮断作用に高い相関が認められることから、ドパミン $D_2$ 受容体が統合失調症の病態との関連でもっとも注目されてきた。さらに、統合失調症患者の死後脳研究において線条体ドパミン $D_2$ 受容体数の増加を認めたことから、統合失調症の病態として、線条体 $D_2$ 受容体数の増加を想定する仮説が用いられてきた。

　これまでにこの仮説に対していくつかの研究がなされてきたが、Wongらの統合失調症患者において線条体で有意に高い $D_2$ 受容体結合を認めた報告[1]がある一方で、Fardeらの[$^{11}$C]raclopride を用いたPETによる統合失調症患者と正常対照群における $D_2$ 受容体密度（Bmax）と親和性（$K_d$）を比較した研究では、両群間で淡蒼球および尾状核の $D_2$ 受容体密度と親和性に有意差を認めていない[2]。さらに他の研究でも線条体における $D_2$ 受容体密度の変化がないという報告[3,4]が大半であり、このように生体内における検討は、統合失調症における線条体 $D_2$ 受容体密度の増加についての仮説を必ずしも支持するものではない。これまでの統合失調症患者の線条体 $D_2$ 受容体に関するPET研究の統計学的なメタ分析[5]によると、1)

**表1 線条体D$_2$受容体のPET所見**

| | 発表年 | 患者(未服薬/非服薬) | 対照者 | トレーサー | 方法[a] | 所見 |
|---|---|---|---|---|---|---|
| Wong et al (2) | 1986 | 15(10/5) | 11 | [$^{11}$C]NMSP | Bmax | 分裂病群で有意に高い |
| Blin et al (11) | 1989 | 8(0/8) | 8 | [$^{76}$Br]bromospiperone | S/C | 群間差なし |
| Martinot et al (12) | 1989 | 12(9/3) | 28 | [$^{76}$Br]bromospiperone | S/C | 群間差なし |
| Farde et al (6) | 1990 | 18(18/0) | 20 | [$^{11}$C]raclopride | Bmax | 群間差なし |
| Martinot et al (13) | 1991 | 19(0/19) | 14 | [$^{76}$Br]bromolisuride | S/C | 群間差なし |
| Tune et al (3) | 1993 | 10(8/2) | 17 | [$^{11}$C]NMSP | Bmax | 分裂病群で高い傾向（p=0.08) |
| Hietala et al (7) | 1994 | 13(13/0) | 10 | [$^{11}$C]raclopride | Bmax | 群間差なし |
| Martinot et al (14) | 1994 | 10(8/2) | 10 | [$^{76}$Br]bromolisuride | S/C | 群間差なし |
| Norstrom et al (10) | 1995 | 7(6/1) | 7 | [$^{11}$C]NMSP | Bmax | 群間差なし |
| Breier et al (40) | 1997 | 11(6/5) | 12 | [$^{11}$C]raclopride | BP | 群間差なし |
| Okubo et al (30) | 1997 | 17(10/7) | 12 | [$^{11}$C]NMSP | k3 | 群間差なし |

[a]Bmax：最大結合密度、S/C：特異結合・非特異結合比、BP：結合能（B$_{max}$/K$_d$）、k3：結合速度定数

統合失調症群では対照群に比べて12％の増加が認められること、2) 統合失調症群では対照群に比べて値のばらつきが多く、標準偏差が1.4倍大きいこと、3) 群間差を検出するに耐えうる数の対象を調査した研究は一つもないことが指摘されている。また、統合失調症患者では個体差が大きく、少ないサンプル数では有意差を検出するのは容易でないが、軽度のドパミンD$_2$受容体の増加が認められる可能性も否定できないという考えもある。このように、線条体D$_2$受容体の病的変化については現時点では明らかとはいえない。

## 2）線条体外ドパミンD$_2$受容体

これまでの神経病理学的[6～9]もしくは神経画像的研究[10～13]では、統合失調症患者において線条体外領域の異常が示唆されている。さらに、これらの領域の異常が陽性症状と関連をもち[14～16]、そのドパミンD$_2$受容体が抗精神病薬の作用部位であることも想定されている[17,18]。しかしながら、これまでの[$^{11}$C]raclopride や[$^{11}$C]NMSP を用いた統合失調症のドパミンD$_2$受容体研究はすべて線条体を調べたものである。これらのリガンドは、線条体以外の部位ではS/N比が低く、また[$^{11}$C]NMSPは皮質ではおもに5-HT$_2$にも結合するためPET検査の方法上の限界から線条体以外を評価の対象とすることが困難であった。

Halldinら[19]は、ドパミンD$_2$受容体に対する親和性がはるかに高い（Ki 0.018nM）FLB457を-$^{11}$C-で標識した[$^{11}$C]FLB457を開発した。われわれは、正常者において[$^{11}$C]FLB457を用いたスキャッチャード解析によって、線条体外の個々の領域におけるドパミンD$_2$受容体の受容体密度と解離定数を測定している[20]。もっとも高い受容体密度は視床にみられ（2.3+/-0.6 pmol/ml）、ついで側頭葉（1.5+/-0.5 pmol/ml）、海馬（1.4+/-0.5 pmol/ml）、頭頂葉（0.9+/-0.4 pmol/ml）、前頭葉（0.8+/-0.2 pmol/ml）、後頭葉（0.7+/-0.3 pmol/ml）の順であり、解離定数は領域間で差を認めなかった。この結果は、線条体外のドパミンD$_2$受容体の受容体密度は線条体の2～8％にすぎないが、明瞭な領域間の差が存在することを示している。さらにわれわれは同じリガンドを用いて、統合失調症患者の線条体外ドパミンD$_2$受容体の測定を行った[21]。対象は、未服薬統合失調症患者11例と対照群18例である。その結果、前部帯状回ドパミンD$_2$受容体結合能は、統合失調症群で有意に低下していた（図1）。さらに、Brief psychiatric rating scale（BPRS）に基づく臨床症状と前部帯状回ドパミンD$_2$受容体結合能の関連を調べたところ、前部帯状回ドパミンD$_2$受容体結合能低下は、陽性症状と負の相関を示した。サルを用いた実験において、線状体外ドパミンD$_2$受

表2 線条体外におけるドパミン受容体密度と親和性（文献20を改訂）

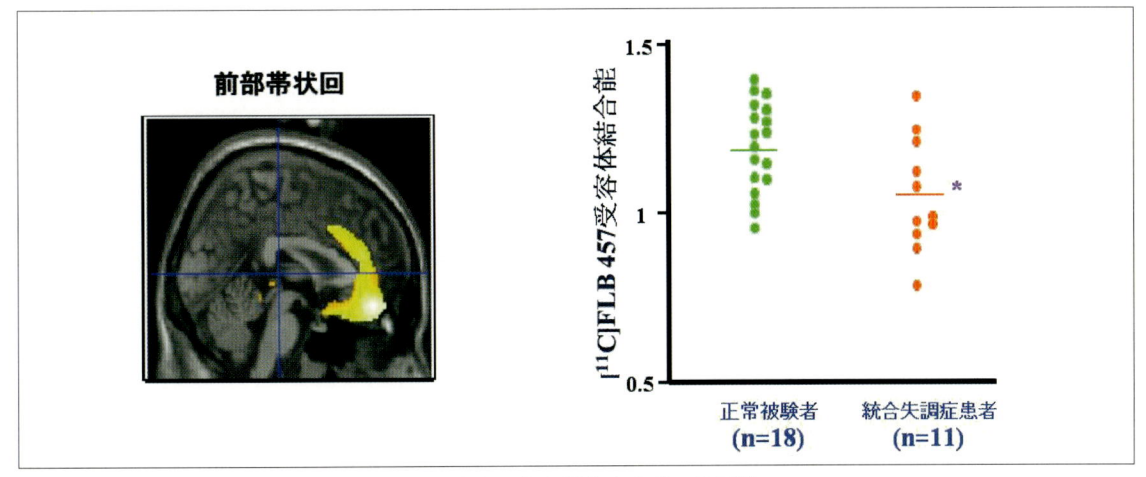

|  | Bmax(pmol/ml) | $K_d$ (nM) |
| --- | --- | --- |
| 視床 | 2.3±0.6 | 0.7±0.3 |
| 側頭葉 | 1.5±0.5 | 0.8±0.2 |
| 海馬 | 1.4±0.5 | 1.1±0.7 |
| 頭頂葉 | 0.9±0.4 | 0.7±0.1 |
| 前頭葉 | 0.8±0.2 | 0.9±0.2 |
| 後頭葉 | 0.7±0.3 | 0.9±0.3 |

図1 前部帯状回$D_2$受容体結合能の正常対照者と統合失調症患者群の比較[21]

容体結合はドパミン放出によって影響を受けないことから[22]、この結果はドパミン$D_2$受容体の親和性の低下ではなく密度の減少を反映していると思われる。大脳皮質では$D_2$受容体が抑制性GABA介在神経上にもあって、ドパミン放出のフィードバック制御機構の一部を担っていることから、上記の結果は統合失調症におけるドパミン神経の調節障害を反映しているものと考えることができる。このことは統合失調症のストレスに対する脆弱性とも結びつく結果である。前部帯状回は実行機能や選択的注意にかかわり、その機能障害は思考解体や幻聴などの陽性症状と関連を有すると思われ、その部位における抑制性介在ニューロンの障害が陽性症状の発現に寄与していると思われる。

また、これまでの構造および機能画像研究において、統合失調症患者における視床の異常が指摘されてきた。上記の検討において、われわれは視床全体でのドパミン$D_2$受容体結合能の平均が、統合失調症患者群で低い傾向にあることを見出したが、ドパミン$D_2$受容体の視床下位領域における詳細な検討はこれまでになかった。この点に着目し、われわれは上記の検討に次いで統合失調症患者群における視床の下位領域のドパミン$D_2$受容体機能について検討を行った[23]。その結果、視床の中央内側部と後部領域で、統合失調症患者群のドパミン$D_2$受容体結合能の有意な低下を認めた。また統合失調症群の中では陽性症状得点の高いものほど、視床の中央内側部と後部領域のドパミン$D_2$受容体結合能の低下を認めた（図2）。Christianらも[$^{18}$F]fallyprideを利用した研究で、視床内側後部領域におけるドパミン$D_2$受容体結合能の低下に関して報告している[24]。これらの研究によって視床の中央内側部と後部領域における

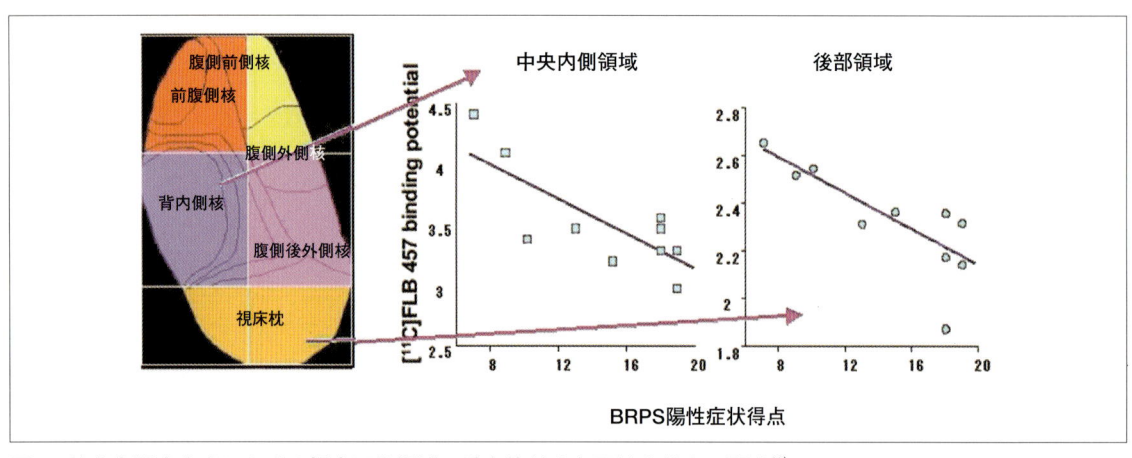

**図2 統合失調症患者における視床下位領域D₂受容体結合と陽性症状との関連**[23]

ドパミンD₂受容体機能の変化が、幻覚や妄想を中核とする陽性症状の発現に関与する可能性が示されている。ドパミンD₂受容体結合の低下している中央内側部と後部領域からなる下位領域は、それぞれ視床背内側核と視床枕からなり、これらの視床核は統合失調症の病態に深く関わる経路の主要な構成要素である。前部帯状回とはこれらの視床核は神経線維連絡を有しており、視床核と前部帯状回におけるドパミンD₂受容体機能異常が共通の背景に基づくことが想定される。

## B. ドパミンD₁受容体

統合失調症のhypofrontality、そして陰性症状発現の基礎に前頭前野のドパミン機能の低下を仮定する考え方がある。また皮質においてはもっとも密度の濃いドパミン受容体サブタイプはD₁受容体であること[25]から、ドパミンD₁受容体が皮質におけるドパミン神経伝達において中心的な役割を果たしていると考えられている。サルの前頭前野へのドパミンD₁受容体拮抗薬の局所注入は作業記憶課題の成績低下をきたすが、ドパミンD₂受容体拮抗薬では影響を受けないとの報告[26]から、同部位のドパミンD₁受容体の認知機能における役割が想定される。特に統合失調症でみられる認知機能の低下において、前頭前野でのD₁受容体機能異常は注目されてきた。

われわれは、統合失調症患者のドパミンD₁受容体に関するPET研究を行った[27]。対象は、未服薬または無服薬の統合失調症患者17例と対照群18例で、リガンドは、線条体と皮質のドパミンD₁受容体を測定するために[¹¹C]SCH23390を用いた。その結果、前頭前野D₁受容体結合能は、統合失調症群で有意に低下していた。さらに、臨床症状との関連を調べたところ、前頭前野D₁受容体低下は、陰性症状および前頭葉機能の指標であるWisconsin Card Sorting Testの成績不良と関連していた。これらより、前頭前野D₁受容体の低下が、統合失調症の陰性症状や認知障害の発現に重要な役割を果たしている可能性が考えられる。D₂受容体アンタゴニストを主とするhaloperidoleなどの定型的な抗精神病薬は、陰性症状に対しては陽性症状に対するほどの効果を期待できない。PET所見で陰性症状の強い統合失調症患者でD₁受容体の低下が認められたこと、抗精神病薬のD₁受容体アンタゴニストに抗精神病効果を認めなかったことなどから、D₁受容体を活性化する方向が陰性症状への効果の点で期待できる可能性がある。

ドパミンD₁受容体に関する最近の研究におい

て、Tauscher ら は[28] [$^{11}$C]SCH23390 と[$^{11}$C]raclo-pride を用いて線条体における受容体占有率を非定型抗精神病薬服用中の統合失調症患者で検討している。Clozapine による線条体のドパミン $D_1/D_2$ 受容体占有率が他の非定型抗精神病薬より高く（0.88）、その結果から統合失調症における $D_1$ 受容体の重要性を示唆している。

## C. シナプス前ドパミン機能

ドパミン神経のシナプス前機能は、取り込まれた後にアミノ酸脱炭酸酵素により代謝を受ける[$^{18}$F]DOPA の取り込みを指標に評価することが可能である。統合失調症において線条体、被殻で[$^{18}$F]DOPA の取り込みが高いと報告がある[29〜31]。[$^{18}$F]DOPA の取り込みの亢進は、シナプス前ドパミン機能の亢進という視点からドパミン仮説を支持する所見と考えられる。一方、Dao-Castellama ら[32] はこれらの領域で統合失調症患者と正常被験者の間で[$^{18}$F]DOPA の取り込みにおいて有意な差異は認めないものの、その分散において患者群で有意に大きいことを示し、このことが統合失調症内での異種性を反映するのではないかと考察している。今後は、シナプス前ドパミン機能に関して統合失調症の亜型や症候との関連の検討が期待される。

ドパミン $D_2$ 受容体のリガンドである[$^{11}$C]raclo-pride は内在性のドパミンの影響を受け、結合が変化しやすいリガンドとして知られている。生体内での[$^{11}$C]raclopride 結合は内在性のドパミン放出量が増加すれば受容体が占有され減少し、ドパミン放出量が減少すれば結合が増加するので間接的にシナプス間隙のドパミン増減の測定が可能となる。Amphetamine は、覚醒剤として、幻聴、被害妄想などの統合失調症様の幻覚妄想状態を引き起こすが、その薬理作用はドパミン放出を促すとともに、ドパミン取り込み部位を遮断してシナプス間隙でのドパミン濃度を高める作用が示す。この amphetamine によるドパミンの放出を PET や SPECT を用いて調べた研究が相次いで報告され、Breier ら[33] は、リルを用いた動物実験で amphetamine 負荷によってシナプス間に放出されるドパミン濃度が、PET 検査での[$^{11}$C]raclo-pride 結合の減少の程度によって評価できることを確認した。この方法を用いて統合失調症患者では、amphetamine によるドパミン放出能が対照群に比べて高いことを報告した。また、Laruelle ら[34] は、ドパミン $D_2$ 受容体のリガンド[$^{123}$I]IBZM を用いた SPECT 検査で、amphetamine 負荷による内在性ドパミンの放出量が[$^{123}$I]IBZM 結合の減少の程度で測られることを利用して、15 例の統合失調症患者で対照群と比べて amphetamine 負荷によるドパミン放出量が有意に高いと報告している。

これらの報告から、ドパミン神経系の amphet-amine への反応性が亢進しており、その背景には調節機能の障害も考えられる。

## D. セロトニン 1A（5-HT$_{1A}$）受容体

統合失調症における死後脳を用いた研究および、非定型抗精神病薬の薬理学的効果に関する検討から、5-HT$_{1A}$ 受容体異常の統合失調症の病態への関与が注目されている。また、気分障害における 5-HT$_{1A}$ 受容体の検討は、この受容体密度の減少と不安/抑うつ症状との関連を示唆している。われわれはこの不安や抑うつ症状との関連が推定されてきた 5-HT$_{1A}$ 受容体機能について着目し、PET を用い統合失調症患者において検討を行っている[35]。対象は、未服薬もしくは服薬中断例を含む統合失調症患者 11 例と対照群 22 例である。5-HT$_{1A}$ 受容体に選択的に結合する放射性薬剤である[carbonyl-$^{11}$C]WAY-100635 を用いた PET により、これらの被験者における 5-HT$_{1A}$ 受

容体結合能について症状との関連を含めて検討を行った。その結果、健常者に比べ統合失調症の患者の扁桃体において5-HT$_{1A}$受容体結合能の有意な減少を認めた。また、統合失調症群の中では、不安/抑うつ症状を中核とする陰性症状が強い者ほど、扁桃体5-HT$_{1A}$受容体機能の大きな低下がみられていた。これらの結果から扁桃体における5-HT$_{1A}$受容体機能の低下が、不安や抑うつ症状を含むいわゆる陰性症状の発現に関与することが示された[36]（図3）。

## E. セロトニン2（5-HT$_2$）受容体

線条体D$_2$受容体を測定するために用いた[$^{11}$C]NMSPは、大脳皮質ではおもに5-HT$_2$受容体への結合を反映することが知られている[37]。そこで、先にドパミン受容体を調べた対象で、[$^{11}$C]NMSPの大脳皮質への結合を調べることによって5-HT$_2$受容体の変化を調べた。その結果は、抗精神病薬による治療歴のある群の前頭前野において有意水準に達しない低下傾向を認めたものの、未服薬例では対照群と有意な群間差を認めなかった。このようなPET研究の結果は、未服薬統合失調症患者においては5-HT$_2$受容体の異常は認められないことを示している。一方、これらの生体内における結果は、死後脳での知見と一致しないが、その原因として、死後脳研究における長期にわたる抗精神病薬の服用などの影響を考慮する必要がある。

## F. 抗精神病薬による受容体占有率の測定

生体内で受容体に結合する薬剤がどの程度受容体に結合しているかは、リガンドの特異結合における減少の程度を占有率として評価することが可能である。通常、受容体占有率（％）は遊離リガンド濃度（F）に対する特異結合（SP）の比をとって

100*[SP/F 対照－SP/F 薬物負荷]/（SP/F 対照）

として算出される。

PETによる受容体占有の測定によると、定型的な抗精神病薬により治療を受けている統合失調症患者では、線条体ドパミンD$_2$受容体占有率が70％以上で臨床効果が発現し、80％以上の占有率では錐体外路症状が出現したという[38]。SPECT検査によって、非定型抗精神病薬clozapineの受容体占有を調べた報告[39]によると、clozapineは側頭葉皮質での受容体占有率が高く、

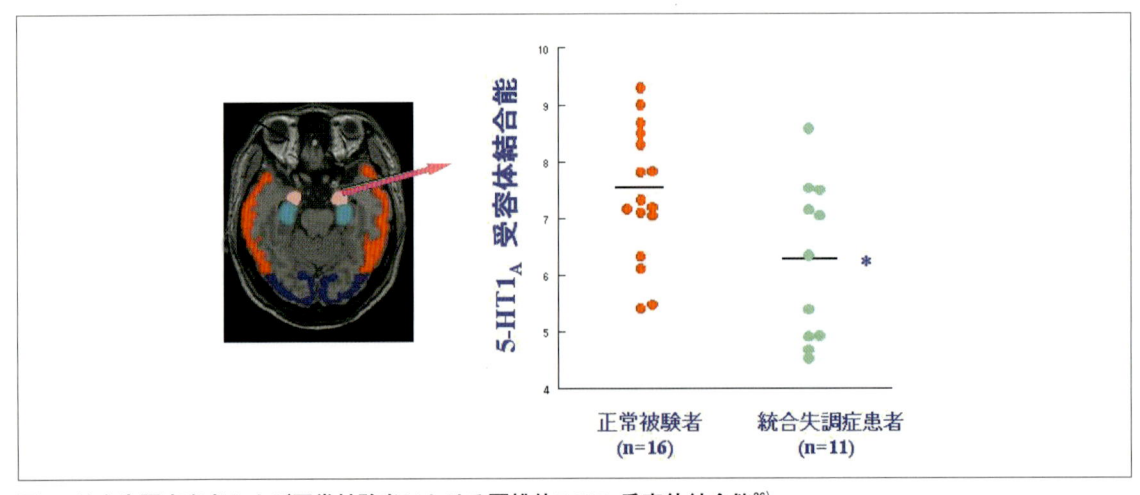

**図3　統合失調症患者および正常被験者における扁桃体5-HT$_{1A}$受容体結合能[36]**

線条体以外の大脳皮質のドパミン $D_2$ 受容体遮断を通じて抗精神病作用を示している可能性が示唆されたという。このような所見からも統合失調症の病態検索においては，従来調べられていた線条体以外の大脳皮質や皮質下核におけるドパミン $D_2$ 受容体の検索が期待されてきた。われわれは非定型抗精神病薬とされる risperidone の服用量，血中濃度と皮質―辺縁系領域の受容体占有率の関連について検討を行った[40]。対象は risperidone 服用中の7人の統合失調症患者である。皮質―辺縁系領域におけるドパミン $D_2$ 受容体占有率が [$^{11}$C]FLB 457 を用いた PET により測定された。結果は risperidone の皮質―辺縁系領域における $D_2$ 受容体占有率が 1〜6mg/日の範囲において 38〜80％であることを示した（図4）。この皮質―辺縁系領域の受容体占有率は，これまでの研究において報告されている線条体での値とほぼ同等である。また，haloperidole などの定型的な抗精神病薬による受容体占有率にも近い。または Kapur らの haloperidole に関する研究において，線条体における 65〜72％の範囲の受容体占有率で，薬剤性の副作用のリスクを最小限にしつつ，抗精神病効果を得ることができると報告されている[41]。本研究の結果からは，皮質―辺縁系領域における同程度の受容体占有率（67〜73％）は，risperidone 3〜4mg/日によって得られると思われる。初期投与量として 3〜4mg/日の risperidone が，副作用のリスクを最小にしつつ十分な抗精神病効果を得る上で適当と推論された。さらに，Kapur らの PET 研究では，統合失調症患者において非定型抗精神病薬 olanzapine を 5、10、15、20mg/日の量で服用したところ、10〜20mg/日の範囲の臨床薬量で $D_2$ 受容体占有率を 71〜80％に治め，錐体外路症状が発しない抗精神病効果に至適量と報告した[42]。

われわれは抗精神病薬の血中動態と薬物の in vivo 受容体の親和性の指標から，受容体部位における薬物の動態の評価を行っている[43]。対象は risperidone 服用中の統合失調症患者5名である。Risperidone 服用後 5、24、53 時間後に [$^{11}$C]FLB457 を用いて，側頭葉におけるドパミン $D_2$ 受容体占有率の経時的変化を PET で測定している。一方，血中動態と既存の薬物の in vivo 受容体親和性の指標（in vivo $ED_{50}$）から受容体占有率の経時的変化を推定し，実測値との比較をしている。さらに in vivo $ED_{50}$ の値を変化させた際のドパミン $D_2$ 受容体占有率の経時的変化についてシミュレーションを行っている。平均半減期は受容体占有率が 80.2 時間，血中濃度が 17.8 時間であった。血中動態と既存の薬物の in vivo 受容体

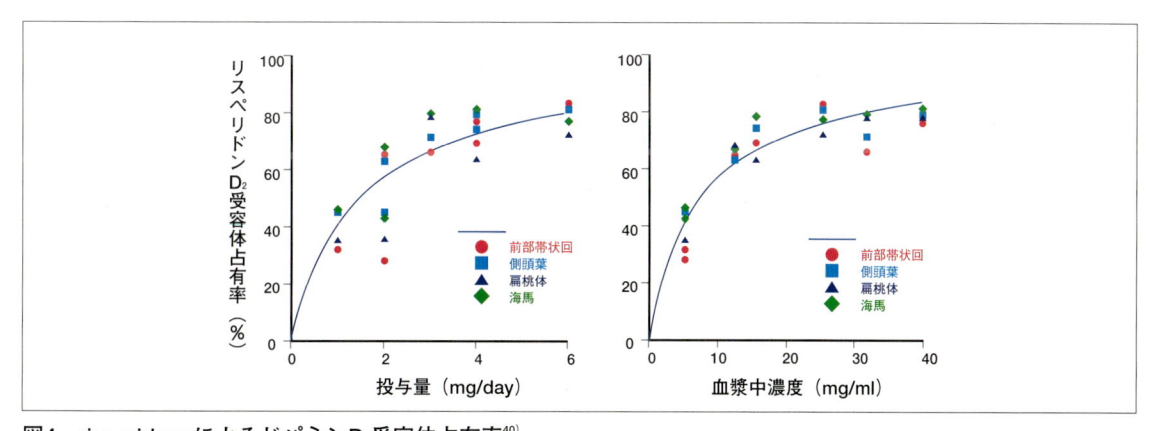

**図4　risperidone によるドパミン $D_2$ 受容体占有率[40]**
　左は一日あたりの服薬量，右は血中濃度に対してプロットしたグラフ

親和性の指標から推定した受容体占有率は、実測値の 1SD 以内に収まっていた。In vivo $ED_{50}$ を 10 倍にしたシミュレーションでは受容体占有率の半減期は 27.3 時間と短縮し、1/10 にすると半減期は 117.6 時間に延長した。抗精神病薬の血中動態と in vivo 受容体の親和性の指標からドパミン $D_2$ 受容体占有率の経時的変化を推定し、実測値とよく相関したことから、このシミュレーションが各種の抗精神病薬の評価に有用であると考えられる。

また非定型抗精神病薬の quetiapine を用いた近年の PET 研究[44]によれば、ドパミン $D_2$ 受容体占有率は比較的高値であるが、その解離はすみやかであり比較的短時間で低値となることを示しており、持続的な受容体占有が抗精神病効果の発現において必ずしも必要でないことを報告している。われわれは非定型抗精神病薬 clozapine でドパミン $D_2$ 受容体占有率をサルで調べている[45]。その結果、clozapine の線条体におけるドパミン $D_2$ 受容体占有率は 83％ まで一過性に上昇するものの、その半減期は 5〜7 時間と比較的短いことが明らかとなった。この結果から clozapine によるドパミン $D_2$ 受容体占有率は比較的高値であるものの、定型抗精神病薬に比較して一過性であると考えられる。

PET で受容体占有を測定することは、生体で、薬剤が受容体にどのように作用しているかを実際に評価することが可能になるので、臨床的な薬効とのより高い相関が期待される。このような観点から新薬の臨床評価においては、特に抗精神病薬においてはドパミン $D_2$ 受容体占有率を評価することが望ましいと思われる。このような方法は従来の薬剤開発の人為的、経済的な負担をいちじるしく軽減し、新規抗精神病薬の開発、臨床導入を容易にするものであろう。

## 2. 気分障害の神経伝達機能異常

うつ状態での生体における脳脊髄液、血小板などから推察されるセロトニン神経機能の異常および、自殺者を含む気分障害者の死後脳研究からセロトニンの代謝、受容体密度が正常者のそれと差異があるとする報告は多い。また、気分障害において、抗うつ薬が 5-HT 神経伝達に作用することが知られており、その病態の背景にセロトニン神経伝達の異常があることが想定されている[46]。PET による気分障害の神経伝達受容体研究はセロトニンを一つの焦点として進められつつある[47]。現在、PET 画像研究における 5-HT に対するトレーサーの開発は、5-HT 代謝、5-HT$_{1,2}$ 受容体サブタイプおよびセロトニントランスポーターに対するものが実用段階にある[48]。したがって気分障害に対するセロトニンシステムの研究もこれらを対象にして行われてきた。

### A. 5-HT$_1$ 受容体ファミリー

現在、PET において WAY-100635 が 5-HT$_{1A}$ 受容体に対する選択的なリガンドとして応用されている。気分障害患者に対する PET による [carbonyl-$^{11}$C]WAY-100635 を用いた研究において、家族性の気分障害患者 12 名と 8 名の正常対照群を比較して、海馬-扁桃体を含む内側側頭葉領域および中脳縫線核領域において 5-HT$_{1A}$ 受容体結合が有意に減少することを示している[49]。このことは、5-HT$_{1A}$ 受容体結合発現細胞の減少を含むセロトニン神経系の発達障害が、気分障害の病態に関係している可能性を示唆している。また、Sargent ら[50]は気分障害患者 25 名を 18 名の正常対照群と比較して 5-HT$_{1A}$ 受容体結合が前頭葉、側頭葉および辺縁系領域を含む広範な領域で減少

していること、抗うつ薬による治療によって変化しないことを報告している。

## B. 5-HT$_2$受容体ファミリー

気分障害に対する生体の5-HT$_2$受容体の研究において、[$^{18}$F]setoperoneを用いたYathamらのPET研究がある。気分障害の患者では前頭葉、側頭葉、頭頂葉、後頭葉における5-HT$_2$受容体の結合能が有意に低下（22％〜27％の範囲）していると報告がある[51]。一方、同様のリガンドを用いた他の研究[52]では、40歳までの気分障害患者の大脳皮質全体において5-HT$_2$受容体結合能の変化が認められなかった。または、健常者における[$^{18}$F] altanserinを用いた研究[53]によると、50歳まで前頭前野、後頭回、前部帯状回、直回において5-HT$_2$受容体の加齢に伴う低下（約17％）がみられるが、その後は変化が認められなかった。

SSRI服薬気分障害患者群は未服薬患者群に比較して、前頭葉の[$^{18}$F]setoperoneの取り込みが有意に増加することも報告されている[54]。しかし、三環系抗うつ薬であるdesipramineもしくはclomipramineでは、服用後に皮質領域で結合能が低下することも報告されており[55, 56]、薬物の治療効果と結合能の変化の方向に関しては一致していない。

## C. セロトニントランスポーター（5-HTT）

5-HTTは多くの抗うつ薬の主要なターゲットの一つであり、この蛋白質が気分障害の発現に主要な役割を果たしていることが想定されている[57]。Dahlstromらは未服薬気分障害患者における[$^{123}$I]β-CITの取り込みを調べたところ、視床下部/中脳の領域において有意に増加があると報告している[58]。

一方われわれは、5-HTTに対する選択的に結合する放射性薬剤である[$^{11}$C]（＋）McN5652を用いて、気分障害患者の視床および中脳の5-HTTの測定を行った[59]。対象は、未服薬および不服薬の気分障害患者13例と正常対照者21名である。中脳では患者と正常者の間で有意な差異は認められなかったが、視床における結合能は患者群で有意に増大していた。さらに、Laasonen-Balkらは[$^{123}$I]β-CITリガンドを用いて気分障害患者の中脳領域で5-HTT結合能増加を認めている[60]。この所見は5-HTTの機能亢進に伴うシナプス間におけるセロトニンの枯渇と関連があることが想定される。抗うつ薬がセロトニンの取り込みを阻害することで効果を発揮することを考慮すると、気分障害の病態に関連することが示唆される。

## D. セロトニントランスポーター（5-HTT）占有率

これまでに治療量のSSRI服用中の患者で測定された占有率は、治療量の抗精神病薬で測定されたドパミンD$_2$受容体の占有率とほぼ同じ約80％と報告されている。最近の研究でMeyerらは[$^{11}$C]DASBを利用してcitalopram、fluoxetine、sertraline、paroxetine、venflaxineなど服用4週間前後に5-HTTの占有率を気分障害患者群と健常者群で測定している[61]。大うつ病患者群において臨床薬量のすべてのSSRI［citalopram（20〜60mg）、fluoxetine（20〜60mg）、sertraline（50〜200mg）、paroxetine（20〜60mg）、venflaxine（75〜225 mg）］で線条体の5-HTT占有率が76〜85％に達している。われわれは[$^{11}$C]（＋）McN5652を用いて、clomipramineとfluvoxamineによる5-HTTの占有率を健常ボランティアと単剤服用中の患者で測定した[62, 63]。Fluvoxamineでは25mgで約50％、50mgで約80％の

占有率が得られた。一方、clomipramineではわずか10mgでも約80％の占有率を示し、50mgで約90％の占有率が得られた（図5）。このことは5-HTTが治療量のSSRIで十分占有されることと、clomipramineはごく少量でも5-HTTに強力に作用していることを示している。これまでSSRIは用量を上げても効果に差はみられないとの報告がなされているが、これは5-HTTが少量ですでに十分に占有されているため、それ以上用量を増やしても占有率がほとんど変化しないとすると説明することができる。一方、clomipramineのような、SSRIに近いがノルアドレナリントランスポーターなど他の神経系にも親和性をもつ薬物の場合、用量を増加させることにより、他の神経系にも薬理作用がでてくるので純粋なSSRIに比較して用量依存性が認められるのではないかと推測される。

### E. 抗うつ薬の体内動態

抗うつ薬は脳に達してその効果を発現するが、投与は経口または経静脈的に末梢からなされる。そのため投与された抗うつ薬が体内でどのような動態を示すかを知ることが臨床上重要となる。SSRIと三環系抗うつ薬を併用することで三環系抗うつ薬の血中濃度が上昇することが報告されているが、この理由として、これまでSSRIによるチトクロームP450D6の阻害作用が指摘されている[64]。しかし、fluoxetineなどのSSRIは肺に集積することが動物実験から知られており[65]、また肺には多量の5-HTTが発現している[66]。われわれはSSRIと三環系抗うつ薬の相互作用における肺の結合部位の役割に関して検討を行い[67]、その結果をもとにSSRIと三環系抗うつ薬の相互作用における肺の役割について考えると、投与されたセロトニン取り込み阻害作用のある抗うつ薬は相当

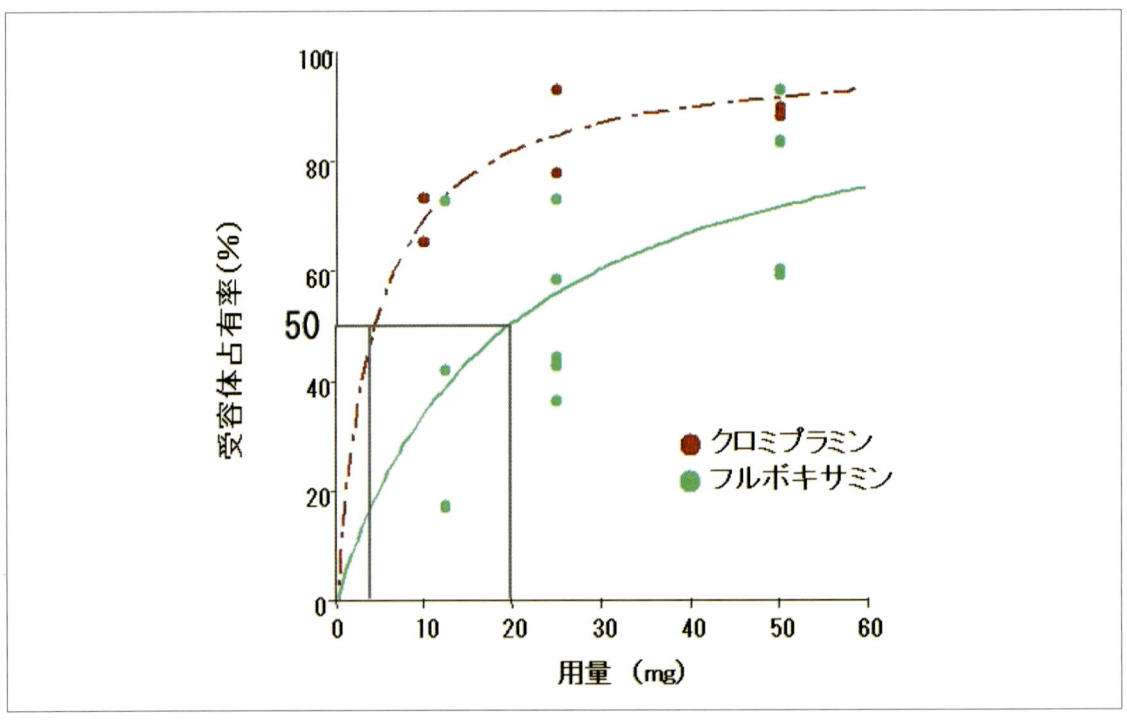

**図5** clomipramineとfluvoxiamineによるセロトニントランスポーターの占有率[62]

部分が肺に蓄積され、SSRIなどの併用により蓄積された抗うつ薬が肺から放出されることで血中、脳内濃度が上昇する可能性を示唆している。PETはこのような全身の薬物動態を明らかにできるために、薬物の体内動態の評価にもきわめて有効な手段である。

## F. ドパミン

ドパミン系が気分障害の病態に関与することは示されている[68,69]。われわれは前頭葉におけるドパミン $D_1$ 受容体結合能は患者群で有意に低いことをPET研究で報告した[70]。前頭葉のドパミン $D_1$ 受容体に関してはこれまでに、脳の報酬系に対する役割や意欲、情動の発現に関与している可能性が示唆されている。また、前頭葉におけるセロトニン、ノルアドレナリンなど他の神経系変化の間接的影響がドパミン受容体結合を変化させる可能性も報告されている。一方、われわれは統合失調症においても前頭葉のドパミン $D_1$ 受容体結合能の低下を認め、その程度が統合失調症の陰性症状と負の相関があることを見出しており[27]、また、ハンチントン病において線条体と前頭葉のドパミン $D_1$ 受容体結合能の低下が報告されている[71]。ハンチントン病では40％近くに感情障害がみられるほか、自発性低下、無為、無関心など陰性症状とも類似の症状を示されている。また、これまでに統合失調症の陰性症状と抑うつ症状の類似点など、感情障害と統合失調症の共通の脳機能障害を検討した報告もみられる[72,73]。このような事実から前頭葉のドパミン $D_1$ 受容体は認知、意欲、情動といった人間の基本的な機能に重要な役割を果たしていることが示唆される。

## 3. まとめ

近年の非侵襲的機能画像解析法の発達は、精神疾患の病態の解明に有力な手段となりつつある。特に、これまでの血流もしくは糖代謝を中心とした局在機能の研究に加えて、その背景にある神経伝達機能異常を直接にとらえることにより、精神疾患の治療薬についての薬理の解明も含めたより広範な知識が集積されてきている。また、われわれは精神疾患のみならず、正常加齢による受容体変化[70,74,75]、人格[76]、肥満[77]、認知機能[78]など広範な領域において神経伝達機能との関連を見出しつつある。今後、選択性および特異性に優れたリガンドが開発されるとともに、より正確で広範な領域における神経伝達機能の役割を解明することが可能になると思われる。

## 文　献

1) Wong D, Wagner H, Tune L, et al : Positron emission tomography reveals elevated $D_2$ dopamine receptors in drug-naïve schizophrenics. Science 234 : 1558-1563, 1986.

2) Farde L, Wiesel F, Stone-Elander S, et al : $D_2$ dopamine receptors in neuroleptic-naive schizophrenic patients. A positron emission tomography study with [$^{11}$C]raclopride. Arch Gen Psychiatry 47 : 213-219, 1990.

3) Hietala J, Syvalahti E, Vuorio K, et al : Striatal $D_2$ dopamine receptor characteristics in neuroleptic-naive schizophrenic patients studied with positron emission tomography. Arch Gen Psychiatry 51 : 116-123, 1994.

4) Nordstrom A, Farde L, Eriksson L, et al : No elevated $D_2$ dopamine receptors in neuroleptic-naive schizophrenic patients revealed by positron emission tomography and [$^{11}$C]N-methylspiperone. Psychiatry Res 61 : 67-83, 1995.

5) Laruelle M : Imaging dopamine transmission in schizophrenia. A review and meta-analysis. Q J Nucl Med 42 : 211-221, 1998.

6) Goldsmith S, Shapiro R, Joyce J : Disrupted pattern of $D_2$ dopamine receptors in the temporal lobe in schizophrenia. Arch Gen Psychiatry 54 : 649-658, 1997.

7) Benes F, McSparren J, Bird E, et al : Deficits in small interneurons in prefrontal and cingulate cortices of schizophrenic and schizoaffective patients. Arch Gen Psychiatry 48 : 996-1001, 1991.

8) Woo T, Whitehead R, Melchitzky D, et al : A subclass of prefrontal g-aminobutyric acid axon terminals are selectively altered in schizophrenia. Proc Natl Acad Sci USA 95 : 5341-5346, 1998.

9) Cotter D, Mackay D, Landau S, et al : The density and spatial distribution of GABAergic neurons, labelled using calcium binding proteins, in the anterior cingulate cortex in major depressive disorder, bipolar disorder, and schizophrenia. Biol Psychiatry 51 : 377-386, 2002.

10) Haznedar M, Buchsbaum M, Luu C, et al : Decreased anterior cingulate gyrus metabolic rate in schizophrenia. Am J Psychiatry 154 : 682-684, 1997.

11) Carter C, Mintun M, Nichols T, et al : Anterior cingulate gyrus dysfunction and selective attention deficit in schizophrenia; [$^{15}$O]$H_2$O PET study during single-trial stroop task performance. Am J Psychiatry 154 : 1670-1675, 1997.

12) Crespo-Facorro B, Paradiso S, Andreasen N, et al : Recalling word lists reveals "cognitive dysmetria" in schizophrenia : A positron emission tomography study. Am J Psychiatry 156 : 386-392, 1999.

13) Kim J, Kwon J, Park H et al : Functional disconnection between the prefrontal and parietal cortices during working memory processing in schizophrenia : a [$^{15}$(O)]$H_2$O PET study. Am J Psychiatry 160 : 919-923, 2003.

14) Sabri O, Erkwoh R, Schreckenberger M, et al : Correlation of positive symptoms exclusively to hyperperfusion or hypoperfusion of cerebral cortex in never-treated schizophrenics. Lancet 349 : 1735-1739, 1997.

15) Silbersweig D, Stern E, Frith C, et al : A functional neuroanatomy of hallucinations in schizophrenia. Nature 378 : 176-179, 1995.

16) Mcguire P, Quested D, Spence S, et al : Pathophysiology of positive thought disorder in schizophrenia. Br J Psychiatry 173 : 231-235, 1998.

17) Lidow M, William G, Goldman-Rakic P : The cerebral cortex : a case for a common site of action of antipsychotics. TiPS 19 : 136-140, 1998.

18) Farde L, Suhara T, Nyberg S, et al : A PET-study of [$^{11}$C]FLB 457 binding to extrastriatal $D_2$-dopamine receptors in healthy subjects and antipsychotic drug-treated patients. Psychopharmacology 133 : 396-404, 1997.

19) Halldin C, Farde L, Hogberg T, et al : Carbon-11-FLB 457 : a radioligand for extrastriatal $D_2$ dopamine receptors. J Nucl Med 36 : 1275-1281, 1995.

20) Suhara T, Sudo Y, Okauchi T, et al : Extrastriatal dopamine $D_2$ receptor density and affinity in the human brain measured by 3D PET. Int J Neuropsychopharmcol 2 : 73-82, 1999.

21) Suhara T, Okubo Y, Yasuno F, et al : Decreased dopamine $D_2$ receptor binding in the anterior cingulate cortex in schizophrenia. Arch Gen Psychia-

try 59 : 25-30, 2002.

22) Okauchi T, Suhara T, Maeda J, et al : Effect of endogenous dopamine on endogenous dopamine on extrastriated [$^{11}$C]FLB 457 binding measured by PET. Synapse 41 : 87-95, 2001.

23) Yasuno F, Suhara T, Okubo Y, et al : Low dopamine $D_2$ receptor binding in subregions of the thalamus in schizophrenia. Am J Psychiatry 161 : 1-7, 2004.

24) Christian B, Buchsbaum M, Lehrer D, et al : Statistical parametric mapping of [F-18] fallypride binding in never medicated patients with schizophrenia. Neuroimage 22 Suppl.2 : T173-174, 2004.

25) Hall H, Sedvall G, Magnusson O, et al : Distribution of $D_1$- and $D_2$-dopamine receptors, and dopamine and its metabolites in the human brain. Neuropsychopharmacol 11 : 245-256, 1994.

26) Sawaguchi T, Goldman-Rakic P : $D_1$ dopamine receptors in prefrontal cortex : involvement in working memory. Science 22 : 947-950, 1991.

27) Okubo Y, Suhara T, Suzuki K, et al : Decreased prefrontal dopamine $D_1$ receptors in schizophrenia revealed by PET. Nature 385 : 634-636, 1997.

28) Tauscher J, Hussain T, Agid O, et al : Equivalent occupancy of dopamine $D_1$ and $D_2$ receptors with clozapine : differentiation from other atypical antipsychotics. Am J Psychiatry 161 : 1620-1625, 2004.

29) Reith J, Benkelfat C, Sherwin A, et al : Elevated dopa decarboxylase activity in living brain of patients with psychosis. Proc Natl Acad Sci USA 91 : 11651-11654, 1994.

30) Hietala J, Syvalahti E, Vuorio K, et al : Presynaptic dopamine function in striatum of neuroleptic-naive schizophrenic patients. Lancet 346 : 1130-1131, 1995.

31) McGowan S, Lawrence A, Sales T, et al : Presynaptic dopaminergic dysfunction in schizophrenia : a positron emission tomographic [$^{18}$F]fluorodopa study. Arch Gen Psychiatry 61 : 134-142, 2004.

32) Dao-Castellana M, Paillere-Martinot M, et al : Presynaptic dopaminergic function in the striatum of schizophrenic patients. Schizophr Res 23 : 167-174, 1997.

33) Breier A, Su T, Saunders R, et al : Schizophrenia is associated with elevated amphetamine-induced synaptic dopamine concentrations : evidence from a novel positron emission tomography method. Proc Natl Acad Sci USA 94 : 2569-2574, 1997.

34) Laruelle M, Abi-Dargham A, van Dyck C, et al : Single photon emission computerized tomography imaging of amphetamine-induced dopamine release in drug-free schizophrenic subjects. Proc Natl Acad Sci USA 93 : 9235-9240, 1996.

35) Yasuno F, Hasnine A, Suhara T, et al : Template-based method for multiple volumes of interest of human brain PET images. Neuroimage 16 : 577-586, 2002.

36) Yasuno F, Suhara T, Ichimiya T, et al : Decreased 5-$HT_{1A}$ receptor binding in amygdala of schizophrenia. Biol Psychiatry 55 :439-444, 2004.

37) Nyberg S, Farde L, Halldin C : A PET study of 5-$HT_2$ and $D_2$ dopamine receptor occupancy induced by olanzapine in healthy subjects. Neuropsychopharmacol 16 : 1-7, 1997.

38) Farde L, Wiesel F, Halldin C, et al : Central $D_2$-dopamine receptor occupancy in schizophrenic patients with antipsychotic drugs. Arch Gen Psychiatry 45 : 71-76, 1988.

39) Pilowsky L, Mulligan R, Acton P, et al : Limbic selectivity of clozapine. Lancet 350 : 490-491, 1997.

40) Yasuno F, Suhara T, Okubo Y, et al : Dose relationship of limbic-cortical $D_2$-dopamine receptor occupancy with risperidone. Psychopharmacol 154

: 112-114, 2001.

41) Kapur S, Zipursky R, Jones C, et al : Relationship between dopamine $D_2$ occupancy, clinical response, and side effects : A double-blind PET study of first-episode schizophrenia. Am J Psychiatry 157 : 514-520, 2000.

42) Kapur S, Zipursky R, Remington G, et al : 5-HT$_2$ and $D_2$ receptor occupancy of olanzapine in schizophrenia : a PET investigation. Am J Psychiatry 155 : 921-928, 1998.

43) Takano A, Suhara T, Ikoma Y, et al : Estimation of the time-course of dopamine $D_2$ receptor occupancy in living human brain from plasma pharmacokinetics of antipsychotics. Int J Neuropsychopharmacol 7 : 19-26, 2004.

44) Kapur S, Zipursky R, Jones C, et al : A positron emission tomography study of quetiapine in schizophrenia : a preliminary finding of an antipsychotic effect with only transiently high dopamine $D_2$ receptor occupancy. Arch Gen Psychiatry 57 : 553-559, 2000.

45) Suhara T, Okauchi T, Sudo Y, et al : Clozapine can induce high dopamine $D_2$ receptor occupancy in vivo. Psychopharmacology 160 : 107-112, 2002.

46) Melzer H : Role of serotonin in depression. Ann N Y Acad Sci 600 : 486-499, 1990.

47) Staley J, Malison R, Innis R : Imaging of the serotonergic system : interactions of neuroanatomical and functional abnormalities of depression. Biol Psychiatry 44 : 534-549, 1998.

48) Takano A, Suhara T, Sudo Y, et al : Comparative evaluation of two serotonin transporter ligands in the human brain : [$^{11}$C] (+) McN5652 and [$^{11}$C] cyanoimipramine. Eur J Nucl Med Mol Imaging 29 : 1289-1297, 2002.

49) Drevets W, Frank E, Price J, et al : PET imaging of serotonin 1A receptor binding in depression. Biol Psychiatry 46 : 1375-1387, 1999.

50) Sargent P, Kjaer K, Bench C, et al : Brain serotonin1A receptor binding measured by positron emission tomography with [$^{11}$C]WAY-100635 : effects of depression and antidepressant treatment. Arch Gen Psychiatry 57 : 174-180, 2000.

51) Yatham L, Liddle P, Shiah I, et al : Brain serotonin$_2$ receptors in major depression : a positron emission tomography study. Arch Gen Psychiatry 57 : 850-858, 2000.

52) Meyer J, Kapur S, Eisfeld B, et al : The effect of paroxetine on 5-HT$_{2A}$ receptors in depression : an [$^{18}$F]setoperone PET imaging study. Am J Psychiatry 158 : 78-85, 2001.

53) Sheline Y, Mintun M, Moerlein S, et al : Greater loss of 5-HT$_{2A}$ receptors in midlife than in late life. Am J Psychiatry 159 : 430-435, 2002.

54) Massou J, Trichard C, Attar-Levy D, et al : Frontal 5-HT$_{2A}$ receptors studied in depressive patients during chronic treatment by selective serotonin reuptake inhibitors. Psychopharmacol 133 : 99-101, 1997.

55) Attar-Levy D, Martinot J, Blin J, et al : The cortical serotonin$_2$ receptors studied with positron-emission tomography and [$^{18}$F]-setoperone during depressive illness and antidepressant treatment with clomipramine. Biol Psychiatry 45 : 180-186, 1999.

56) Yatham L, Liddle P, Dennie J, et al : Decrease in brain serotonin$_2$ receptor binding in patients with major depression following desipramine treatment : a positron emission tomography study with fluorine-18-labeled setoperon. Arch Gen Psychiatry 56 : 705-771, 1999.

57) Owens M, Nemeroff C : The serotonin transporter and depression. Depress Anxiety 8 Suppl : 5-12, 1998.

58) Dahlstrom M, Ahonen A, Ebeling H, et al : Elevated hypothalamic/midbrain serotonin (monoamine) transporter availability in depressive drug-naive children and adolescents. Mol Psychiatry 5 : 514-522, 2000.

59) Ichimiya T, Suhara T, Sudo Y, et al : Serotonin Transporter Binding in Patients with Mood Disorders : A PET Study with [$^{11}$C] (＋) McN5652. Biol Psychiatry 51 : 715-722, 2002.

60) Laasonen-Balk T, Viinamaki H, Kuikka J, et al : 123I-beta-CIT binding and recovery from depression. A six-month follow-up study. Eur Arch Psychiatry Clin Neurosci 254 : 152-155, 2004.

61) Meyer J, Wilson A, Sagrati S, et al : Serotonin transporter occupancy of five selective serotonin reuptake inhibitors at different doses : an [$^{11}$C]DASB positron emission tomography study. Am J Psychiatry 161 : 826-835, 2004.

62) Suhara T, Takano A, Sudo Y, et al : High levels of serotonin transporter occupancy with low-dose clomipramine in comparative occupancy study with fluvoxamine using positron emission tomography. Arch Gen Psychiatry 60 : 386-391, 2003.

63) Ikoma Y, Suhara T, Toyama H, et al : Quantitative analysis for estimating binding potential of the brain serotonin transporter with [$^{11}$C]McN5652. J Cereb Blood Flow Metab 22 : 490-501, 2002.

64) Anderson I : Selective serotonin reuptake inhibitors versus tricyclic antidepressants : a meta-analysis of efficacy and tolerability. J Affect Disord 58 : 19-36, 2000.

65) Shiue C, Shiue G, Cornish K, et al : PET study of the distribution of [$^{11}$C]fluoxetine in a monkey brain. Nucl Med Biol 22 : 613-616, 1995.

66) Ramamoorthy S, Bauman A, Moore K, et al : Antidepressant-and cocaine-sensitive human serotonin transporter : molecular cloning, expression, and chromosomal localization. Proc Nat Acad Sci 90 : 2542-2546, 1993.

67) Suhara T, Sudo Y, Yoshida K, et al : Lung as reservoir for antidepressants in pharmacokinetic drug interactions. Lancet 351 : 332-335, 1998.

68) van Praag H, Korf J : Central monoamine deficiency in depressions : causative of secondary phenomenon? Pharmakopsychiatr Neuropsychopharmakol 8 : 322-326, 1975.

69) Diehl D, Gershon S : The role of dopamine in mood disorders. Compr Psychiatry 33 : 115-120, 1992.

70) Suhara T, Nakayama K, Inoue O, et al : $D_1$ dopamine receptor binding in mood disorders measured by positron emission tomography. Psychopharmacology 106 : 14-18, 1992.

71) Sedvall G, Karlsson P, Lundin A, et al : Dopamine $D_1$ receptor number—a sensitive PET marker for early brain degeneration in Huntington's disease. Eur Arch Psychiatry Clin Neurosci 243 : 249-255, 1994.

72) Cohen R, Sample W, Gross M, et al : Evidence for common alterations in cerebral glucose metabolism in major affective disorders and schizophrenia. Neuropsychopharmacology 2 : 241-254, 1989.

73) Kulhara P, Avasthi A, Chadda R, et al : Negative and depressive symptoms in schizophrenia. Br J Psychiatry 154 : 207-211, 1989.

74) Inoue M, Suhara T, Sudo Y, et al : Age-related reduction of extrastriatal dopamine $D_2$ receptor measured by PET. Life Sci 69 : 1079-1084, 2001.

75) Suhara T, Inoue O, Kobayashi K, et al : Age-related changes in human muscarinic acetylcholine receptors measured by positron emission tomography. Neurosci Lett 149 : 225-228, 1993.

76) Suhara T, Yasuno F, Sudo Y, et al : Dopamine $D_2$ receptors in the insular cortex and the personality

trait of novelty seeking. Neuroimage 13 : 891-895, 2001.
77) Yasuno F, Suhara T, Sudo Y, et al : Relation among dopamine $D_2$ receptor binding, obesity and personality in normal human subjects. Neurosci Lett 300 : 59-61, 2001.
78) Yasuno F, Suhara T, Nakayama T, et al : Inhibitory effect of hippocampal 5-HT1A receptors on human explicit memory. Am J Psychiatry 160 : 334-340, 2003.

（ドロンベコフ・タラント・ケネショウィッチ、安野　史彦、須原　哲也）

# 第8章
# 統合失調症，気分障害の脳画像研究
## — MRI による形態画像研究を中心に —

## 1. Key Words

schizophrenia, depressive disorder, bipolar disorder, magnetic resonance imaging, structural brain abnormality, voxel based morphometry
Neuroimaging study on schizophrenia and mood disorder : structural magnetic resonance imaging study

　統合失調症や気分障害に特徴的な脳の形態異常は存在するのか？　存在するとすれば、それはどのようなパターンで、どの程度の効果サイズをもつものなのか？　それはどのような意義をもち、臨床像とどのような関連をもつのか？　それは、一体、いつ、どのようにして現れたのか？

　現段階では、こうした疑問のすべてに明確な答を出すことができない。しかし、近年の画像技術の進歩によって、こうした問題を解明するための研究基盤は整備されつつある。本稿では、統合失調症と気分障害の MRI を用いた形態画像研究を中心に、1) 所見の特徴、2) 臨床的意義、3) 成因について、今日までの研究の流れを概観するとともに、voxel based morphometry（VBM）を用いた最近の MRI 研究を紹介する。

## 2. 統合失調症の MRI 研究

### A. 所見の特徴

　Shenton ら[66]は、2000年までに報告された統合失調症を対象とする MRI 研究の系統的文献レビューにおいて、異常所見の報告率を部位別に算出している。それによると、上側頭回（灰白質）（100%）、透明中隔（92%）、側脳室（80%）、側頭葉内側構造（扁桃体、海馬、海馬傍回）（74%）、第3脳室（73%）、基底核（68%）、上側頭回（灰白質＋白質）（67%）、脳梁（63%）、側頭葉全体（61%）、側頭平面（60%）、前頭葉（60%）、頭頂葉（60%）で高い数値を示している。Lawrie と Abukmeil[38]は、MRI 研究のメタ解析で、健常対照群と比較した統合失調症群の脳体積の変化率を算出し、側頭葉、扁桃体、扁桃体—海馬複合体、海馬傍回の体積減少と、側脳室、第3脳室の体積増加が相対的に大きいことを示し、Wright ら[80]も、全脳の変化率で補正した体積変

化率を算出して同様の傾向を確認している。

側頭葉の体積減少は、統合失調症においてもっとも頻繁に報告されている異常所見の一つで、Nelsonら[50]は、海馬体積に関するMRI研究のメタ解析で、統合失調症には中程度の平均効果サイズで体積減少がみられ、関心領域内に扁桃体を含めると平均効果サイズがさらに増大すると述べている。一方、ZakzanisとHeirichs[81]は、前頭葉のCT、MRI、PET研究のメタ解析で、統合失調症では中程度の平均効果サイズで前頭葉の体積減少を認めるが、臨床マーカーとしての有用性は高くないこと、機能画像では比較的大きな平均効果サイズでhypofrontalityを認め、特に課題遂行時のhypofrontalityは臨床マーカーとしての有用性が相対的に高くなることを指摘している。さらに、DavidsonとHeinrichs[19]が、前頭葉と側頭葉について再度メタ解析を行い、MRIにおける前頭葉と海馬の体積減少の平均効果サイズは中程度で、PET/SPECTによるhypofrontalityの効果サイズは比較的大きく、臨床マーカーとして識別能は40%〜50%程度であるとしている。これらの結果は、1) 統合失調症の病態に、側頭葉と前頭葉の体積・機能の異常が関与している可能性を強く示唆しているが、2) その所見は統合失調症を疾患単位として独立させ得るほどのものではなく、3) 異質な疾患群を含む統合失調症の中に、下位類型(たとえば前頭葉型、側頭葉型)が存在することを示唆する程度のものであると結論づけている。

このような流れの中で、最近のVBMを用いた研究では、脳全体の解析によって、統合失調症にみられる形態画像所見の特徴を、前頭葉、側頭葉、視床、基底核、小脳を含む神経ネットワークの異常パターンとして捉えられるようになってきている(表1)。

## B. 臨床的意義

側頭葉内側構造の主要構成要素である扁桃体・海馬・海馬傍回は、大脳辺縁系の一部を構成し、記憶と情動に密接に関連している。統合失調症における海馬体積の減少は、記憶障害と前頭葉機能障害の両者に関連することが示されており、機能画像では、単語再生課題において、健常者では右前頭葉—側頭葉ネットワークが賦活されるが、統合失調症では海馬が賦活されず、その代わりに前頭前野が広範に賦活されること、エピソード記憶課題遂行時に海馬が賦活されないこと、新たな絵の発見課題では海馬活動が低下することなど、認知課題遂行時に海馬機能を十分動員できないことが統合失調症の病態に関連するものと推測されている[25]。

一方、Hirayasuら[26]は、上側頭回の灰白質の体積減少が初回エピソードの統合失調症にはみられるが、初回エピソードの精神病性双極性障害にはみられないと報告している。また、Dickeyら[21]は、未治療・未服薬の統合失調症型人格障害にも上側頭回の灰白質減少が認められたと報告している。これらの所見は、この領域の異常が、統合失調症および統合失調症スペクトラム障害に特異的なものである可能性を示唆している。上側頭回の上面(Heschl's回)は一次聴覚野を含み、左半球では、その後方はWernicke領野の一部で、言語野である側頭平面を含んでいる。上側頭回前部の電気刺激によって幻聴と言語性記憶障害が生じ、後部で思考障害が出現することが知られているが、統合失調症においても上側頭回の体積減少と幻聴、思考障害が関連することが支持されており[66]、最近のVBM研究でもこうした見解は支持されている[35,59,78]。

側頭葉内側構造と上側頭回の体積減少は強力に相関しており、左前頭前野、左側頭葉内側構造、左上側頭回も密接な相関を示している[66]。Nestor

表1 統合失調症を対象とするvoxel based morphometryを用いたMRI研究：健常者との比較

| 報告者 | 形態画像所見 | 臨床像との関連 |
|---|---|---|
| Wrihgtら（1999）[79] | GM↓：両側側頭極，両側島皮質，右扁桃体，左前頭前野背外側部 | |
| Sigmundssonら（2001）[67] | GM↓：左上側頭回，左島皮質，左側頭葉内側面（海馬，海馬傍回），両側前帯状回，両側前頭葉内側面／GM↑：両側基底核／WM↓：左側頭葉，左前頭葉 | 陽性症状と基底核のGM↑が相関 |
| Wilkeら（2001）[77] | GM↓：左優位の前頭葉，側頭葉，島皮質／脳脊髄液腔の拡大 | 重症度と左前頭葉下部，左頭頂葉下部のGM↓が相関 |
| Paillere-Martinotら（2001）[54] | GM↓：両側内側前頭回，左島皮質，左海馬傍回，左紡錘状回／WM↓：両側前頭葉 | 陰性症状と両側帯状回，右内包のWM↓が相関 |
| Hulshoffら（2001）[28] | GM↓：左扁桃体，左海馬，右縁状回，両側視床，両側前頭葉眼窩面，両側上側頭領域，両側頭頂側頭領域，両側後部帯状回，両側島皮質 | 患者群で年齢と左扁桃体のGM↓が相関 |
| Suzukiら（2002）[69] | GM↓：左上側頭領域，左中下前頭領域，右下前頭領域，両側前帯状回，両側側頭葉内側面／GM↑：両側頭頂葉，両側小脳／WM↓：両側内包前脚，両側上後頭前頭束／WM↑：両側頭頂領域 | |
| Ananthら（2002）[2] | GM↓：両側視床，両側前頭前野腹内側部 | 家族歴と前頭前野内側面のGM↓が関連 |
| Jobら（2002）[29] | GM↓：右帯状回，右内側前頭回，左中側頭回，左中心後回，左辺縁葉 | |
| Shapleskeら（2002）[59] | GM↓：両側側頭葉内側面，両側島皮質，両側前頭葉眼窩面，両側楔前部／GM↑：右頭頂葉下部／WM↓：右前頭葉 | 幻聴と左島皮質とその周囲のGM↓が関連 |
| Kubickiら（2002）[35] | GM↓：左上側頭領域 | |
| Marceilsら（2003）[46] | GM↓：前頭葉―視床―小脳領域 | |
| Salgadao-Pinedaら（2003）[56] | GM↓：両側前帯状回，左前頭葉下部，右前障，左視床枕，両側視床背内側核，両側尾状核，左海馬，左海馬傍回 | 注意機能と視床・頭頂葉下部・前頭葉のGM↓が関連 |
| Zhouら（2003）[82] | WM↓：両側内包前脚（右＞左） | |

GM：灰白質密度，WM：白質密度，↓：減少，↑：増大

ら[51,52]は、言語性記憶、抽象化・範疇化の成績不良と海馬傍回・上側頭回後部の体積減少が相関することを示しており、この所見は統合失調症にみられる意味システムの機能的障害を示すものと解釈している。これらの所見は、側頭葉内側構造を含む大脳辺縁系と前頭前野・上側頭回を含む連合野皮質の異常な相互関係が、統合失調症にみられる認知障害と精神病症状の両者に関与する可能性を示唆している。

KonickとFriedman[34]は、視床体積に関するMRIまたは死後脳研究のメタ解析において、絶対値と全脳補正値のいずれを用いた場合でも、統合失調症では小〜中程度の平均効果サイズで視床体積が減少していると結論している。視床は脳内の主要な中継点の一つで、網様体賦活系、大脳辺縁系、大脳皮質各領域からの入力を調整する機能を担っている。また、注意や情報処理に関連し、感覚信号入力を制御する「フィルター」の役割を果たしている。Andreasen[3]は、神経発達障害としての前頭前野―視床―小脳回路の障害が統合失調症の発症に関連するという仮説を提唱しており（'cognitive dysmetria'）、Jones[30]は、視床の集積的機能の故障によって、統合失調症に通常みられる思考過程の断片化が生じるとしている。Weingberger[75]は、視床は前頭前野と側頭葉辺縁系皮質に重要な繊維連絡をもっているが、後者の二つが統合失調症の病理に深く関連していることを強調している。最近のVBMを用いた研究でも、

視床と前頭前野腹内側部の GM 減少を示す報告[2]や、両側内包（特に左）の WM 減少から、統合失調症における前頭葉—視床の神経連絡の異常を示唆する報告[69,82]、認知課題を併用して、視床・頭頂葉下部・前頭葉領域の GM 低下が統合失調症にみられる注意障害に関連することを示唆する所見が報告されている[56]。

## C. 成因

初回エピソード統合失調症において、脳室の体積増大、前頭葉・側頭葉内側構造・上側頭回の体積減少、側頭平面の異常非対称が認められるとする報告が蓄積しており、前頭葉・側頭葉・視床の体積低下は、発症前にすでに顕在化している神経発達異常を反映するものと推測されている[47]。また、双生児研究や家族研究では、ハイリスク群（非罹患同胞、非罹患血縁者）の前頭葉・側頭葉の体積が健常対照群（非血縁者）と患者群（罹患者）の中間の所見を示すことから、これらの所見の一部は遺伝的要因に規定され、一部は環境要因に規定されるものと考えられている[47]。さらに、ハイリスク群の前向きコホート研究では、ベースラインの段階ですでに側頭葉内側構造・視床の体積が健常対照群よりも小さく[39,40]、言語性記憶と実行機能課題の成績も不良であること[18]、2年間の追跡で、健常対照群とハイリスク群との間には局所脳体積に有意な変化は認めないものの、ハイリスク群で精神病を発症した者は、発症しなかった者と比較して、右の側頭葉体積が有意に減少しており[41]、言語性記憶と実行機能課題の成績も有意に悪化する[18]ことが示されている。このことから、側頭葉や視床の体積減少は統合失調症の発症脆弱性に関連するが、側頭葉体積の進行性減少は統合失調症の発症過程（認知障害と精神病症状の出現）に関連することが推測されている。

最近の VBM を用いた研究でもこうした見解を支持する報告があり、Job ら[29]によれば、ハイリスク群で両側前帯状回と左海馬傍回に GM 低下を認めるが、初回エピソード統合失調症群では前頭葉・側頭葉の GM 低下がハイリスク群よりさらに高度であることを示している。しかし、Marcelis ら[46]は、患者群には前頭葉—視床—小脳領域の GM 低下が認められるが、ハイリスク群では小脳の GM 低下が認められることから、小脳の異常が遺伝的な発症脆弱性に関連するという見解を述べている。

統合失調症の縦断的研究では、発症後にも前頭葉・側頭葉の体積減少や脳脊髄液腔の拡大が進行すること[76]、基底核の体積増大は抗精神病薬の投与期間に依存し[15,31]、上側頭回の体積減少は治療によって可逆的に変化すること[32]が示唆されており、これらの所見が疾病や薬物によって影響される神経変性異常を反映するものと推測されている。VBM 研究においても、左扁桃体の GM が年齢と負の相関を示すこと[28]、初回エピソードからの罹病期間と、右側頭葉内側面、小脳内側面、両側前帯状回の GM および右内包後脚の WM が負の相関を示し、淡蒼球の GM が正の相関を示すこと[72]から、この見解が支持されている。

## 3. 気分障害の MRI 研究

### A. 所見の特徴

気分障害の側頭葉体積に関する結果は一致しない。内側構造に限定した場合でも、大うつ病性障害の扁桃体で体積増加・減少・非対称、双極性障害で増加・減少の報告がある[4]。しかし、海馬体積については、Sheline ら[63]の系統的文献レビューによれば、解像度が 3mm 未満の画像検出装置であれば有意な減少が検出されるといい、Campbell ら[13]のメタ解析によれば、海馬を扁桃体と分離して計測した場合に、大うつ病性障害の海馬体

積は健常対照群よりも小さくなると結論している。一方、前頭葉については、多くの研究で体積減少が指摘されており、大うつ病でその程度は、前頭葉全体で−7%[17]、膝下部前頭前野皮質で−48%[22]という報告がある。双極性障害では結果に多少ばらつきがあるが、Drevets[22]、Hirayasu[27]は膝下部前頭前野皮質の体積低下を認めており、Lacerda[36]は前頭葉眼窩面の体積減少を認めている。最近のVBMを用いた研究では、双極性障害で、Lyooら[43]が左前帯状回、左内側前頭回、右下前頭回、右中心前回のGM減少を報告しており、Loschheadら[42]が、左側頭葉腹内側部・両側帯状回のGM減少と左島/前頭頭頂弁蓋部皮質・左側頭後頭葉腹側部皮質のGM増大を報告しており、Bell-McGintyら[6]が、老年期うつ病の右海馬のGM減少を報告している。

基底核については、大うつ病性障害を対象とするMRI研究では体積減少を報じているものが多く、高齢発症のうつ病で特に顕著であることが指摘されている[4]。一方、双極性障害では報告は一定せず、尾状核の体積増加、淡蒼球の体積増加や、高齢発症の双極性障害における尾状核体積低下などの報告がある[4,5]。また、視床下部の体積増加、信号強度変化、視床の体積増加または減少、小脳の体積低下が報告されており[4]、脳梁については、双極性障害において体積低下と信号強度低下が報告されている[9,10]。

MRIのT2強調画像でみられる高信号性病変と気分障害の関連を強調する研究は多い。Videbech[73]のメタ解析によれば、高信号性病変の出現リスクは、単極性うつ病で3.2倍、双極性うつ病で3.3倍増大すると概算されている。また、双極性障害に限定したAltshulerら[1]のメタ解析によると、脳室周囲白質高信号病変の出現頻度は、双極I型障害で62%、健常対照群で30%であるという。脳卒中後うつ病に関して、Robinsonら[55]は、虚血性病変が左前頭葉前方にあることがうつ病の合併に特に関連するとしているが、Carsonら[14]のメタ解析では、病変部位とうつ病の出現には関連性がないと結論づけている。しかし、その後Vatajaら[71]は、大規模サンプルの研究で、うつ病の合併は、前頭前野−皮質下回路（特に左側）を侵す病変に相関すると報告している。

B. 臨床的意義

前頭前野、大脳辺縁系、基底核、視床は、LCSPT回路（limbic-cortical-striatal-pallidal-thalamic circuit）の主要構成要素である。この回路は内的・外的刺激に対する情動・認知・行動・内分泌・自律神経反応の制御に関与し、その機能の障害がうつ病の際にみられる情動、認知、行動、身体領域に出現する症状に関連するとする仮説がある[49]。MRI研究の多くはこの仮説を支持しており、機能画像研究の結果とも一致する。

個々の臨床像との関連では、無気力と基底核病変[48]、罹病期間と海馬体積減少[61,62]または全脳灰白質体積低下[37]、機能障害と前頭葉眼窩皮質の体積低下[70]、不良な転帰と海馬体積低下[23]および脳脊髄液スペースの拡大[12]、躁病エピソードの反復と側脳室拡大[68]が関連づけられている。また、皮質下高信号性病変や潜在性脳梗塞は高齢発症、認知障害、機能障害、抗うつ薬治療反応性の低下や副作用の出現しやすさと関連づけられているが[24]、SPECTやPETを併用した最近の研究では、前頭葉・側頭葉・基底核・視床の血流低下と関連づける報告[53]や、前頭葉皮質−線条体経路の白質病変の頻度と前頭葉機能の低下を関連づける報告もある[74]。

VBMを用いたMRI研究では、単極性うつ病の慢性化と、海馬を含む左側頭葉皮質のGM減少、言語性記憶課題の成績低下が関連し[57]、薬物治療抵抗性と前頭葉−線条体のGM減少が関連する[58]と報告されている。

## C. 成因

気分障害にみられる脳形態異常の成因についても、神経発達異常と神経変性異常の両者が想定される。

家族性の気分障害では前頭前野膝下部の体積減少[27,60]が報告されており、小児期または思春期の大うつ病性障害では海馬体積の減少[44]、双極性障害では脳室異常（拡大、非対称）と深部白質病変[8]、左上側頭回の体積減少[16]、扁桃体の体積減少[7,20]、被殻の体積増大[20]が報告されている。双生児研究では、左半球白質体積が健常対照群に比較して罹患同胞で減少し、非罹患同胞ではその中間になると報告されている[33]。こうした所見は遺伝要因、環境要因、あるいは両者の相互作用に起因する神経発達異常を反映している可能性がある。

反復するうつ病エピソードは、ストレス惹起性の高コルチゾール血症に起因するグルココルチコイド（GC）介在性の神経毒性を生じる可能性がある。体積減少が報告されている前頭前野（特に眼窩内側面）、海馬、扁桃体はGC受容体の密度が高い領域であり、この仮説と一致する[65]。また、ストレス惹起性の興奮毒性、神経栄養因子の低下、神経細胞新生の減少なども体積減少に寄与する可能性がある[65]。うつ病罹病期間と海馬体積は逆相関するという報告[61,62]、初回エピソードの患者には記憶障害を認めても海馬体積の減少は認めなかったが、反復エピソードの患者では両者が認められたとする報告[45]、ステロイド療法を受けている患者は受けてない患者に比べて海馬体積が減少し、記憶機能も低下するという報告[11]、うつ病エピソードの持続期間は海馬体積低下に関連するが、抗うつ薬服薬例ではこの関連が消失するという報告[64]は、これらの仮説を支持している。また、最近のVBMを用いた研究でも、海馬体積がうつ病罹病期間に逆相関することが確認されている[6]。

脳血管障害、パーキンソン病、アルツハイマー病、多発性硬化症などの神経疾患や加齢に伴う神経変性それ自体がLCSPT回路に損傷をもたらし、気分障害の素因を形成する可能性も推測される。さらに、気分障害それ自体が、併存身体疾患やストレスとは独立に、脳の形態・機能に変化を及ぼし、エピソードの再発脆弱性を高めている可能性も否定できない[65]。

## 4. 今後の課題

統合失調症、気分障害にみられる形態画像異常の特徴的なパターンを明らかにする上で、VBMは有力な方法である。また、形態画像異常の臨床的意義を明らかにするためには、臨床像、下位類型、機能画像との関連を追求する研究が必要であろう。また、その成因を解明するためには、画像データと死後脳データとの対応をテーマとする研究や、ハイリスク例および初回エピソード例を対象とする前向きコホート研究と介入研究が必要であろう。さらに、拡散テンソル画像、磁気共鳴スペクトロスコピー、神経受容体画像など、新たな画像技術を併用した体系的研究によって、神経ネットワーク、神経化学、神経伝達物質との関連を明らかにしていく必要がある。統合失調症や気分障害にみられる形態画像異常の特徴、意義、成因を解明することは、今日の重要な臨床研究の課題である。

## 文　献

1) Altshuler LL, Curran JG, Hauser P, et al : T2 hyperintensities in bipolar disorder : magnetic resonance imaging comparison and literature meta-

analysis. Am J Psychiatry, 152 : 1139-1144, 1995.
2) Ananth H, Popesch I, Critchley HD, et al : Cortical and subcortical gray matter abnormalities in schizophrenia determined through structural magnetic resonance imaging with optimaized volumetric voxel-based morphometry. Am J Psychaitry, 159 : 1497-1505, 2002.
3) Andreasen NC : The role of the thalamus in schizophrenia. Can J Psychiatry, 42 : 27-33, 1997.
4) Beyer JL, Krishnan KRR : Volumetric brain imaging findings in mood disorders. Bipolar Disord, 4 : 89-104, 2002.
5) Beyer JL, Kuchibhatla M, Payne M, et al : Caudate volume measurement in older adults with bipolar disorder. Int J Geriatr Psychiatry, 19 : 109-114, 2004.
6) Bell-McGinty S, Butters MA, Meltzer CC, et al : Brain morphometric abnormalities in geriatric depression : long-term neurobiological effects of illness duration. Am J Psychaitry 159 : 1424-1427, 2002.
7) Blumberg HP, Kaufman J, Martin A, et al : Amygdala and hippocampal volumes in adolescents and adults with bipolar disorder. Arch Gen Psychiatry 60 : 1201-1208, 2003.
8) Botteron KN, Figiel GS, Wetzel MW, et al : MRI abnormalties in adolescent bipolar affective disorder. J Am Acad Child Adolesc Psychaitry, 31 : 258-261, 1992.
9) Brambilla P, Nicoletti MA, Sassi RB, et al : Magnetic resonance imaging study of corpus callosum abnormalities in patients with bipolar disorder. Biol Psychiatry 54 : 1294-1297, 2003.
10) Brambilla P, Nicoletti M, Sassi RB, et al : Corpus callosum signal intensity in patients with bipolar and unipolar disorder. J Neurol Neurosurg Psychaitry 75 : 221-225, 2004.

11) Brown ES, J Woolston D, Frol A, et al : Hippocampal volume, spectroscopy, cognition, and mood inpatients receiving corticosteroid therapy. Biol Psychaitry, 55 : 538-545, 2004.
12) Cardoner N, Pujol J, Vallejo J, et al : Enlargement of brain cerebral fluid spaces as a predictor of clinical outcome in melancholia. J Clin Psychiatry 64 : 691-697, 2003.
13) Campbell S, Marriott M, Nahmias C, et al : Lower hippocampal volume in patients suffering from depression : A meta-analysis. Am J Psychiatry 161 : 598-607, 2004.
14) Carson AJ, MacHale S, Allen K, et al : Depression after stroke and lesion location : as systematic review. Lancet, 356 : 122-126, 2000.
15) Chakos MH, Liberman JA, Bilder RM, et al : Increase in caudate nuclei volumes of first-episode schizophrenic patients taking antipsychotic drugs. Am J Psychiatry, 151 : 1430-1436, 1994.
16) Chen HH, Nicoletti MA, Hatch JP, et al : Abnormal left superior temporal gyrus volumes in children and adolescents with bipolar disorder : a magnetic resonance imaging study. Neuroscience Letters 363 : 65-68, 2004.
17) Coffey CE, Wilkinson WE, Weiner RD, et al : Quantitative cerebral anatomy in depression. A controlled magnetic resonance imaging study. Arch Gen Psychiatry, 50 : 7-16, 1993.
18) Cosway R, Byrne M, Clafferty R, et al : Neuropsychological change in young people at high risk for schizophrenia : results from the first two neuropsychological assessments of the Edinburgh High Risk Study. Psychol Med, 30 : 1111-1121, 2000.
19) Davidson LL, Heinrichs RW : Quantification of frontal and temporal lobe brain imaging findings in schizophrenia : a meta-analysis. Psychiatry Res 122 : 69-87, 2003.

20) DelBello MP, Zimmerman ME, Millis NP, et al : Magnetic resonance imaging analysis of amygdala and other subcortical brain regions in adolescents with bipolar disorder. Bipolar Disord, 6 : 43-52, 2004.

21) Dickey CC, McCarley RW, Voglmaier MM, et al : Schizotypal personality disorder and MRI abnormalities of temporal lobe gray matter. Biol Psychiatry, 45 : 1393-1402, 1999.

22) Drevets WC, Price JL, Simpson JR Jr, et al : Subgenual prefrontal cortex abnormalities in mood disorders. Nature 386 : 824-827, 1997.

23) Frodl T, Meisenzahl EM, Zetzsche T, et al : Hippocampal and amygdale changes in patients with major depressive disorder and healthy controls during a 1-year follow-up. J Clin Psychiatry 65 : 492-499, 2004.

24) 藤川徳美：無症候性脳梗塞とうつ病―脳血管性うつ病の概念．精神神経学雑誌，106 ： 421-430, 2004.

25) Heckers S : The hippocampus and schizophrenia. Search for the cause of schizophrenia. Vol V, ed. Gattaz WF, Hafner H. Springer, 182-200, 2004.

26) Hirayasu Y, Shenton ME, Salisbury DF, et al : Lower left temporal lobe MRI volumes in patients with first-episode schizophrenia compared with psychotic patients with first-episode affective disorder and normal subjects. Am J Psychiatry 155 : 1384-1391, 1998.

27) Hirayasu Y, Shenton ME, Salisbury DF, et al : Subgenual cingulate cortex volume in first-episode psychosis. Am J Psychiatry 156 : 1091-1093, 1999.

28) Hulshoff Pol HE, Schnack HG, Mandl RC, et al : Focal gray matter density changes in schizophrenia. Arch Gen Psychiatry, 58 : 1118-1125, 2001.

29) Job DE, Whalley HC, McConnel S, et al : Structural gray matter differences between first-episode schizophrenics and normal controls using voxel-based morphometry. Neuroimage, 17 : 880-889, 2002.

30) Jones EG : Cortical development and thalamic pathology in schizophrenia. Schizophr Bull 23 : 483-501, 1997.

31) Keshavan MS, Bagwell WW, Haas GL, et al : Changes in caudate volume with neuroleptic treatment. Lancet 344 : 1434, 1994.

32) Keshavan MS, Haas GL, Kahn CE, et al : Superior temporal gyrus and the course of early schizophrenia : progressive, static, or reversible? J Psychiatry Res, 32 : 161-167, 1998.

33) Kieseppa T, Van Erp TG, Haukka J, et al : Reduced left hemispheric white matter volume in twins with bipolar I disorder. Biol Psychiatry 54 : 896-905, 2003.

34) Konick LC, Friedman L : Meta-analysis of thalamic size in schizophrenia. Biol Psychiatry 49 : 28-38, 2001.

35) Kubicki M, Shenton ME, Salisbury DF, et al : Voxel-based morphometric analysis of gray matter in first episode schizophrenia. Neuroimage, 17 : 1711-1719, 2002.

36) Lacerda ALT, Keshavan MS, Hardan AY, et al : Anatomic evaluation of the orbitofrontal cortex in major depressive disorder. Biol Psychiatry, 55 : 353-358, 2004.

37) Lampe IK, Hulshoff Pol HE, Janssen J, et al : Association of depression duration with reduction of global cerebral gray matter volumes in female patients with recurrent major depressive disorder. Am J Psychiatry 160 : 2052-2054, 2003.

38) Lawrie SM, Abukmeil SS : Brain abnormality in schizophrenia. A systematic and quantative review of volumetric magnetic resonance imaging studies. Br J Psychiatry, 172 : 110-120, 1998.

39) Lawrie SM, Whalley HC, Kestelman JN, et al : Magnetci resonance imaging of brain in people at high risk of developing schizophrenia. Lancet 353 : 30-33, 1999.

40) Lawrie SM, Whalley HC, Abukmeil SS, et al : Brain structure, genetic liability, and psychotic symptoms in subjects at high risk of developing schizophrenia. Biol Psychiatry, 15 : 811-823, 2001.

41) Lawrie SM, Whalley HC, Abukmeil SS, et al : temporal lobe volume changes in people at high risk of schizophrenia with psychotic symptoms. Br J Psychiatry, 181 : 138-143, 2002.

42) Lochhead RA, Parsey RV, Oquendo MA, et al : Regional brain gray matter volume differences in patients with bipolar disorder as assessed by optimized voxel-based morphometry. Biol Psychiatry, 55 : 1154-1162, 2004.

43) Lyoo IK, Kim MJ, Stoll AL, et al : Frontal lobe gray matter density decreases in bipolar I disorder. Biol Psychiatry, 55 : 648-651, 2004.

44) MacMaster FP, Kusumaker V : Hippocampal volume in early onset depression. BMC Med 2 : 2, 2004.

45) MacQueen GM, Campbell S, McEwen BS, et al : Course of illness, hippocampal function, and hippocampal volume in major depression. Proc Natl Acad Sci USA 100 : 1387-1392, 2003.

46) Marcelis M, Suckling J, Woodruff P, et al : Searching for a structural endophenotype in psychosis using computational morphometry. Psychiatry Res, 122 : 153-167, 2003.

47) McIntosh A, Whalley H, Job D, et al : Genetic liability, brain structure and symptoms of schizophrenia. Search for the cause of szhiophrenia. Ed. Gattaz WF and Hafner H. Springer, 161-181, 2004.

48) Mayberg HS : Frontal lobe dysfunction in secondary depression. J Neuropsyhiatry Clin Neurosci 6 : 428-442, 1994.

49) Mayberg HS : Limbic-cortcial dysregulation : a proposed model of depression. J Neuropsychiatry Clin Neuroscie 9 : 471-481, 1997.

50) Nelson MD, Saykin AJ, Flashman LA, et al : Hippocampal volume reduction in schizophrenia as assessed by magnetic resonance imaging : a meta-analytic study. Arch Gen Psychiatry, 55 : 433-440, 1998.

51) Nestor PG, Shenton ME, McCarley RW, et al : Neuropsychological correlates of MRI temporal lobe abnormalities in schizophrenia. Am J Psychiatry, 150 : 1849-1855, 1993.

52) Nestor PG, Kimble MO, O'Donnell BF, et al : Aberrant semantic activation in schizophrenia : a neuropsychological study. Am J Psychiatry 154 : 640-646 ,1997.

53) Oda K, Okubo Y, Ishida R, et al : Regional cerebral blood flow in depressed patients with white matter magnetic resonance hyperintensity. Biol Psyhicatry, 53 : 150-156, 2003.

54) Paillere-Martinot M, Caclin A, Artiges E, et al : Cerebral gray and white matter reductions and clinical correlates in patients with early onset schizophrenia. Schizophr Res, 50 : 19-26, 2001.

55) Robinson RG, Kubos KL, Starr LB, et al : Mood changes in stroke patients : Relationship to lesion location. Compr Psychaitry, 24 : 555-566, 1983.

56) Salgado-Pineda P, Junque C, Vedrell P, et al : Decreased cerebral activation during CPT performance : structural and functional deficits in schizophrenic patients. Neuroimage, 21 : 840-847, 2004.

57) Shah PJ, Ebmeier KP, Glabus MF, et al : Cortical gray matter reductions associated with treatment-resistant chronic unipolar depression. Controlled magnetic resonance imaging study. Br J Psychiatry, 172 : 527-532, 1998.

58) Shah PJ, Glabus MF, Goodwin GM, et al : Chronic, treatment-reistant depression and right fronto-striatal atrophy. Br J Psychiatry, 180 : 434-440, 2002.

59) Shapleske J, Rossell SL, Chitnis XA, et al : A computational morphometric MRI study of schizophrenia : effects of hullcinations. Cereb Cortex, 12 : 1331-1341, 2002.

60) Sharma V, Menon R, Carr TJ, et al : An MRI study of subgenual prefrontal cortex in patients with familial and non-familial bipolar disorder. Affect Disord, 77 : 167-171, 2003.

61) Sheline YI, Gado MH, Price JL, et al : Amygdala core nuclei volumes are decreased in recurrent major depression. Neuroreport 9 : 2436, 1998.

62) Sheline YI, Sanghavi M, Mintun M, et al : Depression duration but not age predicts hippocampal volume loss in women with recurrent major depression. J Neuroscie 19 : 5034-5043, 1999.

63) Sheline YI, Mittler BL, Mintun MA : The hippocampus and depression. Eur Psychiatry 17 : Suppl 3 : 300-305, 2002.

64) Sheline YI, Gado MH, Kraemer HC : Untreated depression and hippocampal volume loss. Am J Psychiatry 160 : 1516-1518, 2003.

65) Sheline YI : Neuroimaging studies of mood disorder effects on the brain. Biol Psychiatry, 54 : 338-352, 2003.

66) Shenton ME, Dickey CC, Frumin M, et al : A review of MRI findings in schizophrenia. Schizophr Res, 49 : 1-52, 2001.

67) Sigmundsson T, Suckling J, Maier M, et al : Structural abnormalities in frontal, temporal, and limbic regions and interconnecting white matter tracts in schizophrenic patients with prominent negative symptoms. Am J Psychiatry 158 : 234-243, 2001.

68) Strakowski SM, DelBello MP, Zimmerman ME, et al : Ventricular and periventircular structural volumes in first-versus multiple-episode bipolar disorder. Am J Psychiatry 159 : 1841-1847, 2002.

69) Suzuki M, Nohara S, Hagino H, et al : Regional changes in brain gray and white matter in patients with schizophrenia demonstrated with voxel-based analysis of MRI. Schizophr Res, 55 : 41-54, 2002.

70) Taylor WD, Steffens DC, McQuoid DR, et al : Smaller orbital frontal cortex volumes associated with functional disability in depressed elders. Biol Psychiatry 53 : 144-149, 2003.

71) Vataja R, Pohjasvaara T, Leppavuori A, et al : Magnetic resonance imaging correlates of depression after ischemic stroke. Arch Gen Psychaitry 58 : 925-931, 2001.

72) Velakoulis D, Wood SJ, Smith DJ, et al : Increased duration of illness is associated with reduced volume in right medial temporal/anterior cingulate gray matter in patients with chronic schizophrenia. Schizophr Res, 57 : 43-49, 2002.

73) Videbech P : MRI findings in patients with affective disorder : a meta-analysis. Acta Psychiatrica Scand 96 : 157-168, 1997.

74) Videbach P : The Danish PET/depression project : performance on Stroop's test linked to white matter lesions in the brain. Psychiatry Res 130 : 117-1130, 2004.

75) Weinberger DR : On localizing schizophrenic neuropathology. Schizophr Bull 23 : 537-540, 1997.

76) Weinberger DR, McClure RK : Neurotoxicity, neuroplasticity, and magnetic resonance imaging morphometry. Arch Gen Psychiatry 59 : 553-558, 2002.

77) Wilke M, Kaufmann C, Grabner A, et al : Structural abnormalities in frontal, temporal, and limbic regions and interconnecting white matter tracts in schizophrenic patients with prominent negative

symptoms. Am J Psychiatry, 158 : 234-243, 2001.
78) Wright IC, McGuire PK, Poline JB, et al : voxel-based method for the statistical analysis of gray and white matter density applied to schizophrenia. Neuroimage 2 : 244-252, 1995.
79) Wright IC, Ellison ZR, Sharma T, et al : Mapping of grey matter changes in schizophrenia. Schizophr Res, 35 : 1-14, 1999.
80) Wright IC, Rabe-Hesketh S, Woodruff PWR, et al : Meta-analysis of regional brain volumes in schizophrenia. Am J Psychiatry 157 : 16-25, 2000.
81) Zakzanis KK, Heinrichs RW : Schizophrenia and the frontal brain : a quantitative review. J Int Neuropsychol Soc, 5 : 556-566, 1999.
82) Zhou SY, Suzuki M, Hagion H, et al : Decreased volume and infreased asymmetry of the anterior limb of the internal capsule in patients with schizophrenia. Biol psychiatry, 54 : 427-436, 2003.

（粟田　主一）

# 第9章 パーキンソン病および類縁疾患のPET/SPECT

## 1. 臨床応用の現況

　パーキンソン病（PD）は安静時振戦、固縮、無動、姿勢反射障害などの運動障害を中心症状とし、中脳黒質のドパミン神経細胞減少とレビー小体（LB）の出現をそのおもな病理学的変化とする疾患である。当初は運動症状のみが注目されたが、近年では、認知機能障害、精神症状、自律神経不全症状を呈する疾患であることが認識されている。このためPDおよびその類縁疾患を対象としたPET/SPECTによる脳機能イメージングでは、ドパミン系神経のシナプス前機能およびシナプス後機能（受容体）のイメージングのみならず、認知機能障害、精神症状の発現に関与する大脳皮質の血流、代謝の評価も重要である。

　本稿ではPDおよびその類縁疾患を対象としたPET/SPECTによる脳機能イメージングについて、1）臨床応用の現況、2）EBMのツールとしての利用、3）認知機能障害との関連、の順に紹介する。

　中脳黒質のドパミン神経細胞減少というPDの病態から、対象となる神経伝達系は、ドパミン系が中心である。現在使用されているPET/SPECT用の放射性薬剤の一覧（**表1**）とシナプスの模式図（**図1**）を示す。シナプス前機能を評価するためにPETでは以前からドパミン合成能（aromatic L-amino acid decarboxylase：AADC活性）と貯蔵能力を反映する$^{18}$F-FDOPAが使用され、鑑別診断、早期診断、重症度診断などパーキンソン病および類縁疾患の診断における有用性は確立している。PDの運動症状の発現は、中脳黒質緻密部のドパミン神経細胞の減少に起因し、正常の50％程度以下に細胞数が減少した時に臨床的にパーキンソニズムが発症するといわれている。$^{18}$F-FDOPAでは、黒質線条体ドパミンニューロンの投射先である線条体部分にもっとも高い集積がみられる。PDでは黒質の外側より神経細胞脱落がはじまるとされるが、$^{18}$F-FDOPAを用いたPETではこの所見を反映し、初期では被殻の後外側より取り込み低下がみられるようになり、経

表1　ドパミン系の評価に用いられるおもな標識薬剤

| ドパミン代謝 | PET | F-18-DOPA, C-11-DOPA |
|---|---|---|
| トランスポータ | PET | C-11-β-CIT, C-11-β-CFT, C-11-nomifensine, F-18-FPCIT |
|  | SPECT | I-123-β-CIT, I-123-FPCIT, I-123-IPT, Tc-99m-TRODAT-1 |
| 小胞トランスポータ | PET | C-11-dihydrotetrabenazine |
| $D_1$受容体 | PET | C-11-SCH23390, C-11-SCH-39166 |
|  | SPECT | I-123-SCH23982 |
| $D_2$受容体 | PET | C-11-N-methylspiperone, C-11-raclopride, C-11-YM09152 |
|  | SPECT | I-123-IBZM, I-123-IBF, I-123-iodospiperone, I-123-NCQ298 |

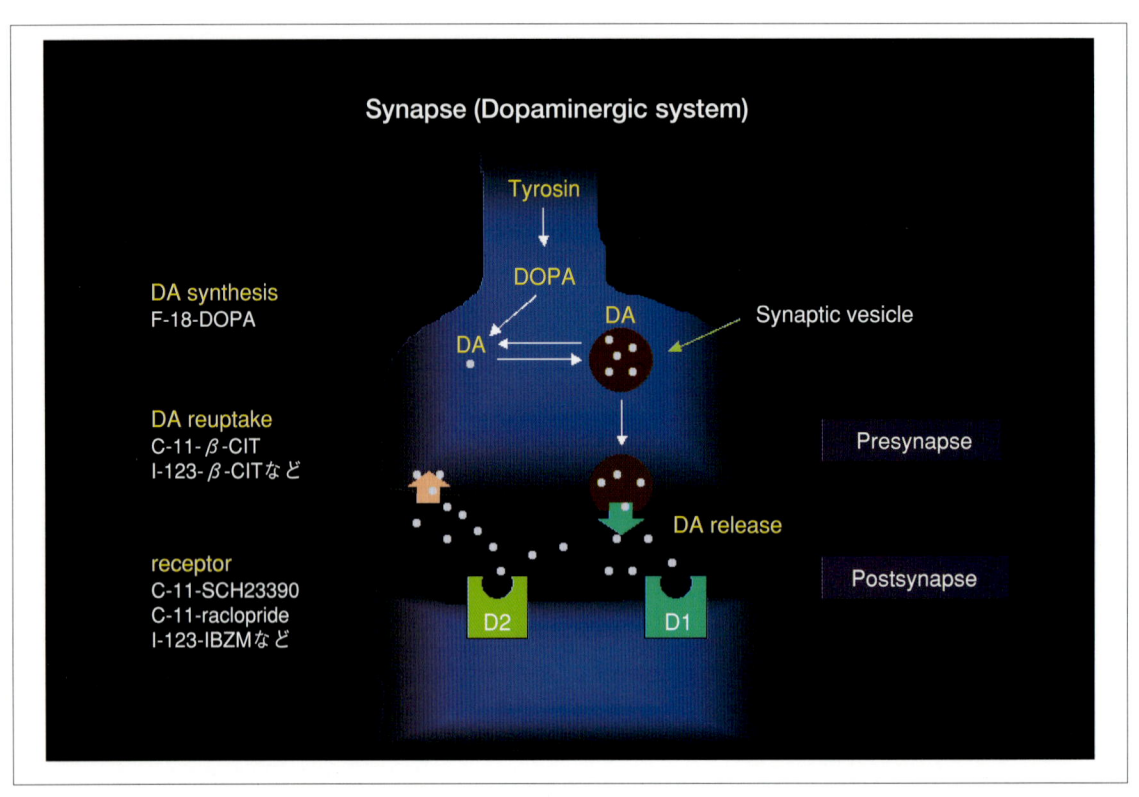

図1　ドパミン神経のシナプスの模式図と対応する標識薬剤
　ドパミン（DA）の合成、再取り込み、受容体のそれぞれの機能を評価するPETおよびSPECT用の標識薬剤が開発されている。

過とともに前方にむけ低下が進行する。Yahr I度のヘミパーキンソニズムの症例でも、無症状の側に対応する線条体を含めて両側性に線条体で$^{18}$F-FDOPAの取り込み低下が明らかとなる[1]。

　最近はPETでもSPECTでもシナプス前のドパミンの再取り込み部位（図1）であるドパミントランスポータ（DAT）イメージングに関する報告が多い[2]。DATのイメージングでは$^{18}$F-FDOPAと同様シナプス前機能に関する情報が得られるが、ドパミン神経細胞数の減少を表しており、ドパミン神経細胞の障害の検出については$^{18}$F-FDOPAより感度が高いといわれている。また、$^{18}$F-FDOPAでははっきりしない加齢変化がみられ、正常でも加齢とともにDATの減少が観

察される[3]。SPECT用のDAT製剤の一部は欧米ではすでに臨床応用が開始されているが、わが国では一部の製剤について臨床治験が終了し、製造承認を申請中の段階である。今後早期の臨床使用の開始が望まれる。図2には$^{123}$I-β-CITを用いたSPECTによるPDと本態性振戦（ET）の比較を示す（筆者らの施設で行われた第三相臨床試験のデータ）。

シナプス後機能についてはPETではD$_1$受容体製剤$^{11}$C-SCH-23390, D$_2$受容体製剤$^{11}$C-raclopride等、SPECTでもD$_2$受容体製剤$^{123}$I-IBF, $^{123}$I-IBZMが使用される。臨床的にはD$_2$受容体機能をイメージングすることで受容体に関する障害の有無と程度がわかるので、PDと線条体黒質変性症（SND）、進行性核上性麻痺（PSP）など類縁疾患との鑑別に有用である。表2にPDおよび類

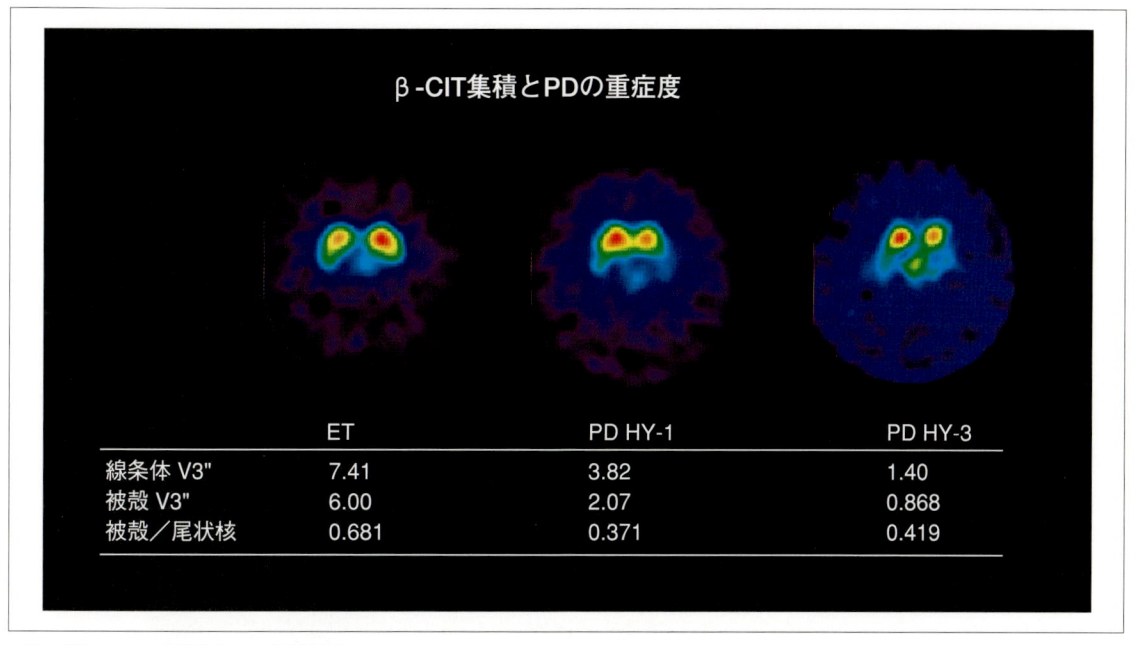

|  | ET | PD HY-1 | PD HY-3 |
|---|---|---|---|
| 線条体 V3" | 7.41 | 3.82 | 1.40 |
| 被殻 V3" | 6.00 | 2.07 | 0.868 |
| 被殻／尾状核 | 0.681 | 0.371 | 0.419 |

図2　$^{123}$I-β-CIT集積とPDの重症度
　　$^{123}$I-β-CITの集積を表すV3"は本態性振戦では正常値を示すが、PDでは重症度に応じて低下している。

表2　パーキンソン病とその類縁疾患の画像の特徴

|  | PD | PDD（DLB） | MSA | PSP | CBD |
|---|---|---|---|---|---|
| MRI/CT | 特異的所見に乏しい | 頭頂葉優位の脳萎縮 | 被殻の萎縮・鉄沈着, 小脳, 脳幹の萎縮 | 四丘体を含む中脳〜橋被蓋の萎縮 | 大脳の非対称性萎縮 |
| SPECT/PETの血流・代謝低下部位 | 後頭葉（頭頂葉） | 両側頭頂側頭連合野, 後頭葉 | 被殻小脳 | 前頭葉中心（やや限局的），基底核 | 中心溝周辺に片側性，基底核 |
| FDOPA PET低下 | 尾状核＜被殻 | 尾状核＜被殻 | 尾状核＜被殻 | 尾状核, 被殻ともに低下 | 尾状核, 被殻ともに低下 |
| Raclopride PET | 被殻で上昇〜低下 | 被殻で上昇〜低下 | 被殻主体に低下 | 尾状核, 被殻ともに低下 | 尾状核, 被殻ともに低下 |

縁疾患のPET/SPECTの所見をMRI/CTの所見とともに示す。また、図3にはPDの1症例について¹²³I-β-CIT、¹⁸F-FDOPA、¹¹C-raclopride を用いたSPECTおよびPETの画像を比較して提示する。

## 2．EBM ツールとしての利用

　PD治療のゴールデンスタンダードはL-dopaであるが、実験レベルではL-dopaの神経毒性が報告されているほか、臨床的には長期投与により、wearing-offやon-off現象、ジスキネジアなど運動合併症の誘発がみられることが問題である。このため、最近では神経保護作用のあるといわれるドパミンアゴニストで治療を開始し、できるだけL-dopaの投与開始を遅らせることが推奨されている。ドパミンアゴニストは運動合併症が少なく、症状改善効果も高いといわれている。ドパミンアゴニストの神経保護作用については実験レベルではその可能性が示唆されているが、臨床レベルで神経保護作用のエビデンスを提示するのは困難であった。

　このため、PET/SPECTによる二つの臨床試験REAL-PET study[4]とCALM-PD/CIT study[5]が行われた。

　REAL-PET studyは、初期PD患者では、ドパミンアゴニスト（ロピニロール）投与群がL-dopa投与群に比べて線条体におけるドパミン神経機能（¹⁸F-FDOPA摂取率）の低下が遅いことを示唆したパイロット研究[6]の結果を受けて行われた、多施設共同の無作為割付二重盲検試験である。解析可能であった162例のPD症例における2年間の

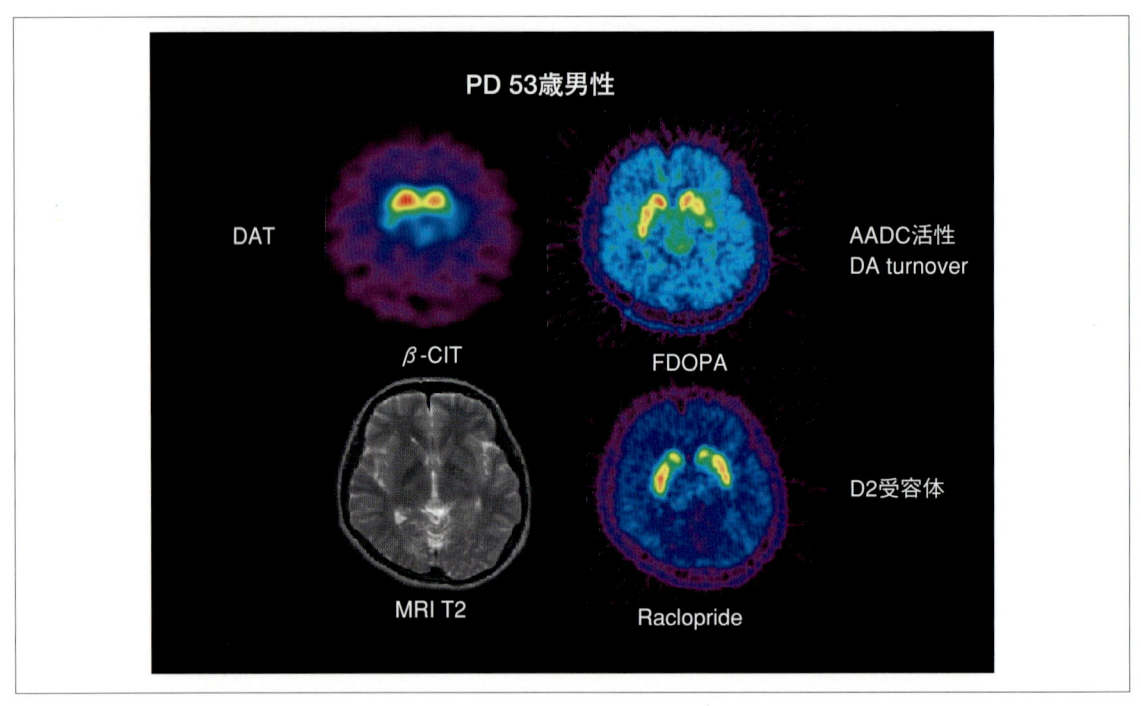

**図3　PD、53歳、男性**
¹²³I-β-CIT、¹⁸F-DOPA、MRI、¹¹C-Raclopride の画像を示す。¹⁸F-DOPA PETでは左側有意に被殻での集積低下が明らかだが、分解能の劣る¹²³I-β-CITのSPECT画像では左右差も不明瞭である。¹¹C-Raclopride では明らかな低下を認めず、むしろやや上昇している。

経過観察の結果では、ロピニロル投与群で被殻の$^{18}$F-FDOPA摂取率（Ki）が13.4％低下したのに対し、L-dopa投与群では2年間で20.3％低下し、ロピニロル投与群の方が統計的に有意に$^{18}$F-FDOPA摂取率の低下が少ないことが示された。

一方、CALM-PD/CIT studyはドパミンアゴニスト（プラミペキソール）とL-dopaの単独投与による有用性について比較検討したCALM-PD studyに参加した301例のうちから、$^{123}$I-β-CIT SPECTによる経過観察に同意した初期PD患者82例が参加して行われた。投与開始後、22、34、46ヵ月のいずれの評価時点でもL-dopa投与群と比較して、プラミペキソール投与群では$^{123}$I-β-CITの集積低下は有意に軽度であった。投与後46ヵ月ではプラミペキソール投与群では被殻の$^{123}$I-β-CIT集積が17.1％低下したのに対し、L-dopa投与群では28.1％低下した。

以上の二つの臨床試験からいえることはロピニロル、プラミペキソールいずれかのドパミンアゴニストで治療を開始した群では、L-dopaで開始した群と比べ$^{18}$F-FDOPA PETあるいは$^{123}$I-β-CIT SPECTで評価されるドパミン神経のシナプス前機能の低下が明らかに抑制されているということである。ただ、倫理的な問題もあり、無治療群（薬剤非投与群）というコントロールが設定されていないため、ドパミンアゴニスト投与群とL-dopa投与群の差がドパミンアゴニストの神経保護作用によるのか、L-dopaの神経毒性によるのか、あるいはその両者によるのか特定することはできない。またドパミンアゴニストあるいはL-dopa投与がDATの機能そのものを修飾している可能性を排除する必要があるが、PDの初期治療をドパミンアゴニストで開始する一定の根拠を示しており、意義のある結果である。

このようにPET/SPECTによるドパミン神経機能の評価は、PDに対する新しい治療薬、治療法が開発される場合に、ヒトでの臨床応用の根拠ともなるべき客観的なエビデンスを提供できる、いわばEBMツールとして利用が可能であり、今後そのような利用がより盛んになると思われる。たとえば胎児中脳組織の移植にともなう移植片の生着を確認するためには$^{18}$F-FDOPAが使用されるが、$^{11}$C-racloprideを用いた受容体賦活試験を利用すれば移植片からのドパミンの放出を確認することも可能である[7]。また、移植医療における移植組織の入手の困難さから、パーキンソン病においても遺伝子治療が期待される。その場合には導入された遺伝子の発現を in vivo で確認することが求められるが、遺伝子治療と同時にレポーター遺伝子を導入して、レポーター遺伝子により発現する酵素あるいは受容体をPET/SPECTで画像化することで遺伝子の発現を確認することが可能である[8]。まだ動物実験の段階ではあるが、今後の発展が期待される。

## 3. 認知機能障害との関連

PDにおける痴呆の合併率は、非PDの高齢者に比し有意に高いとされる。Aarslandらは調査開始時の平均罹病期間約9年の224例のPDを8年にわたり追跡調査を行い、4年後の痴呆の出現率は非PD群の3倍であり、8年後には78.2％が痴呆を呈したと報告している[9]。痴呆合併のrisk factorは、発症年齢、罹病期間の関係は乏しく、PDの運動症状の重さと年齢に関係が深いとされ、50歳台では12％程度であるが、80歳以上では70％近くにのぼるといわれている[10]。すなわち高齢で発症したPDは短期間に運動症状が増悪しやすく痴呆も伴いやすい傾向があるということになる。また、早期の幻覚と固縮型のパーキンソニズムは痴呆の危険因子となり[9]、DLB（Dementia with Lewy Bodies）において指摘され

ている症状に共通性が高い。PD が痴呆を呈してくる場合の病理学的背景としてアルツハイマー病性変化（老人斑、NFT）の合併、DLB（LB、Lewy neurites）、アセチルコリン神経系の変性、黒質内側および腹側被蓋野（ventral tegmental area；VTA）のドパミン神経脱落による mesolimbic & mesocortical dopaminergic systems の障害、脳血管障害の合併などの可能性がある。

## A. DLB との関連

DLB は病理学的に PD の脳幹などでみられるレビー小体が、大脳皮質に広範にみられることが特徴とされる痴呆性疾患で、病理学的概念に端を発する病態である。臨床的には痴呆の存在に加え、早期から幻覚等の精神症状が目立ち、パーキンソニズムを伴う点が特徴である。1996年に consensus criteria が提唱され、臨床的、および病理学的診断基準が示された。この中では、PD にみられる運動症状が痴呆の1年以上先行する例は DLB とよばず、痴呆を伴うパーキンソン病（PDD）とよぶことが望ましいとされている[11]。DLB と PDD が単一の疾患であるか否かについては議論が多い。Richard らは痴呆が先行し DLB と臨床診断された例と、運動症状が先行した例の病理学的比較を行い、新皮質のレビー小体の密度は DLB 例に高いものの、両者を完全に区別することは難しいと報告している[12]。Hisikawa らは臨床的に DLB、PD/PDD、pure autonomic failure（PAF）と診断され、病理学的にレビー小体が出現した30剖検例を、近年注目されている病理学的変化であるグリア内封入体を含めて評価し、レビー小体の分布が、皮質型、辺縁系型、脳幹型のいずれのタイプにおいてもグリア内封入体の分布部位は一致し、この観点からも PAF、PD と DLB は一連の病理学的スペクトラム上にある病態であると報告している[13]。また、DLB の病理像が臨床的な痴呆に本当に関連するのかもいまだ議論のあるところである。Colosimo らは、生前に認知障害がないか晩期にのみ出現した PD38剖検例のうち9例が limbic type、8例が neocortical type の DLB の病理診断基準にあてはまる像を呈したと報告し、皮質のレビー小体が必ずしも痴呆の程度と関連しない可能性を示唆した[14]。

## B. PD、PDD/DLB の機能画像

PD では痴呆が明らかに存在しない例においても後頭葉の脳糖代謝、血流の低下がみられる場合がある。網膜のドパミン神経細胞脱落との関連、後頭葉と基底核を結ぶ視覚認知関連神経連絡路の存在などがこの所見に関連する可能性として推察されているが、正確な機序は生理学的にも病理学的にも明らかではない。Bohnen らの PET を用いた研究では、後頭葉の脳糖代謝の低下は運動症状の重症度と相関が示されている[15]。一方、われわれは MMSE 25点以上で幻覚の既往のない28例の PD 患者の脳血流 SPECT を検討し、PD 患者では後頭部の脳血流低下がみられ、この所見は UPDRS 運動スコアの重症度とは相関しないが、視覚認知機能検査であるレーヴン色彩マトリックス検査のスコアと相関することを報告した（図4）[16]。PD 患者では視覚認知に関連する機能が他の認知機能より早期に障害されやすい（図5）が、後頭部の血流低下はこれに関連する可能性を示したものである。また、早期に高度の自律神経不全症を伴う PD 例では、痴呆が臨床的に明らかでない場合にも DLB 類似の後頭葉、頭頂葉の広範な脳糖代謝低下を呈する[17]。PD の初期からの認知障害としては前頭葉機能との関連がいわれているが、安静時の脳血流、糖代謝画像では、前頭葉の選択的な低下を呈する例はほとんどみられない。

痴呆の明らかな PD 例においては後頭、頭頂、側頭、帯状回などでの糖代謝、血流低下が強い。

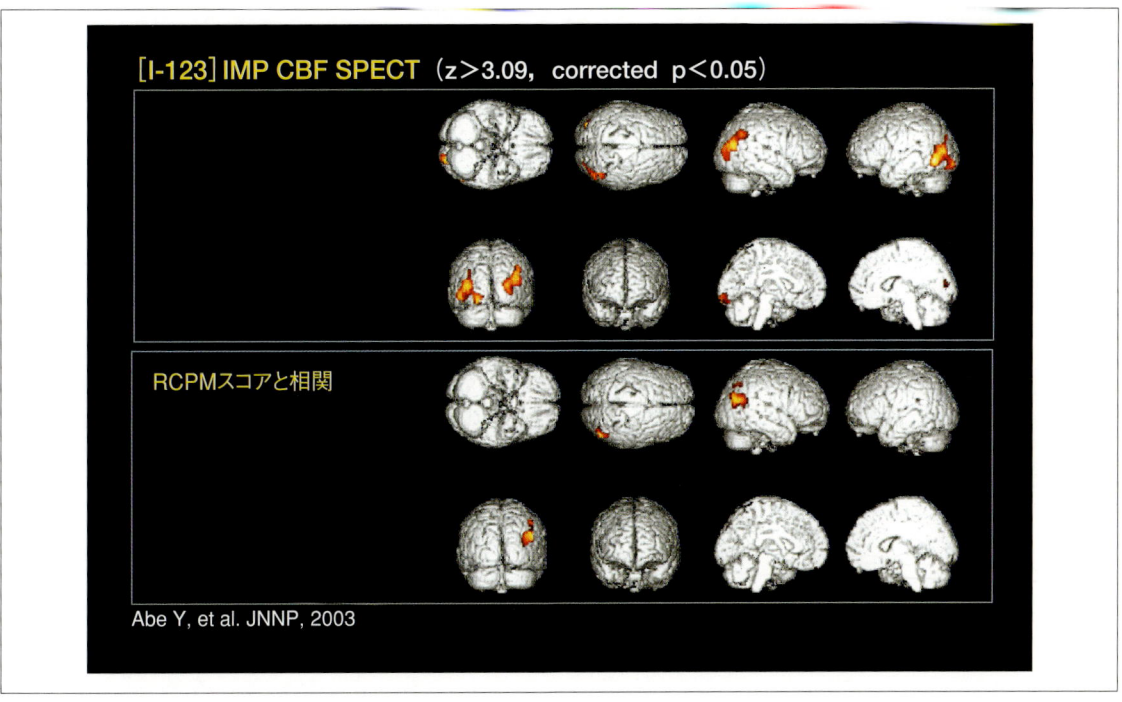

**図4 痴呆を伴わないPD群における¹²³I-IMP SPECTによる解析**
　上段は画像統計解析（SPM：statistical parametric mapping）による正常群とPD群の比較。このPD群では後頭葉を中心に血流の低下を呈する。
　下段はRCPMスコアと脳血流が相関する部位を示したもので、右側後頭頭頂葉に相関を認める。

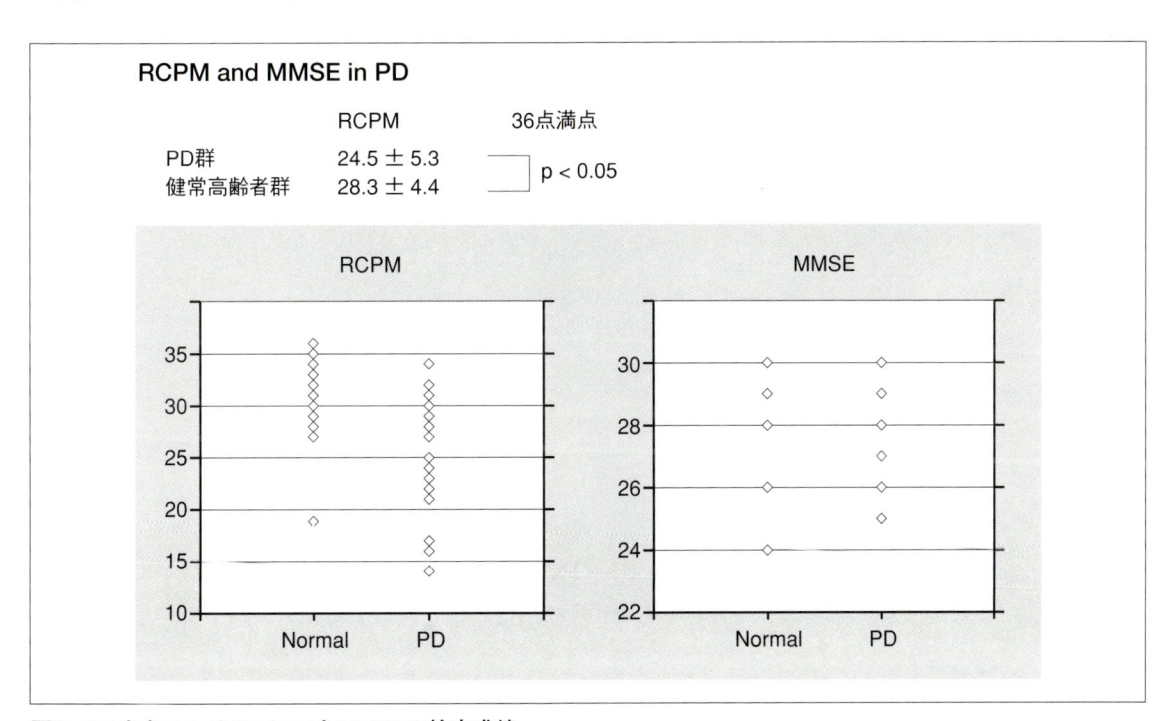

**図5 PD患者におけるRCPMとMMSEの検査成績**
　痴呆を伴わないPDではMMSEの低下はないが、RCPMについては有意な低下を示している。

この分布は、後頭葉に低下がみられる点でADの典型例と明確に異なる（図6）。DLBと診断される痴呆症状が先行する例とPDDの画像上の明らかな差はみられない。また、同様の所見はアルツハイマー病変を合併しない純粋型DLBDにも共通してみられるため[18]、アルツハイマー病性病理変化の合併の有無とは直接関連しないようである。また、皮質型レビー小体の分布は後頭葉は少ない場所であるとされる。Hisikawaらの検討では生前診断がPDDとされる例の多くがlymbic型のLB病変分布をとるが、lymbic型のLB病変分布例においてもまったく同様の広範な糖代謝低下がみられる。したがってこれらの脳糖代謝、血流低下は皮質のレビー小体の分布を直接反映しているものではない。

PETを用いたドパミン神経系の機能異常とPD患者の認知機能関連の研究として尾状核、および前頭葉皮質の$^{18}$F-DOPA摂取率（Ki値）の低下との相関が報告されている[19]。一方、われわれはPDとPDDの全脳の$^{18}$F-FDOPAのKi値の比較検討を行い、痴呆例は非痴呆例にくらべ腹側線条体、尾状核、前部帯状回の$^{18}$F-DOPA Ki値が低下していることを示した（図7）。これは痴呆例では黒質線条体ドパミン神経系のみならず、黒質内側よりVTAを起始とするmesolimbicおよびmesocortical系のドパミン投射系の障害が強くおこっている可能性を示唆する所見である[20]。しかしながら、$^{18}$F-DOPAのKi値はAADC活性をあらわすとされるため、帯状回の所見はこの酵素を持つセロトニンなどの他のmonoamine神経活性の低下をみている可能性も否定はしえない。

Kuhlらはシナプス前小胞のacetylcholine transpoterに結合する$^{123}$I-iodebenzovesamicol（IBVM）を用いて、正常者とPD、ADのアセチ

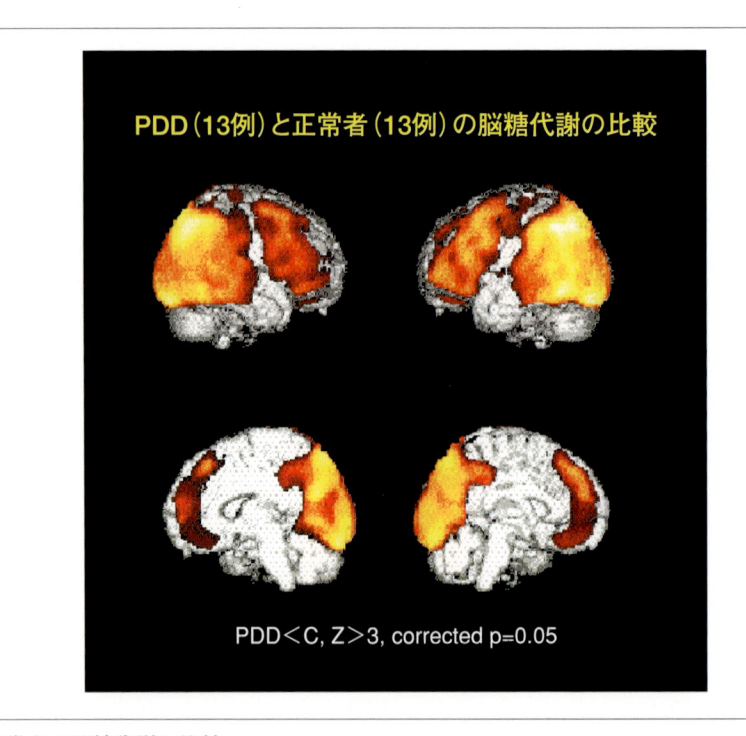

**図6　PDDと正常者の脳糖代謝の比較**
　SPM（statistical parametric mapping）を用いてPDD群と正常群の群間比較を行うと、頭頂側頭連合野、前頭連合野、後部帯状回などアルツハイマー病で特徴的な部位に一致して脳糖代謝の低下を認めるが、PDDではさらに後頭葉視覚野にまで低下が及ぶのが特徴である。この所見はDLBでも共通である。

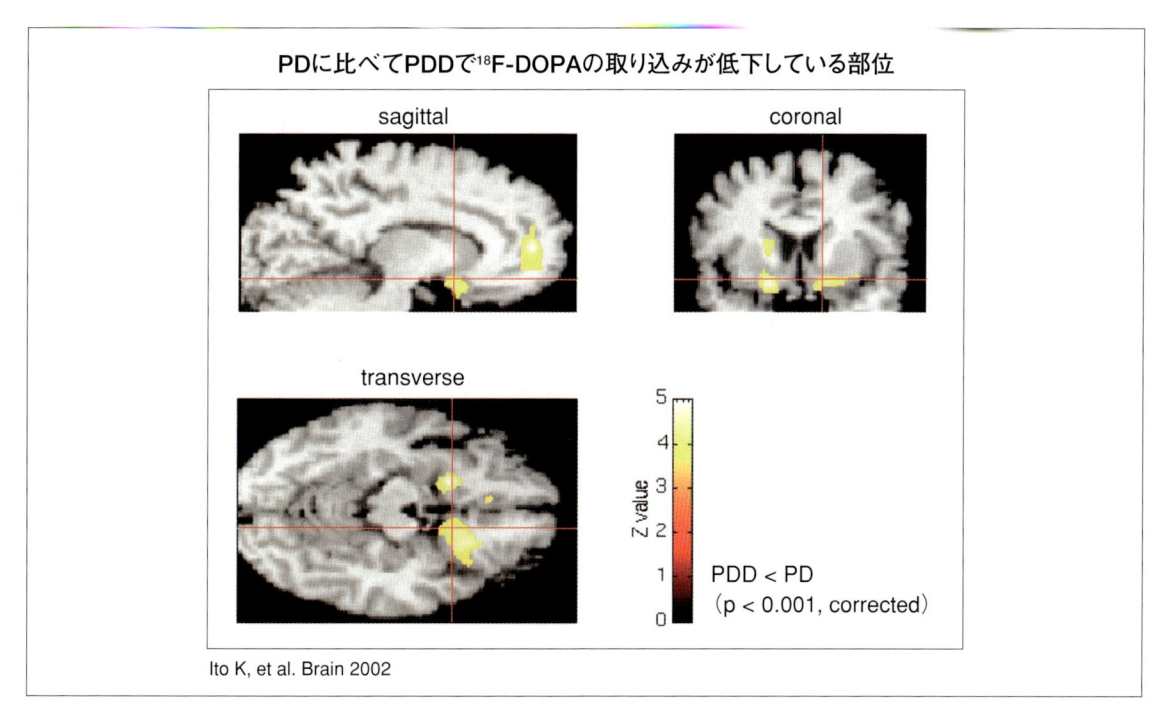

**図7 PDに比べてPDDで¹⁸F-DOPAの取り込みが低下している部位**
　PDDではPDに比して腹側線条体、前部帯状回、尾状核において集積の低下が示され、mesolimbicおよびmesocortical系のドパミン投射系の障害を示唆する。

ルコリン神経終末密度をSPECTで測定した[21]。この結果、若年発症のADでは高齢発症のADに比べ大脳の広範かつ高度の集積低下がみられ、さらにPDDにおける集積低下は高齢発症ADより高度で若年発症のADに匹敵すると報告している。剖検脳においてcholine acetyltransferase活性の低下はPDDでADの50％以下に低下しているといわれており[22]、SPECTでの報告はこれと一致するものと思われる。

## 4. まとめ

　PET/SPECTによるドパミン系神経のシナプス前機能およびシナプス後機能（受容体）のイメージングはPDの早期診断、類縁疾患との鑑別に有用であり、重症度を定量的に評価することも可能である。しかし、日本では現時点で製造承認を受けた放射性医薬品が存在しないので早期に臨床使用可能となることが望まれる。

　REAL-PET study、CALM-PD/CIT studyで行われたようにPDの新しい治療薬、治療法が開発された場合にPET/SPECTで治療効果判定を行うことにより、ヒトでの臨床応用の根拠ともなるべき客観的なエビデンスを提供することができる。今後はそのようないわばEBMツールとしてPET/SPECTの利用がより盛んになると思われる。

　また、PDは認知機能の障害を伴う疾患であるという観点からは、ドパミン系神経機能のイメージングに加えて、脳血流、糖代謝の評価も重要で、PD、PDD/DLBの病態解明に利用されている。

**共同研究者**

国立長寿医療センター・長寿脳科学研究部

河津省司、斉藤敦子、簑野健太郎
同・神経内科
岩井克成、山田孝子、鷲見幸彦、加知輝彦

## 文　献

1) Ito K, Morrish PK, Rakshi JS, et al : Statistical parametric mapping with $^{18}$F-dopa PET shows bilaterally reduced striatal and nigral dopaminergic function in early Parkinson's disease. J Neurol Neurosurg Psychiatry 66 : 754-758, 1999.

2) Piccini P : Dopamine transporter : basic aspects and neuroimaging. Mov Disord. 18 : S3-8, 2003.

3) Volkow ND, Wang GJ, Fowler JS, et al : Parallel loss of presynaptic and postsynaptic dopamine markers in normal aging. Annals of Neurology 44 : 143-147, 1998.

4) Whone AL, Watts RL, Stoessl AJ, et al : Slower progression of Parkinson's disease with ropinirole versus levodopa : The REAL-PET study. Ann Neurol 54 : 93-101, 2003.

5) Parkinson Study Group : Dopamine transporter brain imaging to assess the effects of pramipexole vs levodopa on Parkinson disease progression. JAMA 287 : 1653-1661, 2002.

6) Rakshi JS, Pavese N, Uema T, et al : A comparison of the progression of early Parkinson's disease in patients started on ropinirole or L-dopa : an 18F-dopa PET study. J Neural Transm 109 : 1433-1443, 2002.

7) Piccini P, Brooks DJ, Björklund A, et al : Dopamine release from nigral transplants visualized in vivo in a Parkinson's disease. Nature Neuroisci 2 : 1137-1140, 1999.

8) Phelps ME : PET : The Merging of Biology and Imaging into Molecular Imaging. J Nucl Med 41 : 661-681, 2000.

9) Aarsland D, Andersen K, Larsen JP, et al : Prevalence and characteristics of dementia in Parkinson disease : an 8-year prospective study. Arch Neurol 60 : 387-392, 2003.

10) Levy G, Schupf N, Tang MX, et al : Combined effect of age and severity on the risk of dementia in Parkinson's disease. An Neurol 51 : 722-729, 2002.

11) McKeith LG, Galasko D, Kosaka K, et al : Consensus guidelines for the clinical and pathologic diagnosis of dementia with Lewy bodies （DLB） : report of the consortium on DLB international workshop. Neurology 47 : 1113-1124, 1996.

12) Richard IH, Papka M, Rubio A, et al : Parkinson's disease and dementia with Lewy bodies : one disease or two? Movement Disorders 17 : 1161-1165, 2002.

13) Hishikawa N, Hashizume Y, Yoshida M, et al : Clinical and neuropathological correlates of Lewy body disease. Act Neuropathol 105 : 341-350, 2003.

14) Colosimo C, Hughes AJ, Kilford L, et al : Lewy body cortical involvement may not always predict dementia in Parkinson's disease. J Neurol Neurosurg Psychiatry 74 : 852-856, 2003.

15) Bohnen NI, Minoshima S, Giordani B, et al : Motor correlates of occipital glucose hypometabolism in Parkinson's disease without dementia. Neurology 52 : 541-546, 1999.

16) Abe Y, Kachi T, Kato T, et al : Occipital hypoperfusion in Parkinson's disease without dementia : correlation to impaired cortical visual processing. J Neurol Neurosurg Psychiatry 74 : 419-422, 2003.

17) Arahata Y, Hirayama M, Ieda T, et al : Parieto-occipital glucose hypometabolism in Parkinson's disease with autonomic failure. J Neurol Sci 163 : 119-126, 1999.

18) Albin RL, Minoshima S, D'Amato CJ, et al : Fluoro-deoxyglucose positron emission tomography in diffuse Lewy body disease. Neurology 47 : 462-466, 1996.
19) Holthoff-Detto VA, Kessler J, Herholz K, et al : Functional effects of striatal dysfunction in Parkinson disease. Arch Neurol 54 : 145-150, 1997.
20) Ito K, Nagano-Saito A, Kato T, et al : Striatal and extrastriatal dysfunction in Parkinson's disease with dementia : a 6-[$^{18}$F]fluoro-L-dopa PET study. Brain 125 : 1358-1365, 2002.
21) Kuhl DE, Minoshima S, Fessler JA, et al : In vivo mapping of cholinergic terminals in normal aging, Alzheimer's disease, and Parkinson's disease. Ann Neurol 40 : 399-410, 1996.
22) Tiraboschi P, Hansen LA, Alford M, et al : Cholinergic dysfunction in diseases with Lewy bodies. Neurology 54 : 407-411, 2000.

（伊藤　健吾、加藤　隆司、阿部　祐士、新畑　豊）

# 第10章
# 正常脳における脳循環代謝

## 1. 脳循環代謝測定

ラジオアイソトープ[1]やX線造影剤[2]を用いた脳循環の測定は1950年代より行われており、現在ではラジオアイソトープを用いた測定法であるpositron emission tomography（PET）やsingle photon emission computed tomography（SPECT）によるコンピューター断層撮像法による測定が臨床で広く行われている。また、近年では、magnetic resonance imaging（MRI）およびMRI用造影剤を用いての脳循環測定も行われつつある。脳循環を表すパラメータはいくつかあるが、基本となるのが脳血流量（cerebral blood flow, CBF）であり、これは単位時間当たり単位脳体積中を灌流する血流量を示す。脳血管平均通過時間（vascular mean transit time, MTT）も脳循環を表すパラメータであり、これはある脳組織微小領域にトレーサーが流入してから流出するまでの時間を示す。その他の脳循環に関係するパラメータとしては脳血液量（cerebral blood volume, CBV）があり、これは単位脳体積中に含まれる血液量を示す。

CBF、MTT、CBVの間には、MTT = CBV/CBFという関係が成り立つ[3]。CBFはPETやSPECTを用いて測定することができる。また、CBVはPETで測定される。MRIおよびMRI用造影剤を用いる脳循環測定ではMTTおよびCBVが測定される。

PETにおいては、CBFやCBVに加えて脳酸素代謝に関するパラメータを測定することが可能であるが、脳におけるエネルギー代謝は好気的代謝がほとんどであることから酸素代謝がエネルギー代謝を表す。PETで測定される脳酸素代謝のパラメータには、脳酸素消費量（cerebral metabolic rate of oxygen, $CMRO_2$）および脳酸素摂取率（oxygen extraction fraction, OEF）がある。$CMRO_2$は単位時間当たり単位脳体積中でエネルギー代謝で消費される酸素量を示し、OEFは血流により脳へ供給された酸素のうちエネルギー代謝で消費された酸素量の割合を示す。

脳循環の調節・変動要因にはいくつかあり、代表的なものとして脳血管灌流圧の変化に対する自動調節能、動脈血二酸化炭素ガス分圧変化などの化学的要因による脳循環変化、脳神経活動すなわち脳エネルギー代謝の変化に伴う脳循環変化がある[4]。本稿では、PETやSPECTにより測定され

る脳循環および脳酸素代謝について、その正常値や調節機構について最近の知見を交えつつ述べる。

## 2. 脳循環代謝諸量の正常値

$^{15}$O標識トレーサー（H$_2$$^{15}$O, C$^{15}$O, $^{15}$O$_2$）を用いたPETにより測定される脳循環代謝諸量は、CBF、CBV、OEF、CMRO$_2$があり、それぞれの正常値が各施設より報告されている[5]。近年、日本国内においてこれらの測定を行っている各PET施設での正常値を比較したマルチセンター研究が行われたが、これによると、測定の方法の違いなどにより正常値の施設間差はみられるものの、各施設の正常値をすべて集計したところでは正常値の標準偏差は変動係数で20％程度に収まっていることが示された[6]。表1にこのマルチセンター研究によるCBF、CBV、OEF、CMRO$_2$の大脳皮質領域での正常値（11施設、被験者総数70名）を示す。これらの正常値は各施設から個別に報告されている正常値ともよく一致した。

灰白質、白質それぞれの血流量については1960年代に断層撮像法ではないが$^{133}$Xeをトレーサーとして測定がなされており、脳内放射能濃度の時間曲線中で早期の放射能濃度時間曲線成分を灰白質の血流成分として、後期の放射能濃度時間曲線成分を白質の血流成分として解析すると、灰白質の血流が約80 $ml$/100 $ml$/min、白質の血流が約20 $ml$/100 $ml$/minと報告されている[7]。この灰白質の血流と比べるとPETにより測定される大脳皮質領域のCBFは40〜50 $ml$/100 $ml$/min程度（表1）と低い値になっているが、これはPETにより測定された大脳皮質領域のCBFにはPET装置の分解能の限界のため、灰白質と白質の血流が混在しているためである。また、PETによる脳血流測定のモデル式上も灰白質と白質の組織混合効果がCBFの過小評価を起こすことが知られている[8]。

脳内の正常血流パターンについては、個人間の脳形態の違いを空間的に補正する解剖学的標準化の手法の発展とともに、PETおよびSPECTによる脳血流での研究が進められた。解剖学的標準化により個人の脳形態が一つの標準脳の形状に変形され、多数の正常被験者の脳血流画像の加算平均すなわちデータベースの作成が可能となる。この手法によれば、基本的な正常の脳血流パターンは灰白質で高く白質で低いパターンであるが、この脳血流パターンはSPECTでは用いられる脳血流トレーサーの違いによっても若干異なることが知られている[9]。また加齢により脳血流パターンに変化がみられることも報告されており、特にシルビウス裂近傍で加齢による血流低下がみられるとされている[10]。

表1　マルチセンター研究（11施設，被験者総数70名）によるCBF，CBV，OEF，CMRO$_2$の正常値（平均値±標準偏差）

| CBF<br>($ml$/100 $ml$/min) | CBV<br>($ml$/100 $ml$) | OEF | CMRO$_2$<br>($ml$/100 $ml$/min) |
| --- | --- | --- | --- |
| 44.4 ± 6.5 | 3.8 ± 0.7 | 0.44 ± 0.06 | 3.3 ± 0.5 |

# 3. 脳循環調節機構

前述のように脳循環の調節要因としては脳血管灌流圧の変化に対する自動調節能、動脈血二酸化炭素ガス分圧変化などの化学的要因による脳循環変化、脳神経活動すなわち脳エネルギー代謝の変化に伴う脳循環変化がある。ほかに、交感神経支配等による神経性の調節機構もあるとされているが、これによる脳循環変化を臨床の場で観察することはほとんどないのでここでは省く[4]。以下にこれらの脳循環の調節機構について述べる。

## A. 脳血管灌流圧の変化に対する自動調節能

血圧や脈拍で示される体循環の状態はさまざまな身体状況で変化するが、脳血管には体循環の変化による脳血管灌流圧の変化に対して脳血流量を一定に保つ機構があり、自動調節能（autoregulation）と呼ばれている（図1）。この調節は脳の細動脈レベルに存在するとされる抵抗血管が灌流圧上昇時には収縮し、灌流圧低下時には拡張することによりなされるものとされているが、自動調節能の範囲を超えて脳血管灌流圧が変化した場合には脳血流量に変化をきたす[11]。

臨床的には、自動調節能の範囲を超えて脳血管灌流圧が上昇した場合の病態としては高血圧性脳症があり、自動調節能の範囲を超えて脳血管灌流圧が低下した場合には脳虚血をきたす。閉塞性脳血管障害による脳血管灌流圧低下の病態については図2に示すような脳循環代謝の変化がよく知られている[3]。脳血管灌流圧が低下しはじめると抵抗血管が拡張することにより脳血流量（CBF）を維持する機構が働き、血管の拡張の程度に応じて脳血液量（CBV）が増加する（脳循環障害 stage I）。この血管が拡張しうる余地が脳循環予備能と呼ばれるものである。さらに脳血管灌流圧が低下すると脳血流量は低下するが、これに対して脳酸素摂取率（OEF）が上昇し脳酸素消費量（$CMRO_2$）を維持する機構が働く（脳循環障害 stage II）。この脳酸素摂取率が上昇しうる余地が脳酸素代謝予備能と呼ばれるものである。慢性期の閉塞性脳血管障害では、これらの予備能を測定してバイパス手術などの治療方針の決定が行われている。

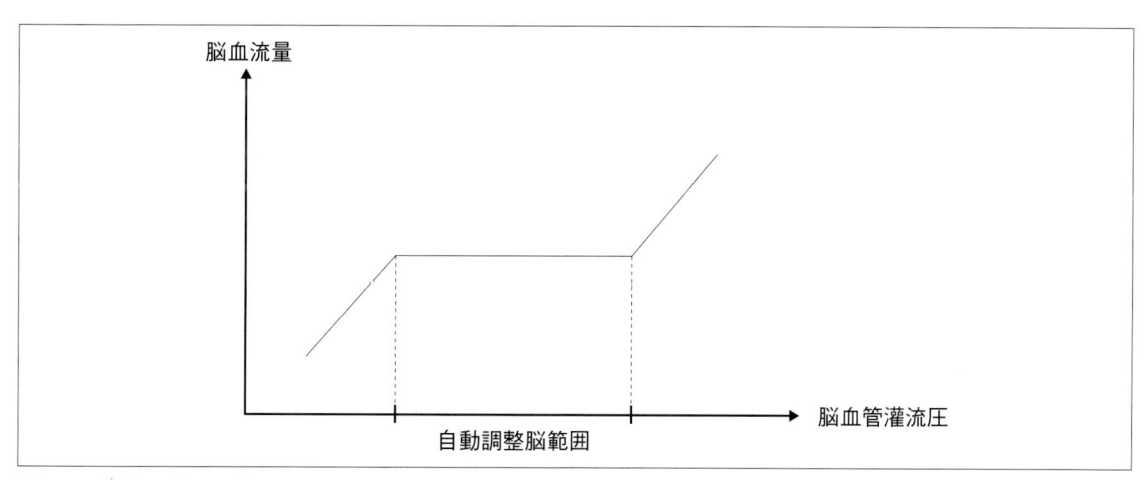

**図1　脳循環の自動調節能**

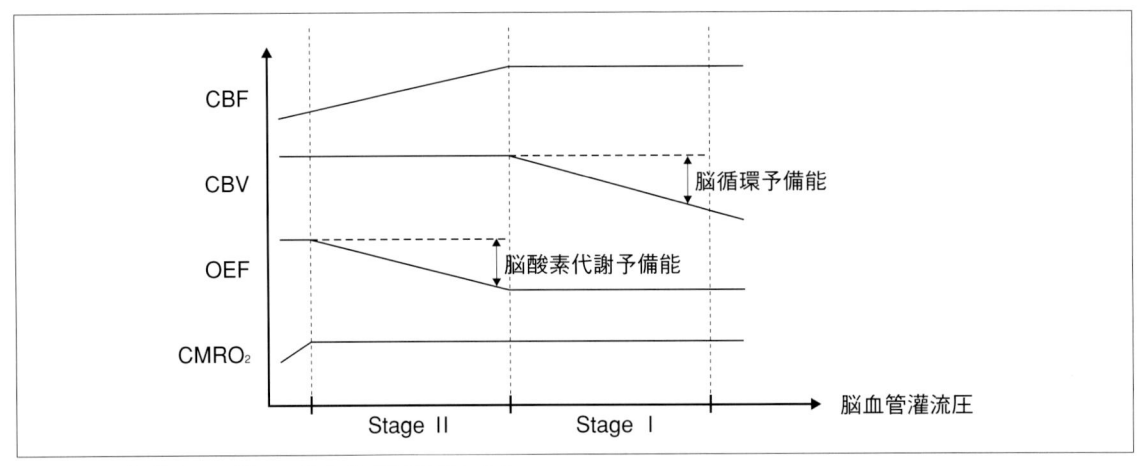

図2 脳血管灌流圧の低下に伴う脳循環代謝の変化

## B. 動脈血二酸化炭素ガス分圧変化による脳循環変化

　動脈血二酸化炭素ガス分圧（$P_aCO_2$）変化などの化学的要因も脳循環を変化させる。$P_aCO_2$ が上昇すると脳血流量は増加し、$P_aCO_2$ が低下すると脳血流量は減少することが知られており[12]、$P_aCO_2$ 上昇時には $P_aCO_2$ 変化 1 mmHg 当たり約6％の脳血流増加が、$P_aCO_2$ 低下時には $P_aCO_2$ 変化 1 mmHg 当たり約3％の脳血流減少がみられるとされている[13]。血液中の $CO_2$ は脳血液関門を通過して細胞外スペースに拡散し、水素イオン $H^+$ と炭酸水素イオン $HCO_3^-$ を生成するが、この $H^+$ が細動脈レベルの血管平滑筋に作用して血管径を変化させ、脳血流量の変化が起こる。$P_aCO_2$ 上昇時には血管平滑筋周囲の $H^+$ が増加し血管平滑筋を弛緩させるが、$H^+$ は脳血液関門を通過することはできないため、動脈血 pH の変化のみではこのような変化を起こすことはできない[14]。

　$P_aCO_2$ は二酸化炭素ガスの吸入や過換気によって変化させることができるが、$P_aCO_2$ の上昇に対する脳血流量の増加の程度を測定することにより前述の脳循環予備能を測定することができる。臨床では、$P_aCO_2$ 上昇時と同様のメカニズムで血管平滑筋を弛緩させ脳血流量を増加させる作用をもつ acetazolamide を静脈内投与することで脳血流量の増加の程度を測定することが多い。脳循環予備能が十分にある健常領域では acetazolamide 負荷により十分な脳血流量の増加がみられるが、脳血管灌流圧が低下し脳血管の自動調節能により抵抗血管が拡張している領域、すなわち脳循環予備能が低下している領域ではその程度に応じ acetazolamide 負荷による脳血流量の増加量は低下する（図3）[15]。

　最近の研究で、脳血管の $P_aCO_2$ 反応性には脳内局所差異が存在することが明らかになってきた。すなわち、大脳皮質領域では $P_aCO_2$ 上昇による血流増加の程度は、前頭葉で大きく側頭後頭葉で小さいことや、$P_aCO_2$ 低下による血流低下の程度は、前頭葉で小さく側頭後頭葉で大きいことなどが報告されている[13]。また、CBV/CBF で求められる脳血管平均通過時間にも前頭葉で短く側頭後頭葉で長いなどの脳内局所差異が報告されており[16]、これらは、安静状態における脳抵抗血管の血管平滑筋の筋緊張の程度に脳内局所差異が存在することを反映しているものと考えられている。

## C. 脳神経活動に伴う脳循環代謝変化

　脳神経活動に伴い脳エネルギー代謝および脳循

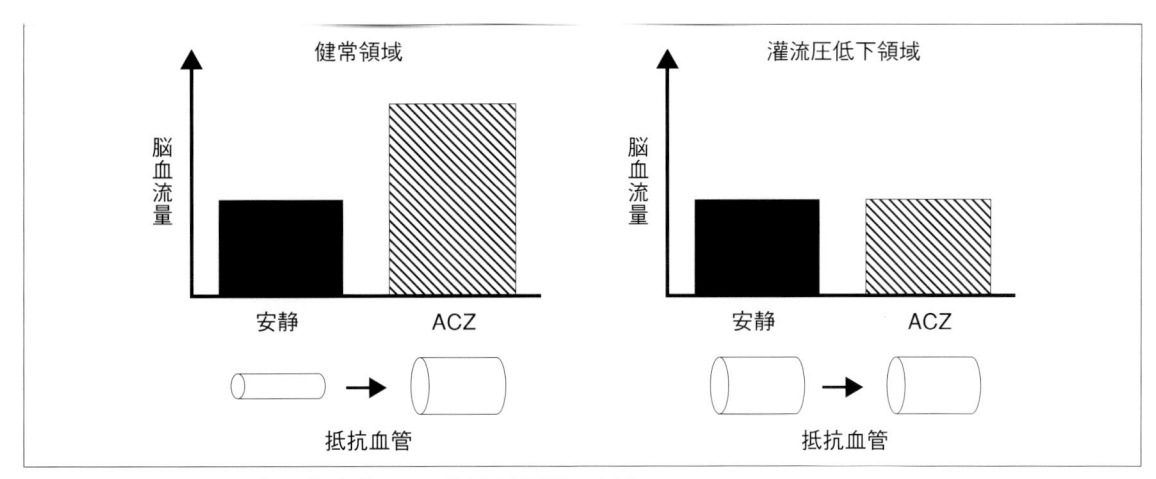

図3 Acetazolamide（ACZ）負荷による脳循環予備能の測定

環は変化する。すなわち脳神経機能の賦活による脳神経のエネルギー需要の増大により脳酸素消費量（$CMRO_2$）が増加し、これに対応して脳血流量（CBF）が増加する。しかしながら脳神経機能賦活時のCBFと$CMRO_2$の増加の程度には乖離がみられることが知られており、CBFの増加の程度は$CMRO_2$のそれよりも大きく、$CMRO_2$とCBFの比に相当する脳酸素摂取率（OEF）は低下する[17]。このため、脳機能賦活部位では酸化ヘモグロビンの濃度が上昇し、相対的に還元ヘモグロビンの濃度が低下するが、還元ヘモグロビンは常磁性体であるためfMRI（functional magnetic resonance imaging）によりblood oxygenation level dependent（BOLD）信号の変化として観測でき（図4）[18,19]、大脳生理学領域の脳賦活試験に広く利用されている。

一方、脳神経機能抑制時の脳循環代謝の変化については、生理的な条件下での脳神経機能抑制の実現が困難なこともあり、あまり報告はない。脳神経機能抑制の例としては、脳血管障害等による一側大脳半球障害時の対側小脳半球における機能抑制（crossed cerebellar diaschisis；CCD）が臨床ではしばしば観察される。このCCDにおける脳循環代謝についての報告はいくつかあり、CCD側の小脳半球ではCBFおよび$CMRO_2$の低下がみられ、その低下の程度はCBFでより大きく、結果としてCCD側の小脳半球ではOEFの上昇がみられるとされている[20,21]。これは、ちょうど脳神経機能賦活時の脳循環代謝の変化と反対の関係にあり、脳神経機能抑制部位においてはfMRIで負のBOLD信号変化が観測されることが示唆される（図4）[19]。

脳神経活動に伴うCBFの変化は前述の$P_aCO_2$変化に伴うCBFの変化と相乗的に起こるのかどうかという点についても報告があり、$P_aCO_2$変化によってbaselineのCBFを変化させても同一の脳賦活によるCBFの増加率には違いがないことが示されている[22]（図5）。また脳機能抑制についても、$P_aCO_2$変化によってbaselineのCBFを変化させてもCCDによるCBFの低下の程度に変化はないことが示されており[21,23]（図5）、脳神経活動に伴う脳循環調節と$P_aCO_2$変化に伴う脳循環調節は独立したものである可能性が考えられている。

## 4. まとめ

以上、PETやSPECTなどの臨床で用いられる

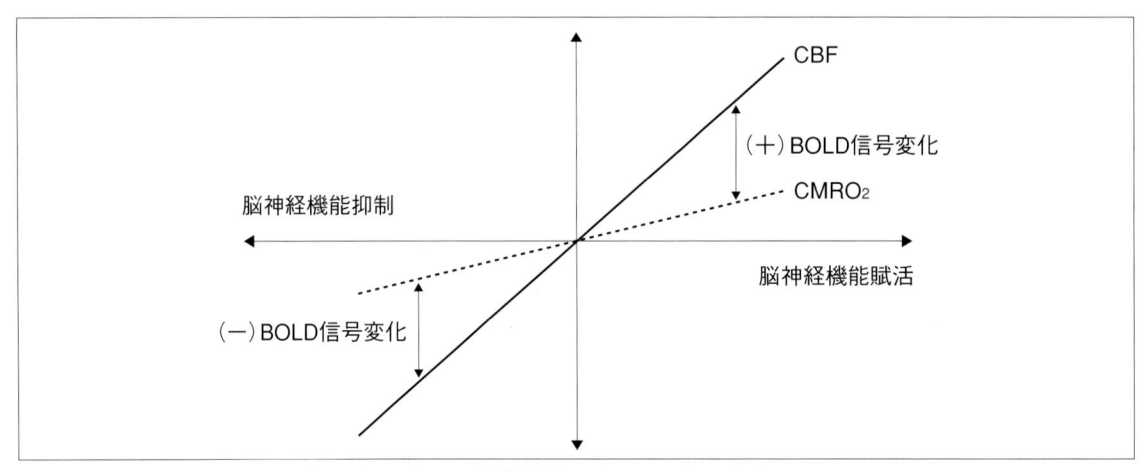

図4　脳神経活動に伴う脳血流量（CBF）と脳酸素消費量（CMRO₂）の変化

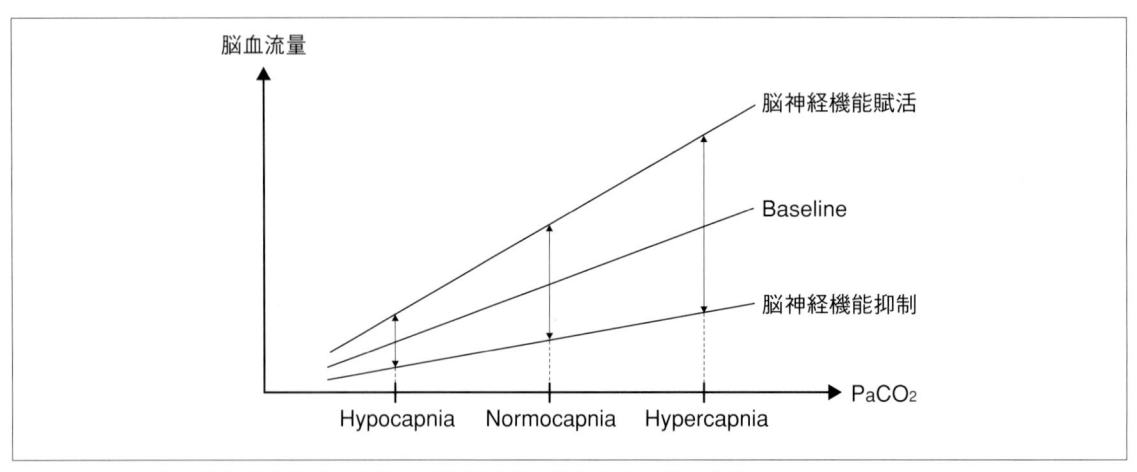

図5　P$_a$CO$_2$変化に伴う脳血流量の変化と脳神経活動に伴う脳血流量の変化

　核医学的手法により測定される脳循環代謝について、その正常値や調節機構について述べた。これらの基礎的な知識をよく理解した上で臨床における脳循環代謝測定および病態診断を行うことが望まれる。

## 文　献

1) Oldendorf WH : Measurement of the mean transit time of cerebral circulation by external detection of an intravenously injected radioisotope. J Nucl Med 3 : 382-398, 1962.

2) Greitz T : A radiologic study of the brain circulation by rapid serial angiography of the carotid artery. Acta Radiol suppl（Stockh）140 : 1-123, 1965.

3) Powers WJ, Grubb RL, Raichle ME : Physiological responses to focal cerebral ischemia in humans. Ann Neurol 16 : 546-552, 1984.

4) Lassen NA : Brain. In : Peripheral circulation（Johnson PC, ed）, New York : John Wiley & Sons, 337-358, 1978.

5) Yamaguchi T, Kanno I, Uemura K, Shishido F, Inugami A, Ogawa T, Murakami M, Suzuki K : Reduction in regional cerebral metabolic rate of

oxygen during human aging. Stroke 17 : 1220-1228, 1986.
6) Ito H, Kanno I, Kato C, Sasaki T, Ishii K, Ouchi Y, Iida A, Okazawa H, Hayashida K, Tsuyuguchi N, Kuwabara Y, Senda M : Database of normal human cerebral blood flow, cerebral blood volume, cerebral oxygen extraction fraction and cerebral metabolic rate of oxygen measured by positron emission tomography with $^{15}$O-labelled carbon dioxide or water, carbon monoxide and oxygen : a multicentre study in Japan. Eur J Nucl Med Mol Imaging 31 : 635-643, 2004.
7) Hoedt-Rasmussen K : Regional cerebral flow in man measured externally following intra-arterial administration of 85-Kr or 133-Xe dissolved in saline. Acta Neurol Scand Suppl 14 : 65-68, 1965.
8) Herscovitch P, Markham J, Raichle ME : Brain blood flow measured with intravenous $H_2^{15}O$. I. Theory and error analysis. J Nucl Med 24 : 782-789, 1983.
9) Koyama M, Kawashima R, Ito H, Ono S, Sato K, Goto R, Kinomura S, Yoshioka S, Sato T, Fukuda H : SPECT imaging of normal subjects with technetium-99m-HMPAO and technetium-99m-ECD. J Nucl Med 38 : 587-592, 1997.
10) Inoue K, Nakagawa M, Goto R, Kinomura S, Sato T, Sato K, Fukuda H : Regional differences between $^{99m}$Tc-ECD and $^{99m}$Tc-HMPAO SPET in perfusion changes with age and gender in healthy adults. Eur J Nucl Med Mol Imaging 30 : 1489-1497, 2003.
11) Paulson OB, Strandgaard S, Edvinsson L : Cerebral autoregulation. Cerebrovasc Brain Metab Rev 2 : 161-192, 1990.
12) Kety SS, Schmidt CF : The effects of altered arterial tensions of carbon dioxide and oxygen on cerebral blood flow and cerebral oxygen consumption of normal young men. J Clin Invest 27 : 484-492, 1948.
13) Ito H, Yokoyama I, Iida H, Kinoshita T, Hatazawa J, Shimosegawa E, Okudera T, Kanno I : Regional differences in cerebral vascular response to $P_aCO_2$ changes in humans measured by positron emission tomography. J Cereb Blood Flow Metab 20 : 1264-1270, 2000.
14) Heistad DD, Kontos HA : Cerebral circulation. In : Handbook of physiology. The cardiovascular system. Peripheral circulation and organ blood flow, Part 1. (Shepherd JT, Abboud FM, eds), Bethesda, MD : American Physiological Society, 137-182, 1983.
15) Ogasawara K, Ogawa A, Yoshimoto T : Cerebrovascular reactivity to acetazolamide and outcome in patients with symptomatic internal carotid or middle cerebral artery occlusion : a xenon-133 single-photon emission computed tomography study. Stroke 33 : 1857-1862, 2002.
16) Ito H, Kanno I, Takahashi K, Ibaraki M, Miura S : Regional distribution of human cerebral vascular mean transit time measured by positron emission tomography. Neuroimage 19 : 1163-1169, 2003.
17) Fox PT, Raichle ME : Focal physiological uncoupling of cerebral blood flow and oxidative metabolism during somatosensory stimulation in human subjects. Proc Natl Acad Sci USA 83 : 1140-1144, 1986.
18) Ogawa S, Lee TM, Kay AR, Tank DW : Brain magnetic resonance imaging with contrast dependent on blood oxygenation. Proc Natl Acad Sci USA 87 : 9868-9872, 1990.
19) Raichle ME : Behind the scenes of functional brain imaging : a historical and physiological perspective. Proc Natl Acad Sci U S A 95 : 765-772, 1998.
20) Yamauchi H, Fukuyama H, Kimura J : Hemody-

namic and metabolic changes in crossed cerebellar hypoperfusion. Stroke 23 : 855-860, 1992.
21) Ito H, Kanno I, Shimosegawa E, Tamura H, Okane K, Hatazawa J : Hemodynamic changes during neural deactivation in human brain : a positron emission tomography study of crossed cerebellar diaschisis. Ann Nucl Med 16 : 249-254, 2002.
22) Shimosegawa E, Kanno I, Hatazawa J, Fujita H, Iida H, Miura S, Murakami M, Inugami A, Ogawa T, Itoh H, Okudera T, Uemura K : Photic stimulation study of changing the arterial partial pressure level of carbon dioxide. J Cereb Blood Flow Metab 15 : 111-114, 1995.
23) Ishii K, Kanno I, Uemura K, Hatazawa J, Okudera T, Inugami A, Ogawa T, Fujita H, Shimosegawa E : Comparison of carbon dioxide responsiveness of cerebellar blood flow between affected and unaffected sides with crossed cerebellar diaschisis. Stroke 25 : 826-830, 1994.

(伊藤　浩)

# 第11章
# 脳血管障害における脳循環代謝

## 1. 脳血管障害とPET

　PETによる脳循環・酸素代謝の測定は、$^{15}$Oガス吸入steady state法によるものが標準的な方法である。

　局所脳血流量（regional cerebral blood flow；rCBF）はその言葉どおり脳局所への血流という、エネルギー基質の供給である。rCBFは、PETほど精度が高くないが、$^{99m}$Tcや$^{123}$Iで標識された脳血流トレーサーを用いる脳血流SPECT（single photon emission computed tomography）で測定可能であり、さらに最近では造影剤によるmean transit timeの測定を基礎とするperfusion CTやperfusion MRIなどでもある程度評価可能となっている。PETの最大の特徴は、局所脳酸素代謝率（regional cerebral metabolic rate for oxygen；rCMRO$_2$）の定量測定ができるという点である。これはすなわち脳組織での酸素というもっともクリティカルなエネルギー基質の需要を測定し、組織の生死を判定することができることを意味している。さらに、局所脳血液量（regional cerebral blood volume；rCBV）と局所脳酸素摂取率（regional oxygen extraction fraction；rOEF）は、病態時において脳の酸素代謝を維持するための脳血管代償機能の機能程度を表す重要な指標であり、脳血管障害時の脳循環代謝動態の理解、治療方針の決定において非常に大きな意味を持ってくる。これらの脳血管代償機能の概念的な説明はすでにPowersら[1]によってなされており、現在でもその概念はまったく古びていない。

## 2. PETによる脳血管障害の診断

　$^{15}$Oガス吸入steady state法を用いて測定した正常脳における灰白質の平均rCBFは43$ml$/min/100g、平均rCMRO$_2$は3.33$ml$/min/100g、平均rCBVは4.3$ml$/100g、平均rOEFは0.44と報告[2]されているが、施設により若干上下する。白質ではrOEFが0.41と灰白質とほとんど差がないのを除き、他の3パラメータは灰白質のほぼ半分程度の値を示す。正常脳組織ではrCMRO$_2$とrCBFの比はほぼ一定に保たれており、これを共役関係（coupling）と呼んでいる。

脳のrCBFのコントロールはおもに局所の代謝に依存しており、神経細胞が活動し酸素需要が増加した領域には、すみやかに血流を増やす働きが備わっている。また逆に非常に時間をかけて慢性的に病変が完成していくような場合、たとえばアルツハイマー病のような変性型痴呆などでは、神経細胞の脱落に伴う局所代謝の低下に見合って脳血流がcouplingして低下してくる。つまり脳は「必要のない場所には血流を流さない」という機能をも持っている。このことは緩徐に起こってくる神経脱落性変性疾患においては、酸素代謝を測定しなくても血流の情報のみから病態を推測することができるということを意味している。

一方、脳血管障害では先に血流供給に問題が起き、発作では異変は突然出現し急速に病態が変化していく疾患であり、上記のようなcouplingが成立せず、酸素代謝と脳血流が乖離する現象がしばしばみられる。したがって脳血管障害では、病態を正しく理解するためにPETによる酸素代謝率の測定が重要である。

## 3. 脳梗塞急性期の病態と治療

脳梗塞急性期はもっともよく代謝・血流関係の乖離がみられる病態である。しかもその状態は虚血の程度ならびに時間経過によっても変化するため、病態を正確に判断するためにはPETによる局所脳循環代謝の定量測定が有効である。しかしながら脳梗塞超急性期（発症3〜6時間以内）ではPET検査の適応はきわめて限定的である。これは超急性期では現在でもX線CT検査が最優先であり、さらに脳血管造影検査やそれに引き続き行われうる血栓溶解療法の時間的な制約を考えると、時間のかかるPET検査を行う余裕のないのが理由である。

PETを用いた過去の研究から、心原性血栓や動脈壁在血栓の遊離による脳塞栓症では、発症直後から虚血巣でのrCBFの強い低下がみられるが、$rCMRO_2$の低下は相対的に軽度であることが多いことがわかっている。この場合、rOEFとrCBVは上昇し、いわゆる乏血症候群（misery perfusion syndrome）を呈していることが多い。血栓の塞栓と同時に線溶系が活性化されて血栓が溶け、自然再開通を起こすことがある。発症後すぐに（数時間以内）再開通により血流が回復した場合は、自動調節能が一時的に麻痺した血管床に血流が流れ込み、局所的な高血流を呈することがある。これはearly post-ischemic hyperemiaと呼ばれており、酸素代謝は正常または若干高値を示し、一度虚血にさらされた組織は何もしなくてもほとんど障害を残さず回復する。

上記のような場合は比較的まれであり、通常はなんらかの治療が必要である。また、梗塞直後の段階で$rCMRO_2$が1.5$ml$/min/100g程度を境に治療に対する効果が異なる。酸素代謝の低下が比較的軽いうちの最良の治療方法は血流の再開である。酸素代謝率の低下が軽い段階では脳組織の不可逆的な障害がまだ起こっておらず、CT上でも淡い低吸収域や、基底核輪郭の不明瞭化、脳溝の消失などのearly CT signも出現せず、発症3時間以内の心原性脳塞栓であればウロキナーゼやtPA（組織プラスミノーゲンアクティベータ）を用いた血栓溶解療法が科学的に立証された効果的な治療である。一方、虚血の程度が強く組織の$rCMRO_2$が上記のレベルを下回るような組織では、絶対的なエネルギー不足のため、細胞膜のイオンポンプ機能を維持できず細胞原性浮腫（cytotoxic edema）が出現し、さらに血管原性浮腫（vasogenic edema）も惹起される。神経細胞の不可逆的な障害が始まっており、CTではearly sign、拡散強調（diffusion weighted）MRIでは高信号領域が出現する。このような組織は後に梗塞

に陥ることが確定的であり、そのような組織に血栓溶解療法を行って無理に血流を再開させると、重篤な脳出血を惹起する可能性が高い。実際、発症より少し経った時点で自然再開通により出血性梗塞を起こすことは日常臨床でしばしば経験される。中大脳動脈閉塞のような比較的大きな梗塞では、側副血行路の発達しにくい深部領域は梗塞に陥るが、それを取り囲むような皮質部分は微小な側副血行路が発達しやすいため、障害が比較的軽い障害領域が皮質領域に存在する。rCMRO$_2$の低下は比較的軽度でrOEFやrCBVが若干上昇している。これはischemic penumbraと呼ばれており、梗塞に陥りにくく治療効果が期待できる領域といえる。この状態での治療としては、近年開発されたラジカルスカベンジャのエダラボンが効果があるとされている。

亜急性期には、多くの場合閉塞した血管はそのままであるが、徐々に側副血行路が発達すること

で梗塞病変は中心部の梗塞とその周辺部の生存した部分とに分かれてくる。しかしこれらの境界は決してはっきりとしたものではなく、多くの場合、混在して存在している。亜急性期に閉塞した血管が自然に、または治療により再開通すると、梗塞に陥った組織に無駄な血流が流れ、ほとんどない酸素代謝率に見合わない血流が流れ（正常組織よりも多いこともある）、いわゆる贅沢潅流症候群（luxury perfusion syndrome）を起こす（図1、2）。脳血管障害の臨床でよく使用されるhyperemiaという言葉は単に血流が正常より多いことを表し、代謝の状態には無関係に使われる。これに対し、luxury perfusion syndromeは非常に低い酸素代謝に合わない局所脳血流量を意味し、正常組織より低い場合もありうる。PETで酸素代謝率を測定して初めて確定診断される状態である。luxury perfusion syndromeを起こしている病巣では組織はすでに不可逆的な障害に陥っており、梗塞は免

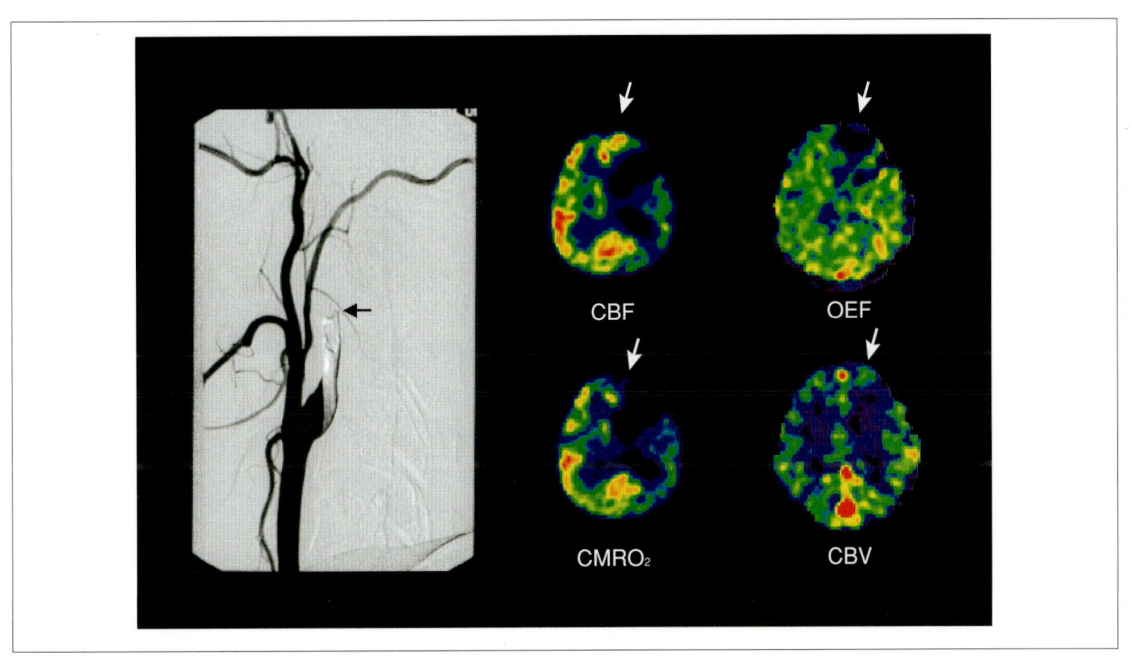

**図1 luxury perfusionを起こした脳塞栓症の一例**
　　左内頸動脈の塞栓（左図矢印）により左前頭葉に脳梗塞を起こしている。亜急性期の$^{15}$O gas steady state法によるPET検査では、前頭葉の一部（右図矢印）にluxury perfusionがみられる。組織が障害され酸素代謝（CMRO$_2$）はほとんどないが、脳血流（CBF）は普通に供給されている。酸素が利用されていないため同部位の酸素摂取率（OEF）はほとんどゼロである。

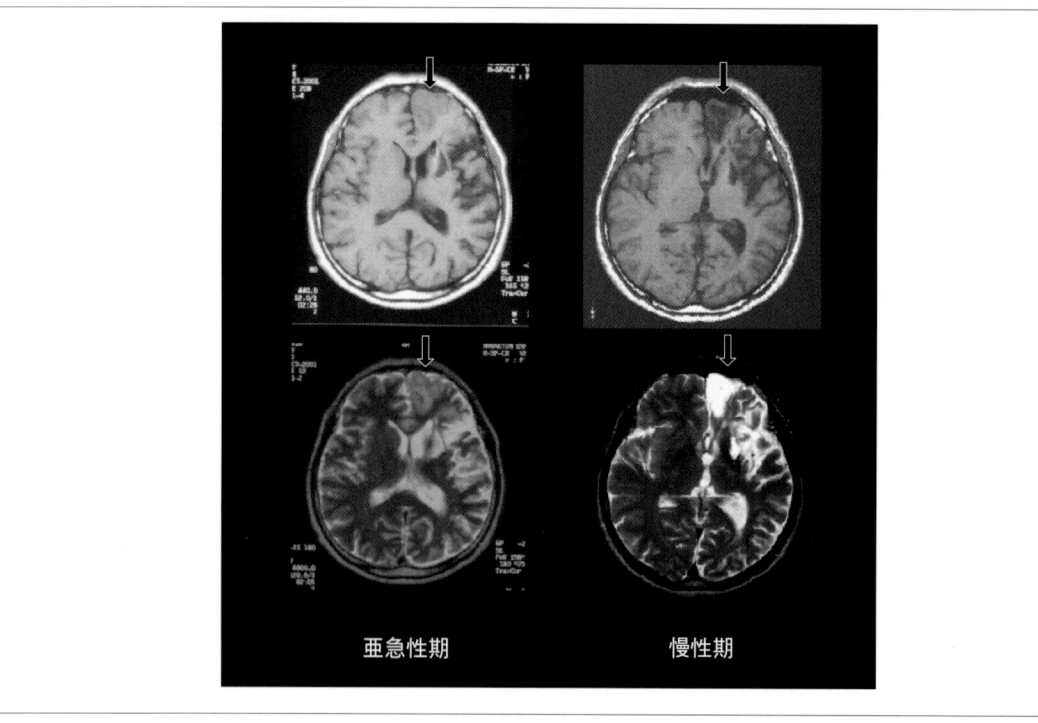

**図2 図1の症例のMRI**
　上段はMRI　T1強調画像、下段はT2強調画像。luxury perfusionを起こしていた領域（矢印）は亜急性期にもすでに虚血障害の所見があり、慢性期にははっきりとした梗塞になっているのがわかる。

れないため、この段階では積極的な治療をしても期待しうる効果はない。この時期以降、治療の主眼はむしろ塞栓症の再発予防に向けられる。

　突然発症し虚血が完成する脳塞栓症に対し、アテローム血栓性脳梗塞は主幹動脈の動脈硬化を基礎とする血栓性閉塞機転を原因とし、塞栓症に比較すると緩徐に潜行または進展するため側副血行路の発達や血管拡張、OEFの上昇による脳循環の代償機構が比較的働いていることが多い。虚血巣ではrCBFは中等度以上の低下を示すが、rCMRO₂の低下は比較的軽度でrCBVやrOEFも上昇がみられる。また血栓形成の進展により、症状が徐々に進行したり動揺したりするのもこのタイプである。このタイプの脳梗塞では一般に超急性期の血栓溶解療法の適応はあまりなく、選択的トロンビン阻害剤のアルガトロバンやトロンボキサンA2阻害作用により抗血小板剤として働くオザグレル、ラジカルスカベンジャのエダラボンなどの治療が早期に行われる。一部の施設では急性期にバルーン拡張術やステント留置による血管形成術を行い、虚血の進展を抑えることが行われている。

## 4. 脳梗塞慢性期

　脳梗塞の慢性期では虚血部は梗塞巣として安定化し、脳血流と酸素代謝は再びcouplingしているのが普通である。アテローム血栓性脳梗塞の場合では脳主幹動脈の高度狭窄や閉塞に伴い、時にrCBVやrOEFが若干上昇した状態が残存している場合がある。症状も安定期に入っており、後遺症に対してリハビリを中心とした機能回復訓練が

行われる。治療の主眼は再発予防に置かれ、アテローム血栓性脳梗塞ではアスピリンやチクロピジンを用いた抗血小板療法、心原性脳塞栓ではワーファリンによる抗凝固療法が行われ、並行して危険因子の治療が行われる。ラクナ梗塞では高血圧の治療が主体となるが、エビデンスはないものの抗血小板療法が行われることが多い。

## 5. 慢性閉塞性脳血管障害

　脳卒中の臨床でしばしば遭遇するのが、頭蓋内外の脳主幹動脈の高度狭窄や閉塞である。これらは無症候で偶然みつかったり、症候性でも一過性脳虚血発作（TIA）など比較的軽症であったりする場合をしばしば経験する。しかしたとえ無症候であっても患者の脳循環動態は一様ではない。閉塞性病変の場所・程度が個々に異なる上、ウィリス輪の発達も個々に異なる。側副血行路が非常に発達して余裕を持って対側や椎骨脳底動脈系から循環が維持されている場合から、脳循環のあらゆる代償機構を最大限に使っても症状をださないぎりぎりのところでしか血流を保っていない場合まで、患者個々に異なる脳循環動態を持っている。当然代償機構を消耗寸前まで使って脳循環を維持している場合の方が虚血リスクが高い[3]わけで、血圧の変動でTIAを起こしたり（hemodynamic TIA）、梗塞を起こす場合もある。代償機構が強く働いている場合では脳の抵抗血管は拡張しており、拡張能が低下しているのが普通なので、脳血流増加率を測定することで代償機構の予備能力（脳循環予備能）を推定することが臨床でよく行われている。このような状態を検出する一般的な方法としてacetazolamide（Diamox™）負荷脳血流SPECT[4]が代表的である。

　PETではrCBF、rCMRO$_2$、rOEF、rCBVの測定を行うことによってこの状態での患者の脳循環動態を事細かく解析することができる。先に述べたようにrCBVの上昇は、脳細動脈から毛細血管レベルでの血管拡張により血管抵抗を減らして脳血流を維持しようとする第一の代償機構の作動状況を表す。rOEFの上昇は、組織がやってくる乏しい血流からできるだけ酸素を汲み上げて、神経細胞の活動を維持するための代謝を維持しようとする第二の代償機構が働いていることを表し、局所のエネルギー基質の絶対的な不足の前兆ともいえるcriticalな状況を意味する。acetazolamide負荷脳血流SPECTでは原理上、rCBV上昇という第一の代償機構についての評価を行っているが、rOEF上昇というcriticalな状況の確定診断はPETでないとできない。しかしながらPETを持つ施設といえども検査可能人数は限られており、脳主幹動脈病変のある患者をすべて脳PETで検査することには無理がある。筆者らの施設ではacetazolamide負荷脳血流SPECTによりまずスクリーニングを行い、脳循環予備能に異常のある患者をPETによる精密検査の対象としている。実際、acetazolamide負荷脳血流SPECTによる脳循環予備能の測定は、血行再建術の適応となるようなOEFが上昇している状態をかなり予想することができる[5]。

　臨床上、頻度としては低いがrOEFの上昇というcriticalな状態（図3〜5）が認められる場合、虚血事故の発症が多いとする報告[6]がいくつか発表されており、治療としては血行再建術が理想と考えられている。古典的な浅側頭動脈―中大脳動脈吻合術（STA-MCA anastomosis）や頸動脈内膜剥離術（CEA；carotid endoarterectomy）のほかに、カテーテルを用いた血管形成術やステント留置術（図6）が行われつつある。JET studyは本邦で行われている多施設無作為抽出臨床研究で、脳血流SPECT検査により高度の脳循環予備能障害が認められた患者のみを対象に、血行再建

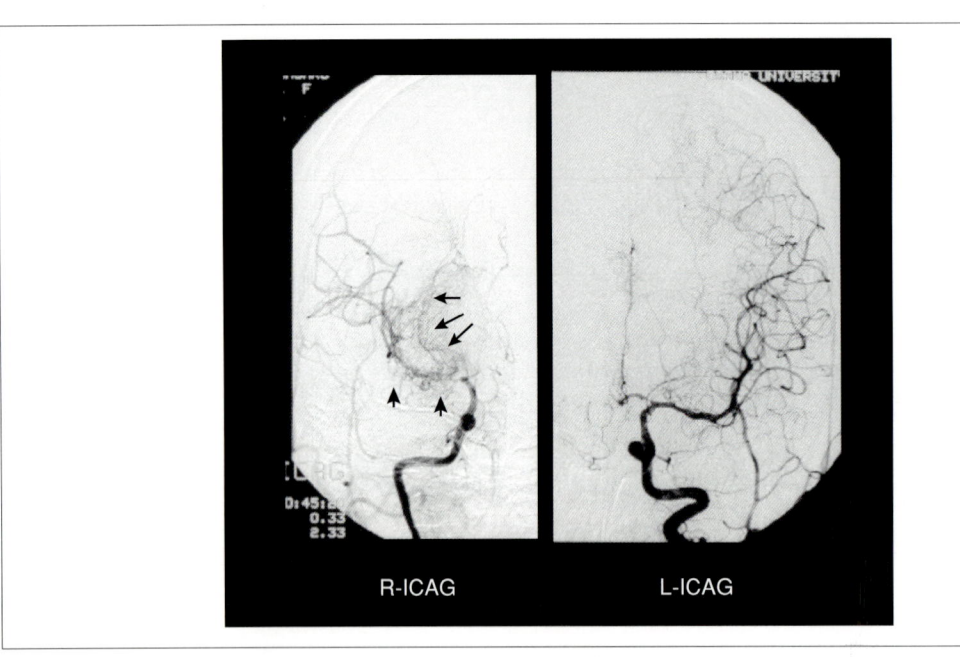

**図3 血行力学的一過性脳虚血発作を起こした右中大脳動脈高度狭窄の症例**
　右中大脳動脈主幹部（太矢印）はほとんど閉塞しており、基底核部に側副血行路（細矢印）が発達しあたかも、もやもや病のようにみえる。

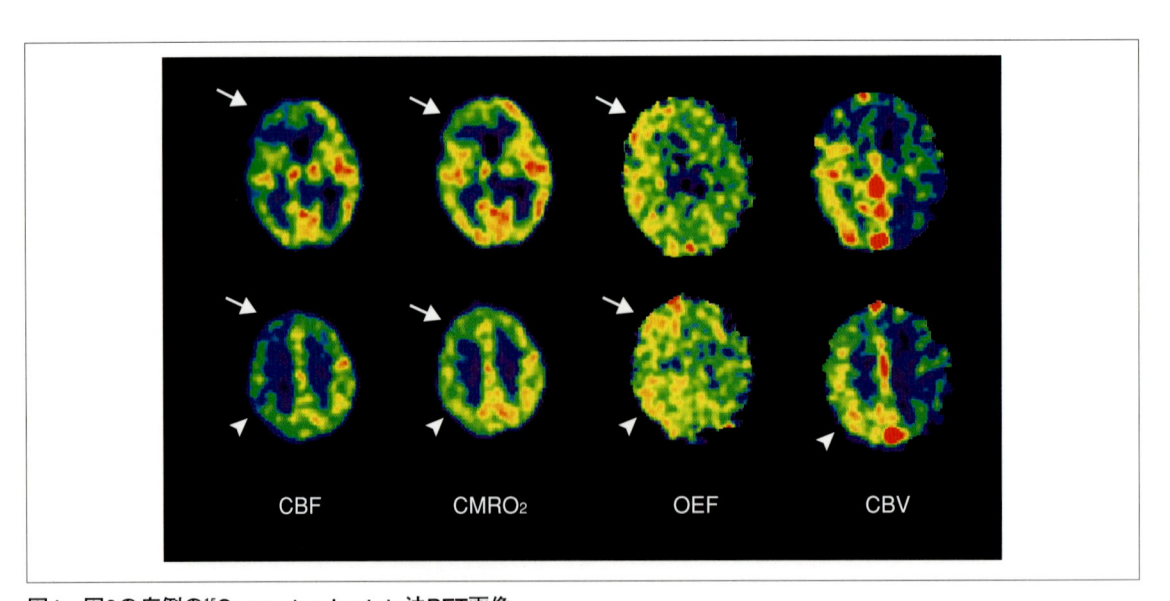

**図4 図3の症例の$^{15}$O gas steady state法PET画像**
　$^{15}$O gas steady state法による脳循環代謝諸量の測定。上段は基底核レベル、下段は半卵円中心レベルのスライスに相当する。右前頭葉（矢印）および頭頂葉（矢頭）に酸素代謝（CMRO$_2$）のごく軽度の低下に比較して強い脳血流（CBF）の低下を認め、代謝を維持するために酸素摂取率（OEF）の著明な上昇がみられる。後頭葉から頭頂葉では脳血液量（CBV）も上昇している（矢頭）。PowersらのモデルのstageⅡに相当する状態である。

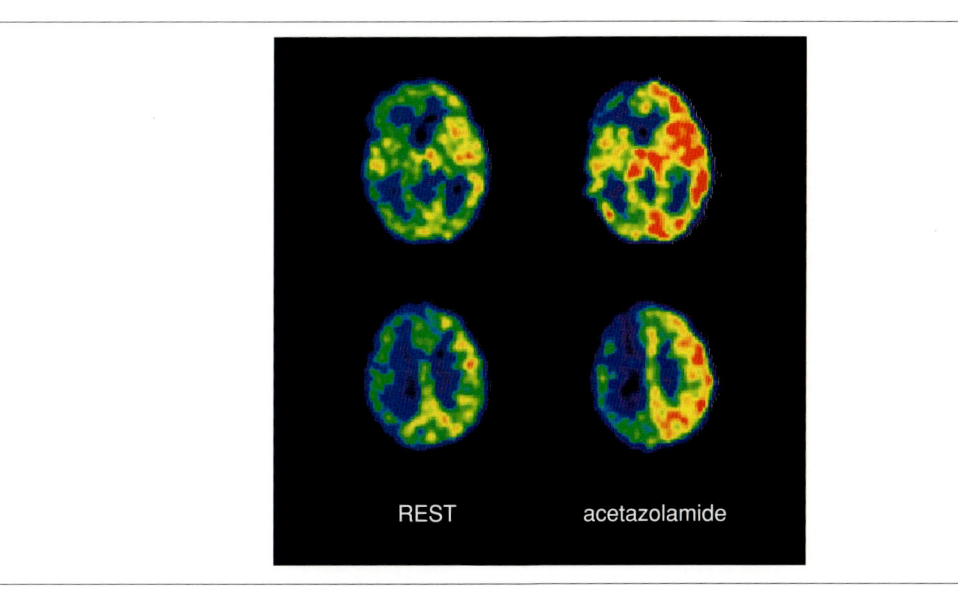

**図5　3の症例の$^{15}$O水静注法による脳血流量測定**
　$^{15}$O水静注法を用いたPETにより、安静時ならびにacetazolamide負荷時の局所脳血流量を測定した。両者ともカラースケールは同じ脳血流量に合わせてある。左大脳半球はacetazolamideにより局所脳血流量が増加するが、右大脳半球ではほとんど増加がみられない。特に右前頭葉ではacetazolamideによりむしろ局所脳血流量が減少しており、stealを伴う脳循環予備能の枯渇と考えられる。このような状態では脳虚血に陥る危険性が非常に高く、血行再建術を積極的に考える必要がある。

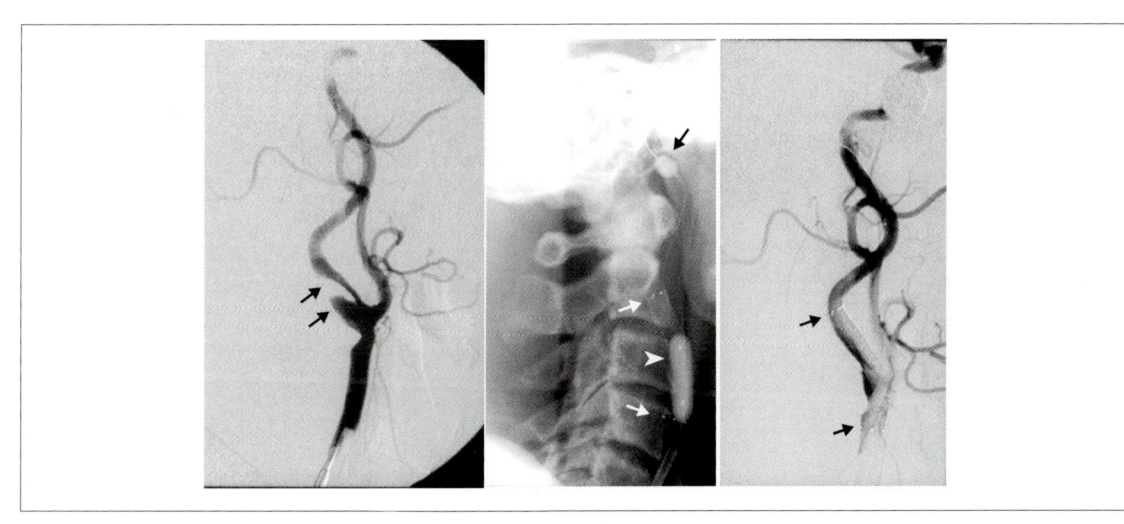

**図6　右内頸動脈狭窄症に対するステントを用いた血管拡張術**
　左：術前。内頸動脈分岐直後に潰瘍形成を伴う血栓があり、高度な狭窄をきたしている。中：拡張中。末梢にdebrisの流出を避けるために保護バルーン（黒矢印）が留置してある。狭窄部に編目状のステントが置かれ（白矢印は両端）、密着度を高めるため拡張バルーン（白矢頭）にて後拡張を行っているところ。右：ステント留置後。狭窄は解除されている。矢印がステントの両端を表す。

術と保存的治療の遠隔成績を調査している。中間報告では血行再建術が優位な傾向にあることが報告されているが、最終報告が待たれる。

## 6. もやもや病

　もやもや病は両側内頸動脈上端部付近の閉塞と、基底核部を中心とした穿通枝の異常拡張を特徴とする原因不明の進行性の疾患である。小児期はTIAや脳梗塞、成人期は脳出血で発症することが多い。閉塞した血管の支配領域、特に前大脳動脈領域ではrCBFの低下、rCBV、rOEFの上昇、血管反応性の低下がみられるが、rCMRO$_2$は梗塞を起こしていなければ保たれている。小児発症例では症候性のものは直接または間接血行再建術を行うのが原則である。再建術によりrCBFが改善し、rCBV、rOEFの低下が起こり、もやもや血管の消退がしばしば観察される。成人虚血発症例では若干様子が異なる。筆者らのPETを用いた研究[7]によれば、もやもや血管の発達した症例では中大脳動脈領域のrCBF、rCMRO$_2$の低下傾向が強く、rCBV、rOEFも上昇しており（図7、8）、これらは同様な閉塞をきたした動脈硬化性の症例より平均的に脳循環障害が重症であった。一方、もやもや血管の発達していない症例では、上記のような脳循環代謝動態の異常はごく軽度であった。もやもや血管の発達した成人虚血発症例では直接吻合術により循環が改善され、もやもや血管の消退とそれにより将来的な出血リスクも減らせることが期待できる可能性がある。

## 7. Hyperperfusion Syndrome

　脳主幹動脈の慢性閉塞性疾患に対しバイパス術、CEAなどの血行再建術やバルーンカテーテルを用いた血管形成術やステント留置術などを行い、血行を再開させると、小さい頻度（1％程度）ではあるがhyperperfusion syndromeと呼ばれる

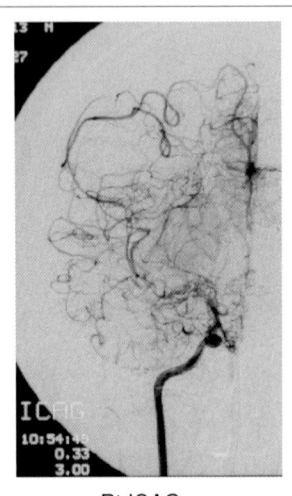

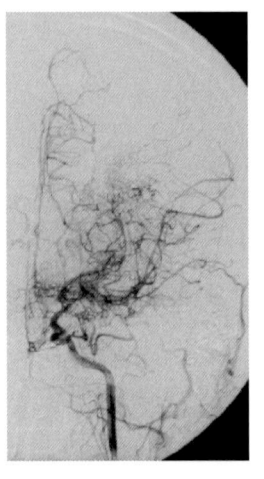

Rt ICAG　　　　Lt ICAG

**図7　視野異常で発見された虚血型成人もやもや病の一例**
　両側内頸動脈はその上端でほとんど閉塞し、特に左では基底核部に豊富なもやもや血管が発達しているのがわかる。左浅側頭・中大脳動脈（STA-MCA）吻合術が施行された。

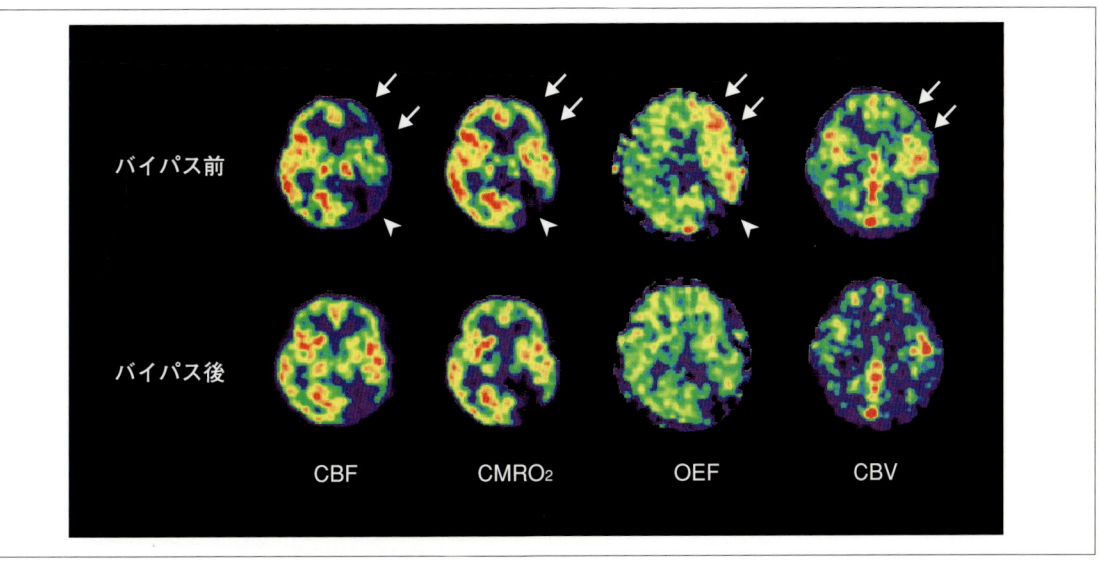

**図8　図7の症例の吻合術前後の脳循環代謝動態の変化**
　吻合術前（上段）では、左前頭葉部（矢印）はごく軽度の酸素代謝（$CMRO_2$）の低下を示すにとどまるのに対し、同部の脳血流量（CBF）は強く低下しており、代償機転として脳血液量（CBV）の増加および酸素摂取率（OEF）の高度の上昇がみられる。左側頭後頭葉（矢頭）には梗塞がみられる。吻合術後（下段）は左中大脳動脈領域の潅流圧の上昇に伴って脳血流量が良好に回復し、酸素摂取率や脳血液量も正常化している。

いちじるしい高血流をきたすことがあると知られている。一度この状態になると、積極的な治療を行わない限り、致命的な脳出血を起こしたりして半数程度が死に到る重篤な状態である。これまでの報告によれば、hyperperfusion syndromeは脳循環予備能が特にいちじるしく低下し、Diamox負荷試験では血流がほとんど増加しない、もしくは逆に低下してしまうような場合に起きやすいとされている。PETで測定を行えば、このような領域はrCBFが低下し、rCBV、rOEFが上昇したいわゆるmisery perfusionで、Powersらのstage IIに相当する領域と推定される。潅流圧を反映するCBF/CBV比も低下しており、慢性閉塞性脳血管障害の項で述べた、まさに血行再建のもっともふさわしい症例である。長期にわたる低潅流圧のため抵抗血管が最大拡張したままとなり、術後も自動調節能が麻痺したままの状態で血圧依存性に血液が流入するためと考えられる。したがってPETにおいてmisery perfusionと判定され、血行再建術の適応となる症例ではすべてhyperperfusion syndromeを起こす危険があると考えて対処するべきである。臨床上ではPETだけに頼らず、術後に脳血流SPECTや超音波ドプラ法にて監視を行い、異常に高い血流量がみられたらすみやかに血圧を十分に下げ、高血流を改善させ脳出血を予防することが必要である。

## 文　献

1) Powers WJG, et al : Physiological responses to focal ischemia in humans. Ann Neurol 16 : 546-552, 1984.
2) 菅野　巖、他：O-15標識ガス定常吸入法による脳循環代謝量の測定．放射線医学体系―ポジトロンCT、特別巻6．中山書店、東京、157-165, 1989.
3) Yonas H, et al : Increased stroke risk predicted by compromised cerebral blood flow reactivity. J Neurosurg. 79 : 483-489, 1993.

4) Hashikawa K, et al : Split dose iodine-123-IMP SPECT : sequential quantitative regional cerebral blood flow change with pharmacological intervention. J Nucl Med. 35 : 1226-1233, 1994.
5) Imaizumi M, et al : Detection of misery perfusion with split-dose 123I-iodoamphetamine single-photon emission computed tomography in patients with carotid occlusive diseases. Stroke. 33 : 2217-2223, 2002.
6) Yamauchi H, et al : Significance of increased oxygen extraction fraction in five-year prognosis of major cerebral arterial occlusive diseases. J Nucl Med. 40 : 1992-1998, 1999.
7) Piao R, et al : Cerebral hemodynamics and metabolism in adult moyamoya disease : comparison of angiographic collateral circulation. Ann Nucl Med. 18 : 115-121, 2004.

(奥　直彦、畑澤　順)

# 第12章
# てんかん病巣の検出

## 1. てんかん外科と画像診断

　難治性てんかん外科治療では正確な病巣検出が治療予後を大きく左右するが、病巣検出には焦点部位と範囲を正確に把握することが重要である。臨床の現場では、てんかん病巣の検索は、脳波、脳磁図、MRI、SPECT、PETなど種々の検査方法を駆使して行われているが、他の脳外科疾患と異なり、大脳機能生理学的異常であるため、形態学的異常が必ずしも病巣とならないことも多く、診断に苦慮することがある。しかしながら国内外を問わず、過去10年間に外科手術件数は飛躍的に増加しており、これにはMRIをはじめとする形態学的脳画像とSPECT、PETに代表される機能的脳画像の開発、普及、発展が大きく貢献している。将来的には既存の脳画像を応用し、従来は脳波、脳磁図でのみ確認されていた大脳機能生理学的異常部位が画像化され、さらに正確なてんかん焦点同定が可能になることが期待されている。しかしその一方で、広く知られている"てんかん"という病名に反し、日常診療の中で、手術で治る可能性のある"てんかん"が、そのまま見過ごされているという現状がある。この原因には、一般的な脳外科、神経内科疾患とやや異なる"てんかん"の病態あるいは病因に対する認識不足と、その病態に応じた検査方針あるいは診断方針が不正確であることが考えられる。そこで本章では、てんかん発作を発症した症例に対して、発作症状、脳波異常などから病態を把握し、さらにてんかん病巣検出を目的とする画像診断（MRI、SPECT、PET）についての検査上、診断上の留意点を中心に述べる。各画像診断の原理、撮像方法などについての詳細は成書を参照されたい。

## 2. MRI

　MRIが臨床導入され、頭蓋内の形態学的異常が明瞭に把握されるようになったが、てんかん病巣は皮質形成異常や海馬硬化に代表されるように、一見しただけでは見落とす可能性がある。したがって、画像所見だけを頼りに病巣を確認しようとはせず、脳波・脳磁図所見で確認された突発波出現部位、あるいは発作症状から予想される

異常部位と一致する画像所見があるかどうか、疑ってかかることも必要である。

## A. 難治性てんかんのMRI診断

一般的に痙攣発作で発症した症例では、発症早期の脳波検査に加え、少なくとも一度はMRI検査が必要となる。当施設では初回MRIではT1強調画像（必要に応じてGadolinium造影画像を追加）、T2強調画像、FLAIR画像で全脳検索を行っている。痙攣発作を初発症状とする脳腫瘍はまれではなく、5～50％が痙攣で発症するという報告があり[1]、比較的長期間治療を受けている症例や若年てんかん症例でlow grade glioma, ganlioglioma, dysembryoplastic neuroepithelial tumor（DNT）などがてんかんの原因としてしばしば発見される（図1～3）。後述する皮質形成異常との鑑別にはGadolinium造影画像が用いられるが、悪性度の高い脳腫瘍もときに存在すること、経過の長い症例の中に脳腫瘍、皮質形成異常の鑑別が困難な症例が存在することなどに注意する。てんかん発作の病巣となるのは脳腫瘍そのものではな

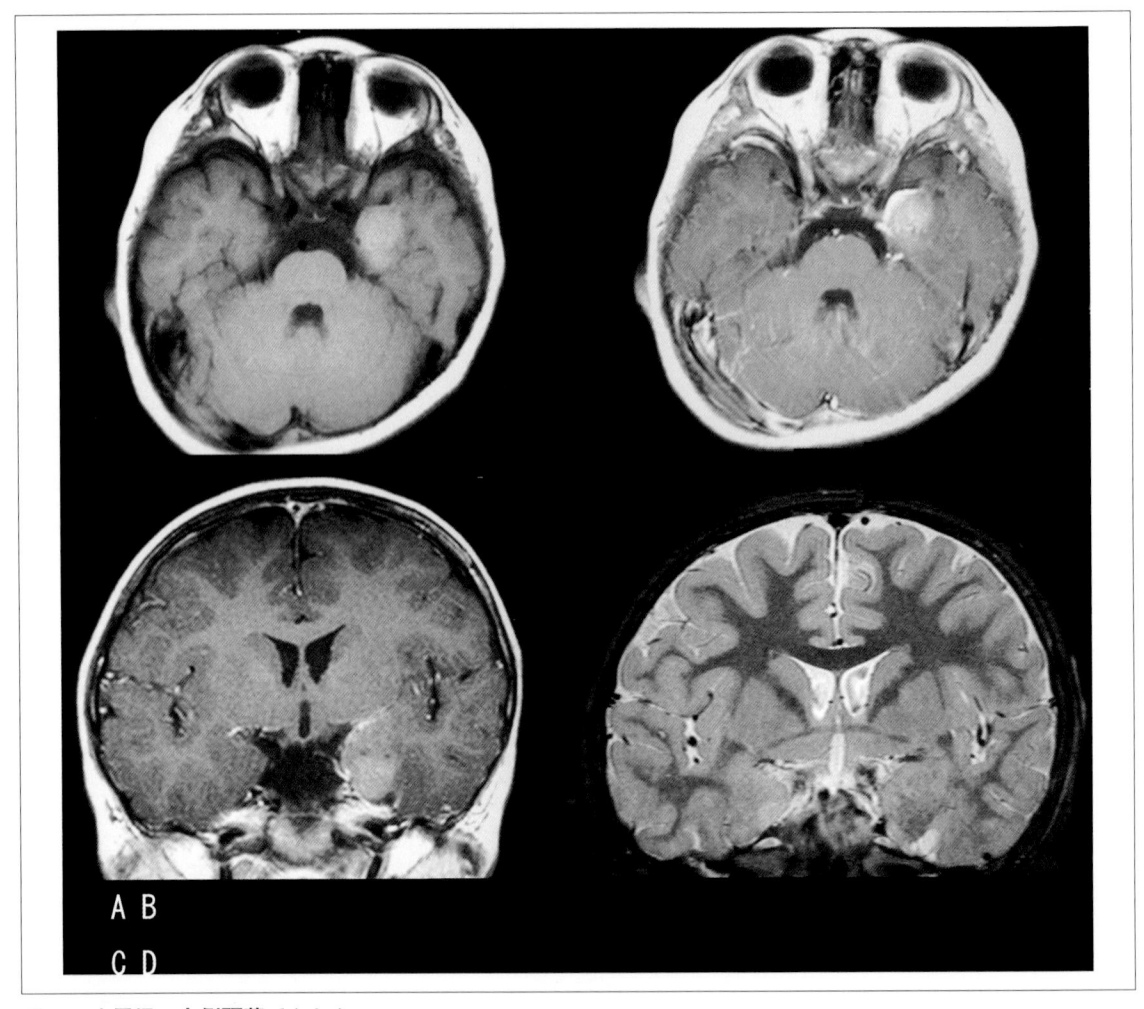

**図1　3歳男児　左側頭葉てんかん**
　MRIで左側頭葉内側にT1強調画像（A）高信号、T1 Gd造影画像（B, C）で均一に造影され、STIR画像（D）低信号の占拠性病変を認めた。病理診断は過形成性神経節細胞腫で、術後放射線化学療法を施行。

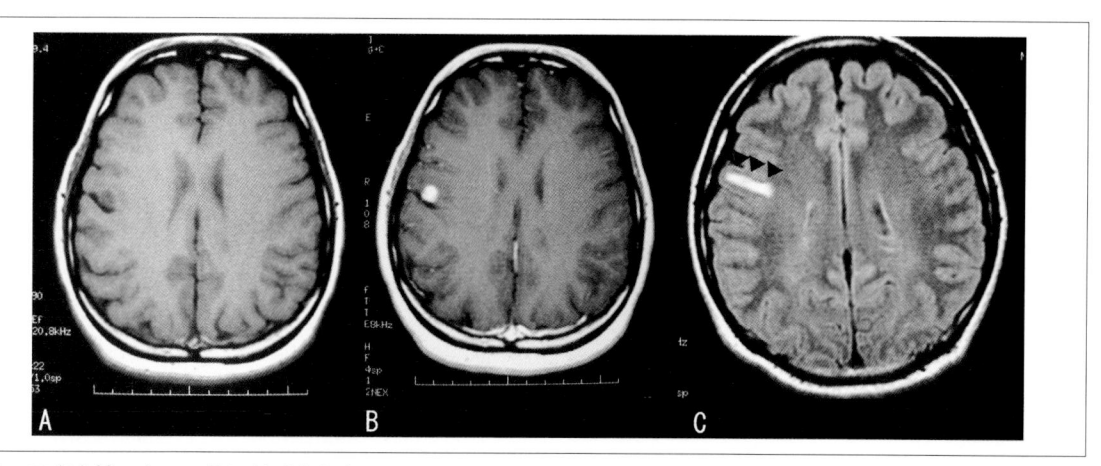

図2　22歳女性　右ローランドてんかん
　MRIで右中心前回にT1強調画像低信号（A）、T1 Gd造影画像（B）で均一に造影される直径8mmの弧発性病変を認めた。発症数年後のFLAIR画像で病変周囲の帯状高信号域を認めた（C；矢頭）。術中脳波から発作焦点はFLAIR高信号域の深部であった。病理診断は神経節細胞腫であった。

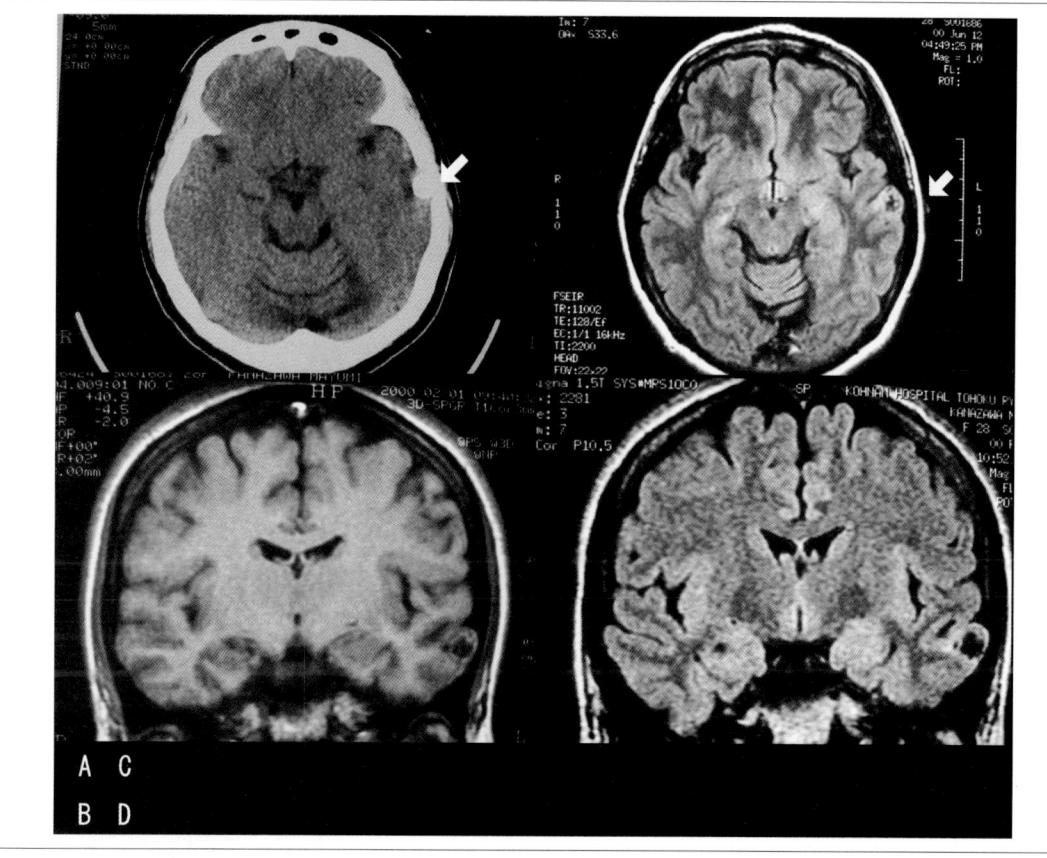

図3　28歳女性　左側頭葉てんかん
　CTで左側頭葉石灰化病変が認められていた（A；白矢印）。MRIではCTに一致する病変は左中側頭回にT1強調画像、FLAIR画像ともに低信号域として認められ（B-D）、海馬萎縮・硬化、側頭葉内皮髄境界不明瞭・脳回形成異常は認めなかった。病理診断はDNTおよび側頭葉白質、海馬内のグリオーシスであった。

く、腫瘍周囲の脳内にある、ということも常に念頭に入れておく必要がある。

　海綿状血管腫、脳動静脈奇形（AVM）、静脈性血管腫など脳腫瘍以外の器質性病変などもてんかんの原因となる。特に海綿状血管腫は、従来のCT、MRIに加え最近ではT$_2$*強調画像が診断に用いられており、てんかん外科治療の適応となることが多い。海綿状血管腫はしばしば石灰化病変を伴うことが多いが、後述する皮質形成異常の中にも同様に石灰化病変を伴う症例があるため、診断には注意を要する。AVMはもっとも頻度の高い血管奇形の一つであり、痙攣発作で発症する症例も多い。AVM周囲にてんかん原性領域を有する場合、T2強調画像でグリオーシスによる信号変化を伴う場合がある。また近年AVMに対する

ガンマナイフ治療後にみられる嚢胞形成についての報告があるが[2]、治療後にてんかん発作を発症する症例では嚢胞周囲のT2強調画像あるいはFALIR画像信号変化が確認されることが多く、グリオーシスが関与している可能性がある（図4）。大脳皮質グリオーシスは、以前からてんかん原性焦点となりうる重要な所見として知られている。T2強調画像では高輝度に描出されるが、脳室周辺部では髄液信号との区別が困難なことも多く、FLAIR画像、プロトン強調画像が病巣検出に有効となるが、必ずしもてんかん原性になるとは限らず、またすべてのグリオーシスがMRIで診断可能なわけではない。

　脳波所見、発作型などから部分てんかんが疑われる症例では、特に側頭葉病変（海馬グリオーシ

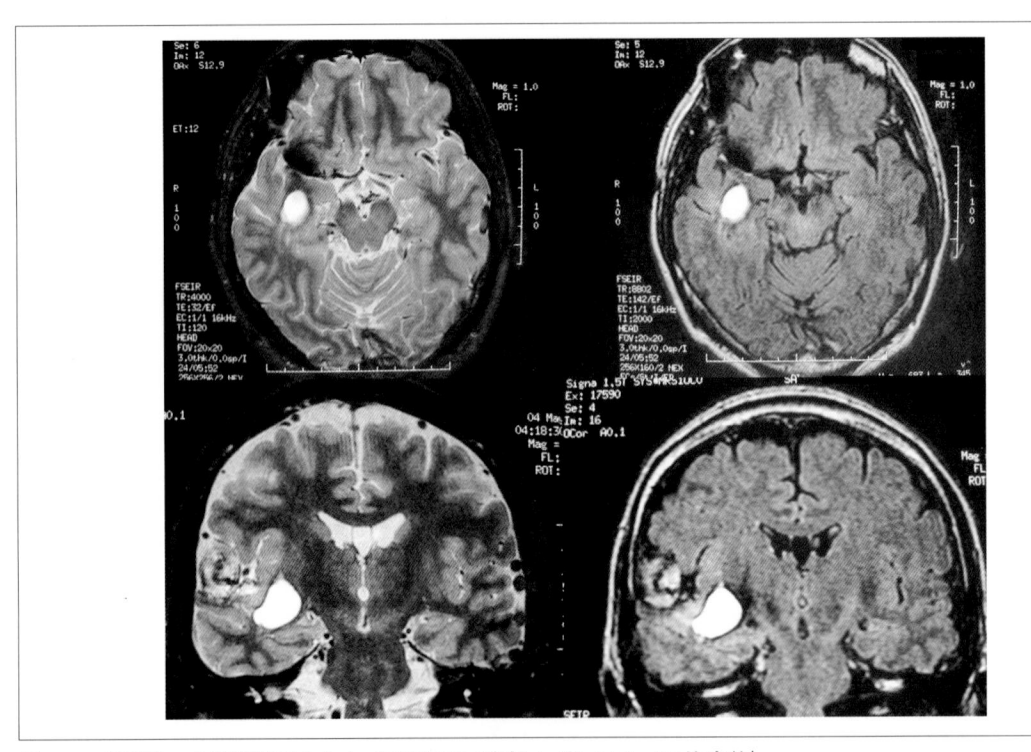

**図4　44歳男性　右側頭葉てんかん（AVM GDC塞栓＋ガンマナイフ治療後）**
　右上側頭回にAVMの痕跡およびGDCによるアーチファクトを認める。右側頭幹に長径2.5cmの嚢胞形成が確認された。嚢胞内側上方は基底核に接し、内側下方は海馬など側頭葉内側構造物を圧排し、相対的に右海馬萎縮が認められた。右側頭葉白質内信号変化を軽度認めるが、海馬信号変化はほとんど認めなかった。2度目のガンマナイフ治療5年後より複雑部分発作が出現、脳表脳波の結果、海馬を残し嚢胞外側に位置する右側頭葉切除施行。病理診断は皮質、白質内のグリオーシスであった。

ス、海馬萎縮、側頭葉萎縮)、大脳皮質形成異常、大脳皮質変形・萎縮所見、グリオーシスの有無を検索する必要がある。てんかん症例ではMRI異常が大変軽微なために、初回診断で所見を見落とす可能性も少なくない。これを回避するためにてんかん症例のMRI診断方針が検討されており、病巣検索をする上でたいへん重要である[3]。"HIPPOSAGE"と名付けられたこの診断指針は(表1)、てんかん病巣となる可能性が高い側頭葉病変、傍脳室異所性灰白質、大脳皮質表層異常をもれなく検索するために大変有効である。これをもとに、当施設ではてんかん症例のMRIは表2、3に示す方針で施行している。

## B. 側頭葉病変

側頭葉および側頭葉内側構造の病巣検出は高磁場MRIの導入により飛躍的に改善した。冠状断で側頭葉構造を確認するための基準線にPC-OB (posterior commissure-obex) line を用い、軸位断ではCH-PC (chiasmatico-commissural plane) line を用いて海馬および海馬周辺構造をできるだけ薄いスライス厚 (3mm) で画像化することが必要である (図5)。施設によっては海馬長軸に平行な矢状断像を用いて海馬構造の確認を行っている[5]。

側頭葉てんかんの原因として頻度の多い海馬硬化は海馬の神経細胞減少、消失が主体であるが、海馬萎縮がみられるのは海馬硬化の約80％であり、必ずしもMRI上で海馬萎縮が認められない症例もある。海馬萎縮を伴う場合、海馬サイズに左右差が認められるが、わずかな頭位の傾きなど、位置の違いで海馬頭部－体部移行部は大きく形態が変化することがあるので、診断に際しては画像が左右対称であることを確認する (表1、表3)。また海馬萎縮は通常のOM lineを基準線とした場合、あるいは薄スライスで海馬を観察しない場合には所見が明らかでないことがある (図6)。海馬萎縮が非常に軽微な症例も多く、萎縮部位が海馬頭部でなく、むしろ海馬体、尾部に多いという報告もあり[6,7]、一断面のみで判断するのではなく、海馬頭部から尾部まで全スライスにわたり左右差の有無を確認する。海馬萎縮例では海馬がT2強調画像、fast short inversion time inversion-recovery (STIR) 法、プロトン画像、FLAIR画像で高信号域として描出されることが多い[8]が、T2強調画像のみの評価では、側脳室下角近傍のために髄液による信号変化が影響を与える可能性も考えられるため、必ずFLAIR画像、STIR法など複数のシークエンスで信号変化を確認することが必要である (図7)。なお、海馬萎縮と海馬信号変化が常に一致するわけではないことは留意す

**表1 てんかん症例MRI検査指針 (その1)**

HIPPO SAGE
Hippocampal size and signal asymmetry
Internal auditory canal and atrial asymmetry
Periventricular heterotopia
Peripheral abnormalities
  Sulcal morphologic abnormalities
  Atrophy
  Gray matter thickening
  Encephalocele of anterior temporal lobe
Obvious lesion

(Bronen et. al. 1997 AJRより)

表2 てんかん症例MRI検査指針（その2）

(1) 全脳MRI（6mm slice）：初回発作例が対象
　　T1, T2, FLAIR axial像（必要時 T1-Gd）
(2) 局所MRI像（3mm slice）：複数回発作例が対象
　　海馬長軸：FLAIR・STIR・T1 axial，coronal像 or 3D-SPGR 1.5mm
　　信号/構造異常周辺：FLAIR・STIR・T1 axial，coronal，sagittal像，3D-SPGR 1.5mm
　　異常が明確でない症例：3D-SPGR 1.5mm，焦点推定部位 FLAIR（NEX2），STIR
　　　　側頭葉内側，側頭葉底部，前頭葉眼窩部，前頭葉内側，補足運動野，中心溝近傍など
(3) 補足的検査：多くは外科治療症例が対象
　　DWI，FA，MRS
　　MRA，MRV，Surface anatomical scanning（SAS）＋venography
　　Functional MRI
(4) 留意点：①Dual pathologyの可能性　②gliomaなど悪性腫瘍の否定　③必要に応じて再検

表3 てんかん症例MRI診断指針

| | |
|---|---|
| 海馬 | 頭位回転の有無（内耳道，脳弓，脳室の左右対称を確認） |
| | 海馬頭，体，尾部左右比較，海馬信号変化 |
| | 両側海馬萎縮の有無 |
| | Dual pathology（海馬萎縮を見落とす傾向がある） |
| | 一側側脳室拡大，脳弓厚増大の有無＊ |
| | 海馬以外の側頭葉異常の有無 |
| 形成異常 | 傍脳室異所性灰白質（側脳室体部，前角，下角外側も） |
| | 皮質形成異常 |
| | 脳回形成異常，皮質の形態異常，皮髄境界不明瞭 |
| 萎縮性病変 | 皮質萎縮（小病変） |
| | びまん性脳萎縮に伴う海馬萎縮 |
| | 半球性萎縮 |
| 形態異常 | 小石灰化病変，腫瘍，血管奇形，血管腫 |

（＊Mamourian et. al. 1998 AJNRより）

べきである[9]。

　海馬の萎縮だけでなく、海馬内部構造の消失・不鮮明化、扁桃体信号変化・肥大[10,11]・萎縮、海馬傍回萎縮・信号変化・皮髄境界不明瞭、側頭葉の萎縮[12]を伴う症例もあり、患側側頭葉の脳回萎縮および脳溝拡大が顕著となる。いずれの所見も側頭葉てんかんに特異的な所見というわけではないが、側頭葉てんかんを疑う場合は両側側頭葉・海馬信号変化、左右差、側頭葉前方白質信号変化、鉤、扁桃体、海馬頭、海馬体、海馬尾部構造異常の有無をT1強調画像、STIR法、T2強調画像、FALIR画像など併せて詳細に検討する。なお、脳弓、乳頭体の左右差が側方性の決定に有用であるとの報告もあるが[13]、両構造ともに小構造であり、わずかな頭位の傾き、大脳半球形態の非対称などで、正常変異としても確認されることがあるので、異常変化と見誤らないように注意する。

　T1強調画像冠状断像を用いた海馬容積測定は、定量的に左右差を判定でき、海馬萎縮の確認に有効[14,15]である。海馬信号変化に比べ信頼性が高いという報告も散見されるが、萎縮側、信号変化側が常に焦点側方性と一致するとは限らない。

## C．大脳皮質形成異常

　大脳皮質形成異常は、神経細胞増殖過程に神経細胞の分化異常を引き起こし発生する場合と、神

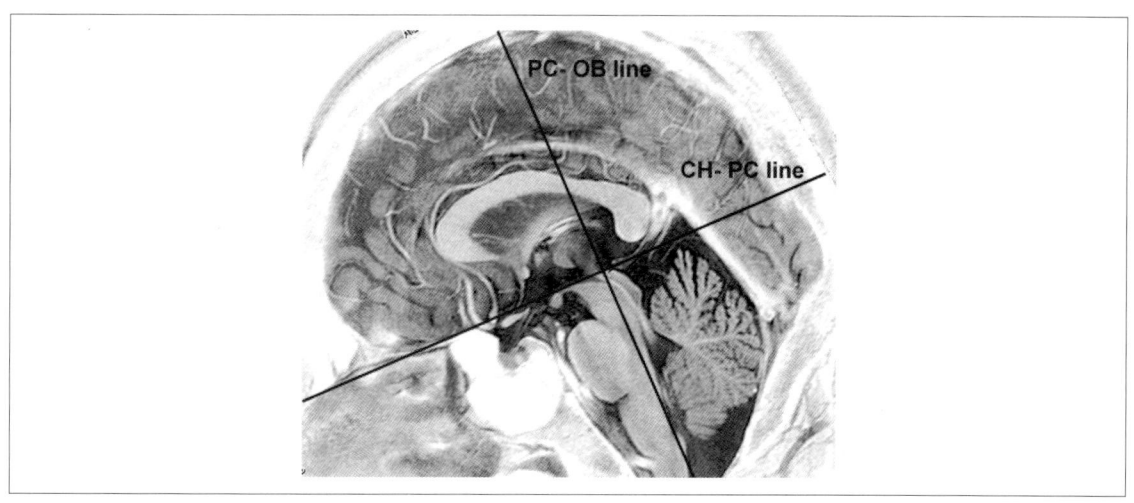

**図5 側頭葉を描出するための基準線**
PC：posterior commissure（後交連）、OB：obex（閂）、CH：chiasma（視交叉）

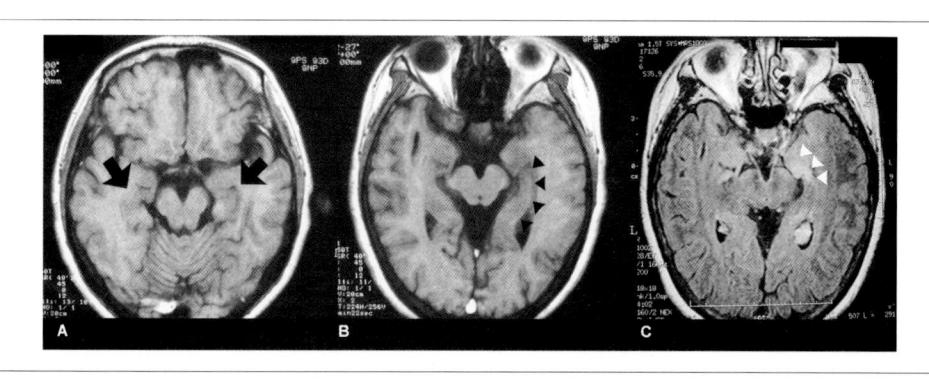

**図6 左側頭葉てんかん症例**
(A) 基準線をOM lineとした海馬、側頭葉画像では両側海馬あるいは側頭葉の左右差はほとんど見られないが（黒矢印）、
(B) 基準線をCH–PC lineとして海馬長軸平行画像をえると左海馬萎縮が明らかとなる（黒矢頭）。
(C) FLAIR画像では扁桃体〜海馬頭部でとくにFLAIR高信号が強くなる（白矢頭）。

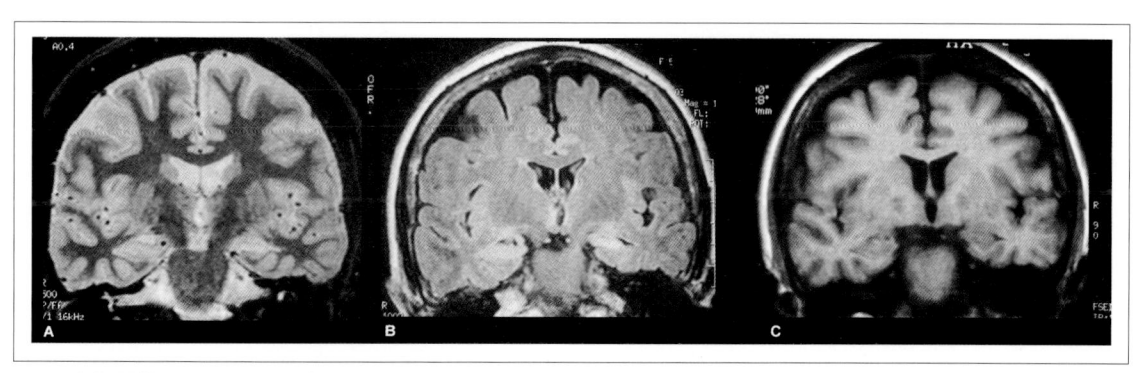

**図7 左側頭葉てんかん症例（図6と同症例）**
　基準線PC–OB lineで撮像した冠状断像では内耳道が左右対称で頭部の傾きがないことを確認。STIR画像（A）、FLAIR画像（B）で左海馬高信号と海馬萎縮、T1強調画像（C）で左海馬萎縮を認め、側脳室下角は左で軽度開大している。側頭葉白質内の信号変化、側脳室下角周囲の異所性灰白質、側頭葉底部皮髄境界不明瞭、異常脳回・脳溝など海馬以外の側頭葉病変は認められなかった。

経細胞遊走過程あるいは遊走後に細胞配列異常、脳回異常を引き起こし発生する場合がある。いずれの形成異常も診断にはMRIがきわめて有力であり、これまでにも術後病理診断と術前MRI診断、あるいは術前脳波所見とMRI診断の高い相関性が報告されており[16～18]、近年のてんかん外科症例増加の一因といっても過言ではない。一般的に皮質形成異常では皮髄境界が不明瞭となることが知られており、これは異所性神経細胞の存在、髄鞘化異常、有髄繊維減少など、さまざまな病理学的組織変化によって引き起こされる。皮質形成異常は形態学的にfocal cortical dysplasia（限局性皮質異形成；FCD）、lissencephaly（滑脳症）、pachygyria（厚脳回症）、macrogyria（大脳回症）、polymicrogyria（多小脳回症）、schizencephaly（裂脳症）、heterotopia（異所性灰白質）、hemimegalencephaly（片側巨脳症）、tuberous sclerosis（結節性硬化症）などに分類されるが、個々の症例で大脳萎縮、表面構造（脳回が広い）、皮質厚、皮髄境界不明瞭、脳溝パターン異常（脳溝が浅い、少ない、方向異常など）、左右対称性、白質信号変化、くも膜下腔・脳室の局所拡大の有無をひとつひとつ確認していくことで正確な診断が可能となる。MRI診断ではSTIR画像、FLAIR画像、T2強調画像が有効であるが、とくに解像度を高くスライス厚をできるだけ小さくして（3mm）、細部まで病巣検索をする必要がある。形成異常の中には信号変化が軽微なものも含まれるが、このような場合はFLAIR画像で信号加算回数を増やし、わずかでもS/N比の向上を試みる（図8）。脳回・脳溝形成異常が疑われる症例などでは、3D fast spoiled gradient echo（SPGR）法で全脳画像を撮像（スライス厚1.5～2.0mm）しておけば、病変部位にあわせた画像再構成を改めて軸位断、冠状断、矢状断に関わらず行うことができ、小病変の検出に有効と考えられている[19]。皮質形成異常の多くは信号変化の有無で診断を行うことになるが、小児難治性てんかん症例を対象とする場合には、髄鞘化完成前のMRI所見は一般的な所見とはやや異なるため注意を要する[20]。

てんかん外科領域の脳形成異常としてもっとも多く経験するのはFCDであるが、これはDNTや石灰化病変を伴い比較的広範囲に拡がっている可能性があるため、MRI診断だけでなく脳波・脳磁図所見、機能画像所見も参考にして焦点同定を行う必要がある（図9）。FCDはときに脳回異

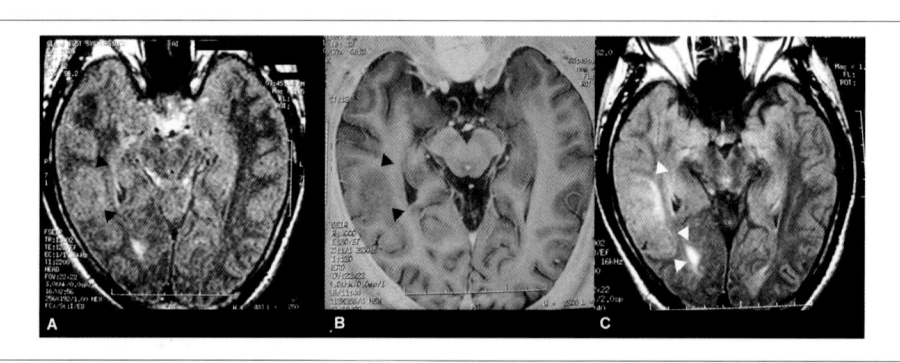

**図8　27歳男性　右外側側頭葉てんかん**
FLAIR画像（A）およびSTIR画像（B）の側頭葉、海馬長軸平行の軸位断像では右側頭葉外側皮質に軽微な脳回異常、皮質信号変化が疑われ（黒矢頭）。信号加算回数を2倍にした結果（C）、同部位だけでなく、比較的広範囲に右側頭葉外側皮質の信号変化が確認された（白矢頭）、海馬信号変化はいずれのFLAIR画像でも明らかでなかった。本例は脳波異常が右側頭葉後方に認められたため、脳波異常からMRI異常部位を推定し、FLAIR画像とSTIR画像で軽微な異常が確認された。病理診断は側頭葉外側皮質の限局性皮質形成異常であった。

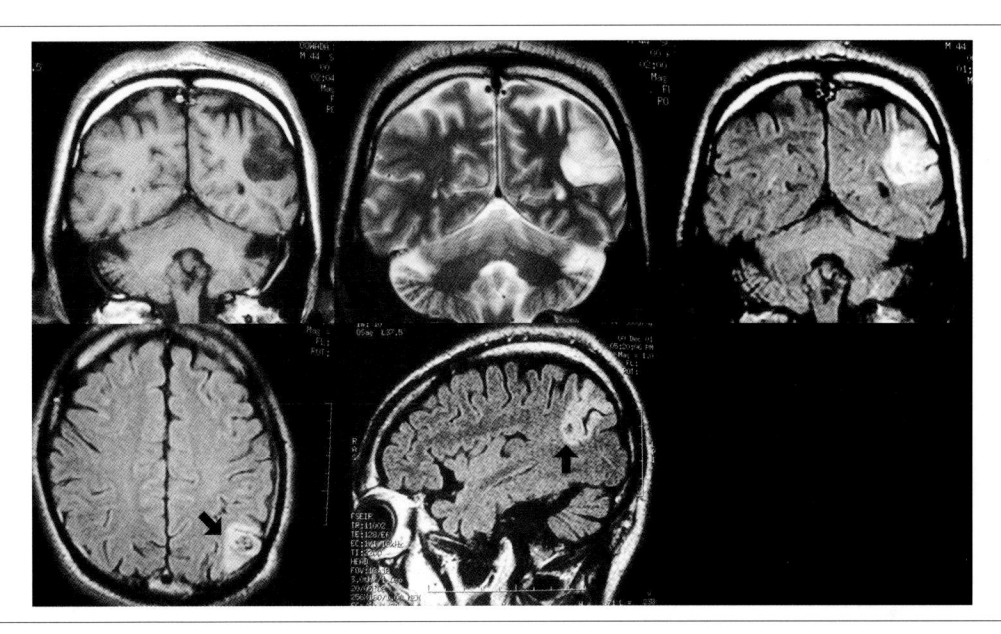

**図9　44歳男性　左頭頂葉てんかん**
　左頭頂葉にT1強調画像低吸収域（造影されず；写真はなし）、T2強調画像高吸収域、FLAIR画像高吸収域の明瞭な病変を認めた。またFLAIR画像軸位断像、矢状断像で病変深部に不均一な信号強度を呈するmass lesionも認めた（黒矢印）。皮髄境界不明瞭であるが、脳溝は周囲脳の同様に確認され、周囲脳への圧迫所見は認めなかった。慢性頭蓋内電極留置では発作焦点は脳表面でなく、深部由来と考えられたため、病変部は全摘出した。病理診断はDNTおよび周囲の形成異常であった。

常を伴うが、多くの症例では限局した単一な病変として認められる。組織学的には大脳皮質層異常と異常神経細胞、グリア細胞由来の大型異型細胞が、皮質・皮質下・白質に出現するために皮髄境界は不鮮明となり、T2強調画像、FLAIR画像で大脳白質内の異常高信号領域の存在、皮髄境界不鮮明がもっとも特徴的な所見であるが、T1強調画像では前述した脳回異常、脳溝異常などの所見は軽いことが多く、他の皮質形成異常とは異なる点であるため注意を要する（図10、11）。

　Heterotopiaは大脳白質内（好発部位は側脳室周囲、皮質下、深部白質）に神経細胞が取り残されるような形で集団となって残存している状態である。正常皮質とまったく同じ信号強度を呈するので、好発部位を念頭に入れた注意深い観察により発見は容易と考えられる。側脳室体部上衣下に局所的あるいはびまん性に存在するheterotopiaは、難治性てんかん症例に伴った画像所見としてしばしば認められるが、heterotopiaそのものが

てんかん原性焦点となっているかどうかの判断は困難であり、外科治療の対象とならないことが多い（図12、13）。一方側脳室下角周囲に存在するheterotopiaは側頭葉てんかんの原因となる可能性があるが、病変のサイズが小さいために見落とされる可能性がある。皮質下heterotopiaは皮質下に局所的に認められ、辺縁不整な結節性灰白質であり、周囲皮質だけでなく周囲脳構造の変形を伴うことが多く、外科治療の対象となることがある（図14）。Microdysgenesis（微小形成不全）は現状の画像検査で検出困難であり、形態学的分類には当てはめることはできないが、病理組織学的検査ではじめて診断される微細な異常であり、今後超高磁場MRIなどで画像化が期待される形成異常の一型と考えられている。

　MRI信号変化が軽微である症例、MRIで異常を示さず病理所見ではじめて形成異常と診断される症例がある[16]。また皮質形成異常に伴う難治性てんかんでは、形態学的異常の範囲に比べててん

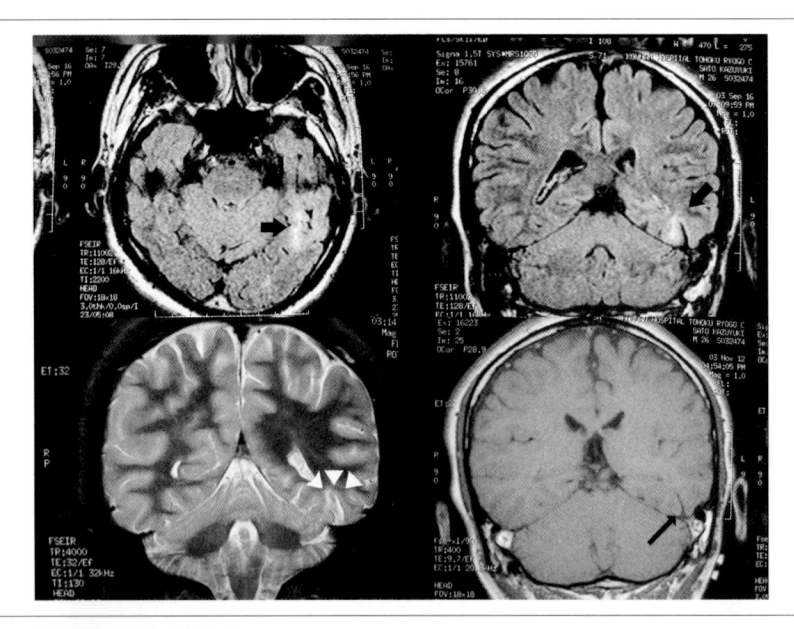

**図10　26歳男性　左外側側頭葉てんかん**
　左側頭葉底部皮質（紡錘状回を中心に）FLAIR画像（黒太矢印）、STIR画像（白矢頭）で皮髄境界が不明瞭となる高信号域を認めた。T1強調画像では深く切れ込んだ異常脳溝を認める（黒矢印）ものの、皮髄境界不明瞭は他の画像ほど明らかでなかった。発症当初よりMRIは施行されていたが、T1強調画像軸位断像が主体であったため、側頭葉底部の異常信号が数年間確認されないまま経過していた。病理診断は限局性皮質形成異常であった。

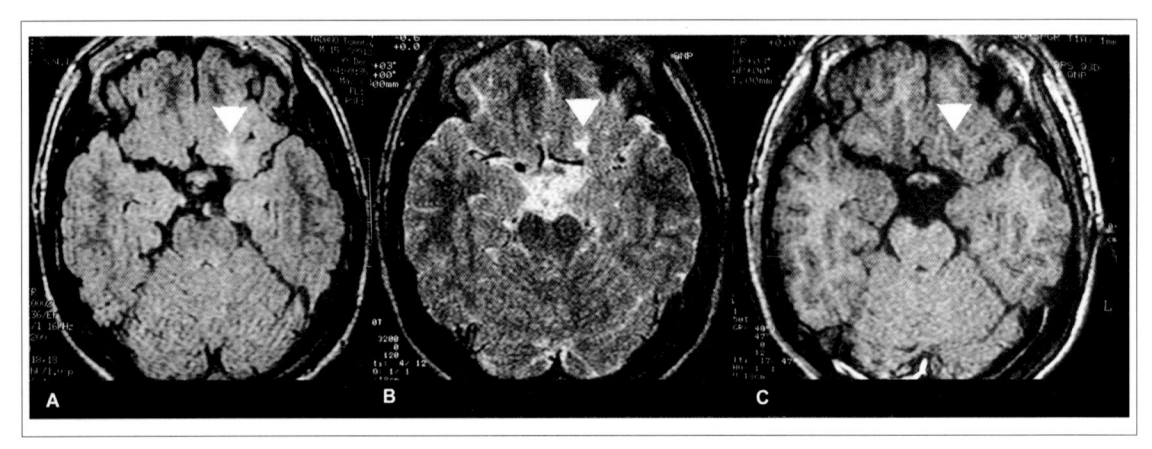

**図11　16歳男性　左前頭葉てんかん**
　左前頭葉眼窩回から直回に広がる（A）FLAIR画像高信号域は（B）T2強調画像で高信号域、（C）T1強調画像で低信号域として認められた（白矢頭）。術中所見で脳表に黄白色の病変が確認され、病理診断は限局性皮質形成異常であった。

かん原性領域が広い場合が多いため、MRI異常部位のみが切除対象となるわけではない。また形成異常は前頭葉底部、側頭葉底部、前頭葉内側面、中心溝近傍など比較的見落としやすい部位に小病変として存在することが多いため、発作症状や脳波・脳磁図検査結果を十分に把握し、異常部位を想定しながらMR画像診断を行うよう留意する（図15）。皮質形成異常に海馬萎縮・硬化を伴うことがときにあるが、画像診断の際に、特徴的な皮質形成異常に気を取られて海馬硬化症を見逃さないように十分注意することが必要である。発作症状、脳波、脳磁図所見で側頭葉てんかんが疑わ

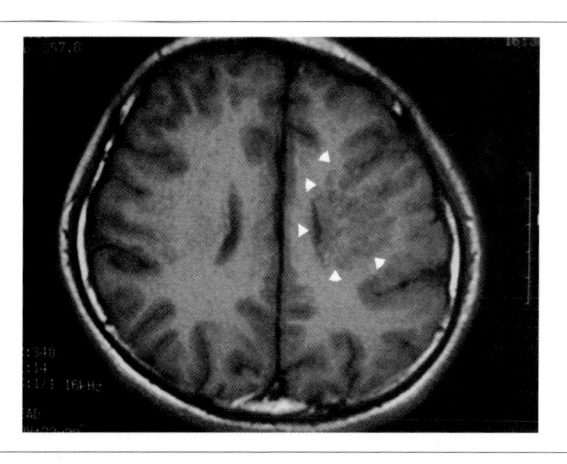

**図12 18歳男性 左ローランドてんかん（異所性灰白質）**
　左前頭葉および頭頂葉に異常に深い脳溝が存在し、両脳溝に沿って灰白質を認め、その内側に白質があり、さらに内側には白質内に灰白質が斑状に存在（白矢頭）、側脳室体部上衣下の異常灰白質に続く。異常灰白質の信号強度は正常皮質と同様であった。本例は薬物治療で発作コントロールが可能となり外科治療を施行しなかった。

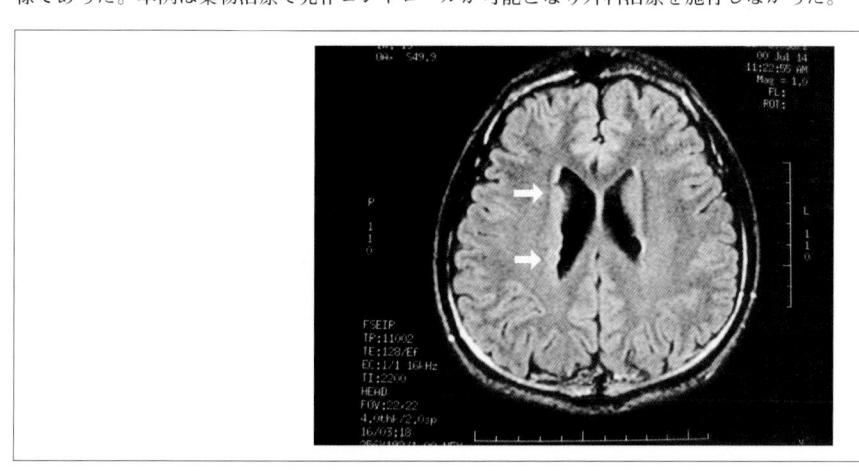

**図13 26歳男性 右ローランドてんかん（上衣下異所性灰白質）**
　FLAIR画像で特に右側脳室体部周囲に目立つ、正常灰白質と同様の信号強度を示す結節状病変を多数認めた（白矢印）。本症例の発作頻度は年1回以下であったため薬物治療の方針となり発作コントロールがえられた。

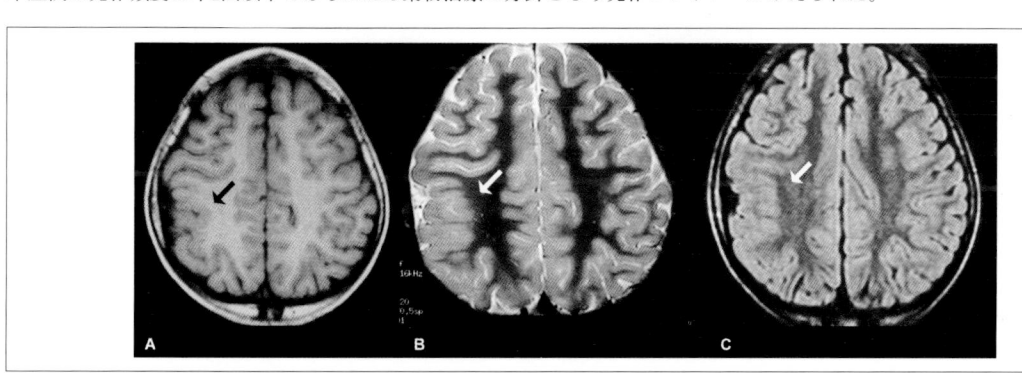

**図14 3歳女児 局在関連性てんかん（皮質下異所性灰白質）**
　右中心溝をはさむような形で異常脳回が認められた。信号強度は（A）T1強調画像では正常大脳皮質と等信号、（B）T2強調画像では正常大脳皮質と等信号、（C）FLAIR画像でも等信号を示した。異常部位周囲のくも膜下腔は拡大している。限局性皮質形成異常とはT1強調画像およびFLAIR画像の信号強度の違いにより、鑑別した。

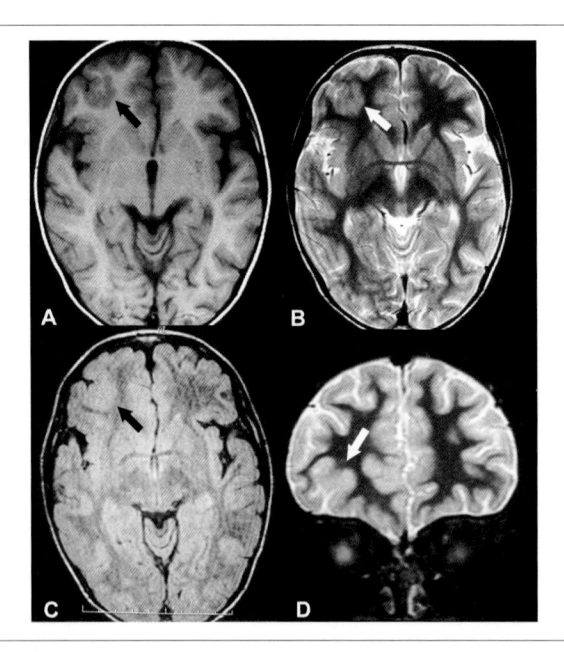

**図15　5歳男児　右前頭葉てんかん**
　右前頭葉眼窩回に異常脳回を認め、(A) T1強調画像では正常大脳皮質と等信号、(B)(C)(D) T2強調画像、FLAIR画像でも正常大脳皮質と等信号であった。本例は脳波・脳磁図異常から前頭葉てんかんと診断し、右前頭葉離断術を施行した。病理診断は皮質形成異常であった。

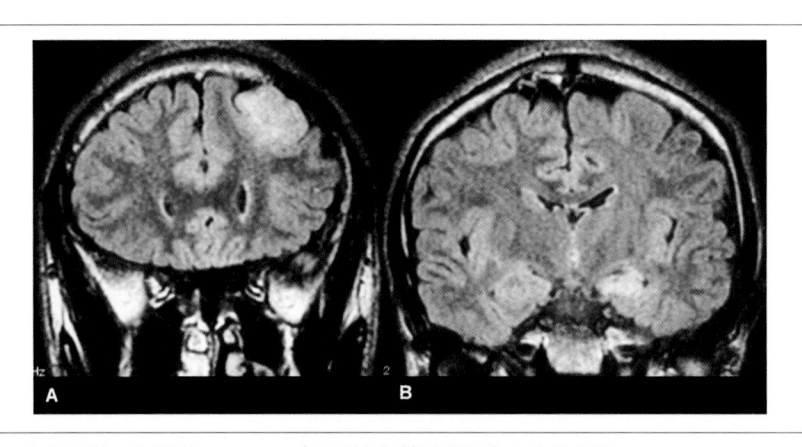

**図16　19歳男性　左前頭葉、側頭葉てんかん（限局性皮質形成異常と海馬硬化；dual pathology）**
　(A) 左前頭葉中前頭回に異常脳回を認め、FLAIR画像で皮髄境界不明瞭な高信号域として認められた。
　(B) 海馬長軸に平行な冠状断像では左海馬萎縮と信号変化を認め、海馬硬化症を疑った。本例は前頭葉の画像異常は確認されていたが、発作症状および脳波異常から前頭葉てんかんのほかに側頭葉てんかんを疑わせる検査所見が得られ、はじめて海馬異常が確認された。病理診断は前頭葉が限局性皮質形成異常、側頭葉が海馬硬化症であった。

れる症例は常に海馬異常の可能性を念頭におかなければならない（図16）。

## D. 脳卒中・脳挫傷・脳炎後瘢痕巣、脳回瘢痕形成（ulegyria）

先天性あるいは後天性に生じた脳損傷（感染症、外傷、脳虚血性疾患、代謝性疾患）により、多くは脳萎縮所見とともにT2強調画像、STIR画像、FLAIR画像などで損傷の損傷範囲、部位を確認できる。脳挫傷、脳炎後のてんかん原性焦点は限局性萎縮病変を呈することが多いが、実際の画像異常所見に比べて広範囲に異常が広がっている可能性や、多発性に存在している可能性が高く、てんかん病巣検出という点では注意を要する。外科手術の際には最終的に脳表脳波測定により病巣検出を行う場合が多い。脳萎縮が広範囲に広がる場合は周産期低酸素脳症、虚血性脳疾患、Sturge-Weber症候群、Rasmussenn脳炎が原因となることが多いが、MRI異常が一側半球に広がり、脳波、脳磁図上てんかん原性焦点が一側性であること、対側半球が正常であることが確認されれば半球離断術の適応となる場合もあるため、病変が広範囲であるからといって外科治療に対して悲観的になることはない。また脳回瘢痕形成症例では瘢痕部位に注意が向けられる傾向があるが、実際には軽微な白質信号変化が周囲に拡がっている可能性があり、脳波所見、発作症状と照らし合わせて病巣を特定することが重要である（図17）。

## E. 今後の MRI 診断

2003年2月の頭部画像診断に対する薬時認可を受けて、国内でも超高磁場（3T）MRIの臨床導入が行われており、近い将来3T MRIがMRI診断の主流となることは間違いない。S/Nは従来の1.5Tの約2倍となるため、特にSTIR画像、T2強調画像、FLAIR画像は3Tで高解像度画像を短時間で得ることができ、病巣検出精度の改善が期待されている。また後述する拡散強調画像、拡散テンソル画像、MRスペクトロスコピーも3T MRIの導入により、得られる情報量の増加は期待できる。実際に3T MRIは1.5T MRIで軽微な異常所見を呈する病巣の検索（図18）、あるいは海馬、皮質形成異常など小病変、微小構造をより

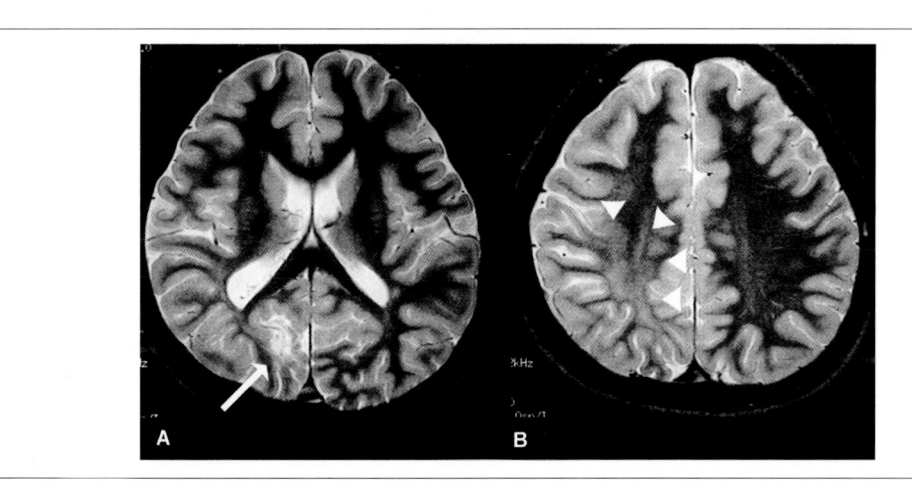

**図17　15歳男性　右頭頂葉てんかん**
（A）STIR画像で右後頭葉一次視覚野皮質内に不規則な高信号域が広がり、同部の萎縮所見がT1強調画像でも確認された（非掲載）。（B）頭頂葉では脳回、脳溝異常は明らかではなかったが、高信号域が白質内に広範囲に広がっていることが確認された。本例では後頭葉萎縮所見が目立つが、発作症状が左上肢知覚異常、脳波異常が右頭頂部であったため改めてSTIR画像を撮像し、白質内異常を確認した。異常が広範囲で中心後回まで広がる可能性があること、発作頻度が年1〜2回の単純部分発作であることから、薬物治療の方針となった。

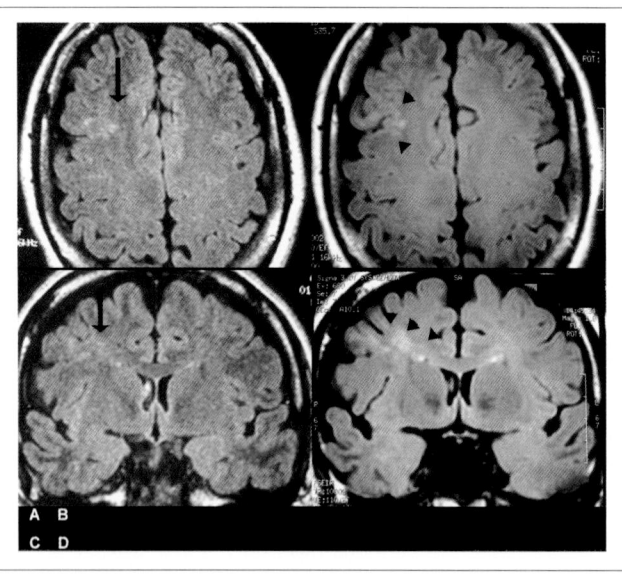

**図18　28歳女性　局在関連性てんかん**
(A)(B) 1.5T MRIのFLAIR画像で右前頭葉白質内点状高信号域が認められた。(C)(D) 3T MRIのFLAIR画像では同異常部位が点状ではなく、前頭葉皮質下から側脳室前角にまでおよぶ信号変化として捉えられた。本例は側頭葉てんかんを疑われて検査入院していたが、発作症状や脳波所見が特異的とはいえなかった。1.5T FLAIR画像での異常が軽微であったため3T MRIを施行し異常部位を確認した。

明瞭に可視化することができる（図19）。ただし、1.5T MRIでまったく異常所見を呈さない症例に対して、3T MRI が常に新たな病巣を検出できるというわけではなく、これまでのMRI診断に飛躍的な改善をもたらすわけではないということは留意しておくべきである（図20）[21]。

拡散強調画像（DWI）は脳梗塞急性期の診断に広く臨床に応用されているが、てんかんにおいても、他の疾患同様に病態生理の解明を目的としてDWIが用いられている。部分てんかん重積時の拡散係数の変化について基礎および臨床的に検討されており、発作直後に拡散係数（apparent diffusion coefficient；ADC）が減少し、経時的に徐々にADC値が正常化していくことが判明している[22〜24]。また、発作群発時におけるADC変化を検討し、てんかん焦点同定が可能であるという報告も増えており、焦点同定におけるDWIの有用性が示唆されている[25,26]。

てんかん焦点（とくに側頭葉てんかんにおける海馬）ではいちじるしい神経細胞の脱落に伴い、ADC値が増加しているため、発作間欠時に焦点および焦点付近はDWIで低信号域となることが報告されており、側頭葉てんかん症例を対象とした自験例の検討でも、8例中4例がDWIで海馬に低信号域を呈し、このうち3例は外科治療を施行し、病理診断は海馬形成異常あるいは海馬硬化と診断された。一方DWIで等信号域として検出された症例は病理診断でも海馬硬化が認められなかった。DWIが焦点同定だけでなく、焦点および焦点周囲の病態解明に貢献することを示唆した。ただし前述の通り、発作時、発作直後、発作間欠時で組織内水分子の拡散が変化し、信号変化がそれぞれ異なることが予想されるため、解析時には必ず、撮像時、撮像前後の発作の有無を確認することが必要である。またEPI-DWIの画像解像度は必ずしも高くないため、小病変を対象とする場合など、わずかに関心領域の設定がずれるだけでADC値が大きく変化する可能性を念頭に入れておく。いずれにしても今後も多症例を対象とした検討を行い、DWIの病巣検索あるいは病態

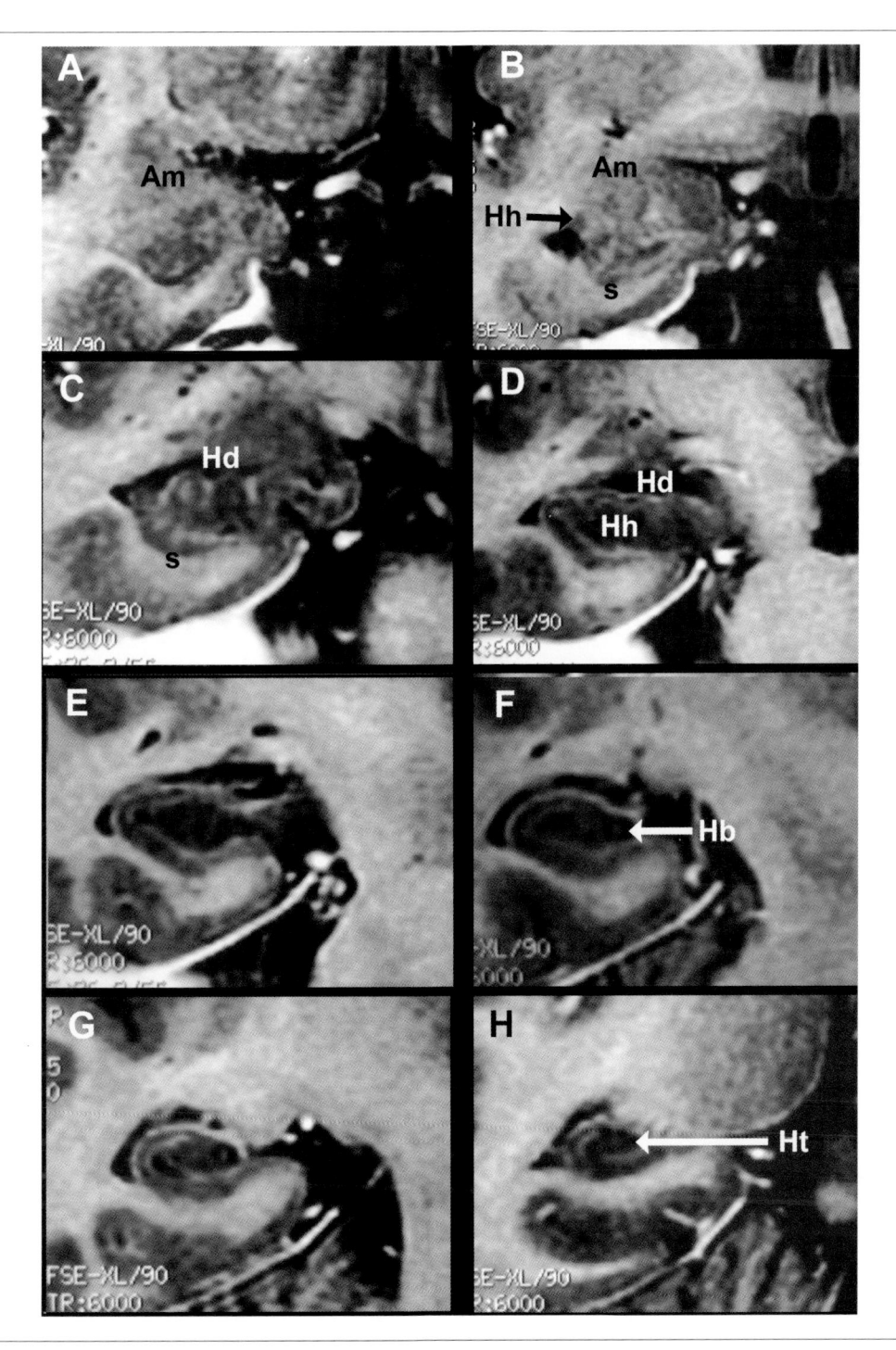

**図19　海馬3T MRI所見**
（A）扁桃体（B）扁桃体－海馬頭移行部（C）海馬頭部（D）海馬頭部（E）海馬頭－体移行部（F）海馬体部（G）海馬体－尾移行部（H）海馬尾部，Am：扁桃体，Hh：海馬頭部，s：海馬台，Hd：海馬歯，Hb：海馬体部，Ht：海馬尾部。
海馬の形態は1.5T MRIに比べ3T MRIの解像度により、明確に画像化されるようになった。

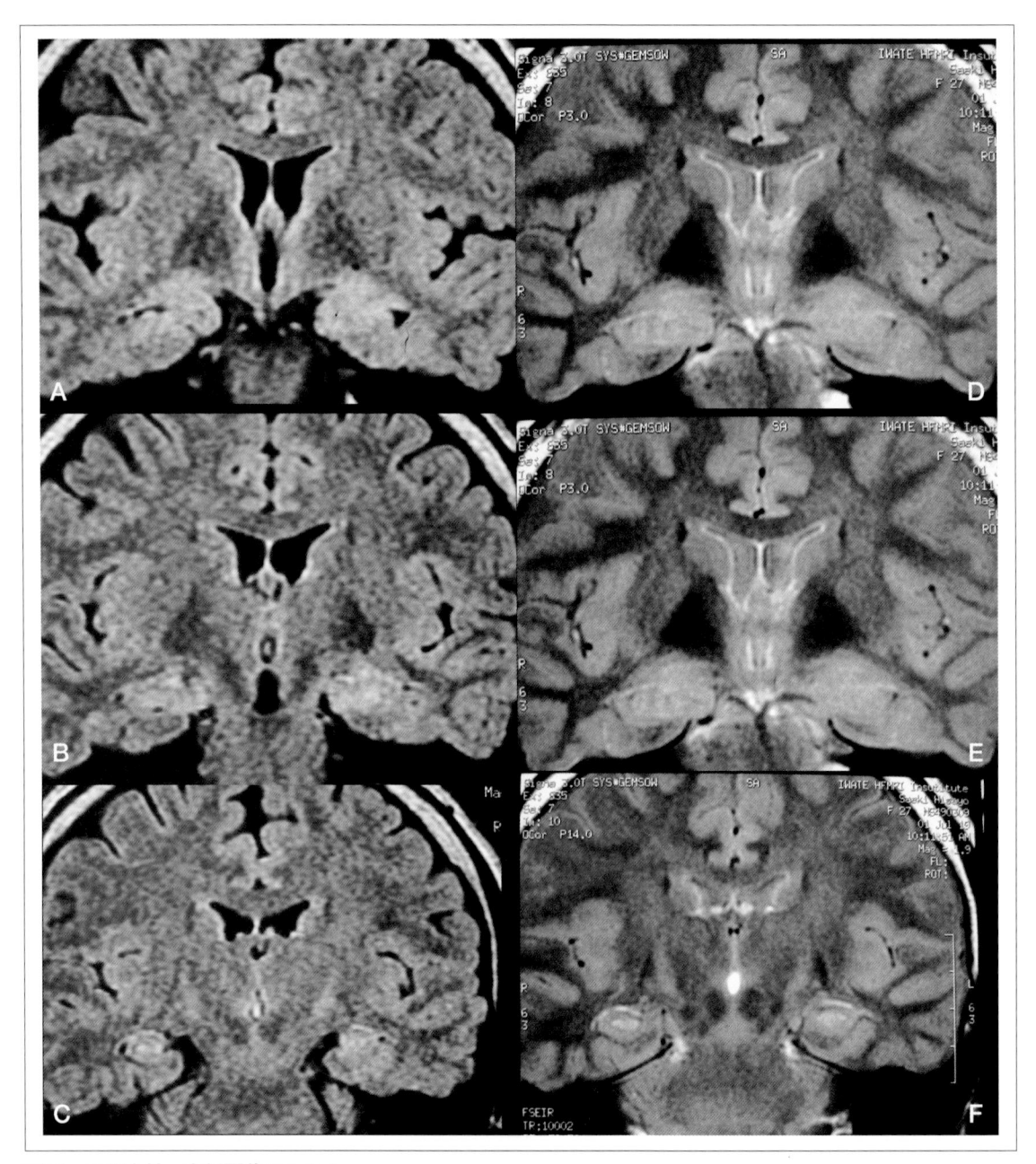

**図20　27歳女性　左側頭葉てんかん**

(A)(B)(C)　1.5T MRI FLAIR画像（TR：11000, TE：128, TI：2200, FOV 18×18, 256×160, 1NEX）では海馬、側頭葉の信号変化に左右差は認めなかった。(D)(E)(F)　3T MRI FLAIR画像（TR：10000, TE：138, TI：2100, FOV 24×24, 320×320, 2NEX）でも同様に海馬、側頭葉の信号変化に左右差は認めなかった。本症例は脳波、脳磁図では左側頭部に異常波が検出された。慢性頭蓋内電極留置後に左側頭葉切除術＋MST施行、病理診断は側頭葉、海馬グリオーシスであった（図　PET画像も参照）。

生理解明への実用性を検証していくことが必要である。

　DWIの普及に伴い、拡散テンソル画像の概念も、脳組織内の拡散特性をより正確に表す手段として普及しつつある。白質神経路を構成する神経軸索の異方性変化を検出することにより、とくに白質病変を詳細に評価する手段として期待されており、なかでもFractional anisotropy（FA）は異方性の強さを示す代表的なパラメータである。通常神経線維（つまり軸索）は一定方向にそろって走行し異方性を生じているが、白質病変部では神経軸索が破壊されることにより、異方性が低下するため、異方性の強さを示すFA値は低下する。実際にT2強調画像などで明らかな異常が認められなくてもFA値が低下するような病変は存在しうるわけで、拡散テンソル画像が病変をより鋭敏に検出できる可能性を示唆している。ただし、FA値は撮像パラメータ、元画像の歪み、後処理方法、関心領域設定方法で大きく変化する可能性があるため視覚的評価のみでは不十分である。また1.5T MRIを用いている場合では、スライス厚6mm（ギャップ厚2mm）が解像度の問題などから限界であるため（図21）、海馬やFCDなどの小病変の視覚的評価は困難となることもある。

3T MRIの導入、あるいは撮像法を工夫することによりスライス厚を下げて、小病変の検証を行うことは可能であるが、やはり視覚的評価に加え、正常コントロールデータベースとの比較検討など、統計学的解析が必要となる[27]。

　MRスペクトロスコピー（MRS）は脳腫瘍、一部神経変性疾患など巣病変の鑑別診断におもに用いられてきた。最近はシングルボクセル法の1H MRSだけでなく、マルチボクセル法MRS、あるいは化学シフト画像が臨床応用されている。MRSはこれまで内側型側頭葉てんかん症例の術前側方性評価方法の一つとして用いられ、各施設からの報告も多い。海馬萎縮を伴った内側型側頭葉てんかんでは、患側海馬でN-アセチルアスパラギン酸（NAA）低下が認められ、症例によっては海馬周囲の側頭葉内側構造に広がるNAAの低下が観測されることもある[28,29]。相対的なコリン（Cho）、クレアチニン（Cr）の上昇によりNAA/Cho比、NAA/Cr比が患側では低下する。側頭葉外てんかん症例に対するMRSでも、患側でNAAあるいはNAA/Cho、NAA/Crが低下し[30]、MRIや脳波で示された異常範囲よりも広範囲にNAA/Cr比が低下する傾向があると報告されている[31]。乳酸（Lac）は、正常に機能している脳内

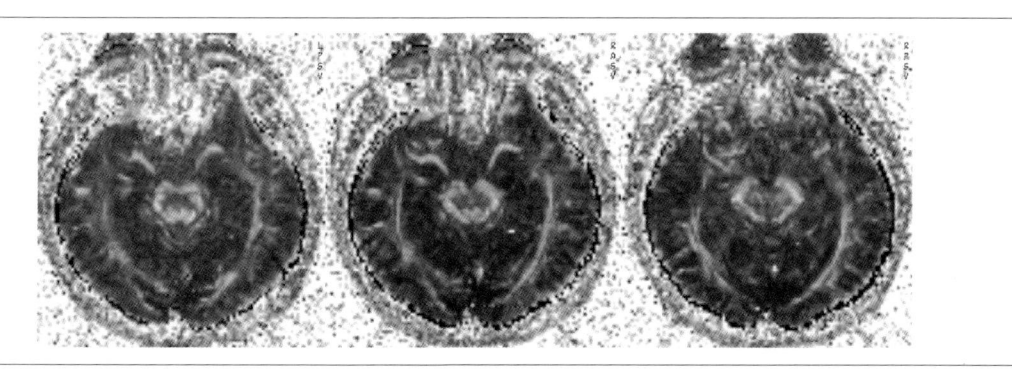

**図21　側頭葉FA画像**
　FA画像（TR：8000, TE：100, FOV 22×22、128×128, 3 NEX, b value：1000）で海馬長軸に4mmスライス厚で撮影。側頭葉てんかんでは海馬FA値が低下していることがほとんどだが、まれに上昇する症例もある。ただし海馬が小構造である上に、萎縮海馬ではROI設定が難しく、FA値が大きく変化する可能性もある。視覚的評価も困難であるため、統計学的画像解析が必要とされる。

では検出限界以下の量しかないが、発作時あるいは発作後7時間くらいまでの焦点では、嫌気性代謝産物として組織に集積されるために上昇が観測される可能性が高い[32]。

NAAの低下は神経細胞損傷、脱落を、Cho、Crの上昇は反応性グリオーシスを反映するなどと、各代謝物の脳内意義が検証はされているが、依然として完全に判明しているわけではなく、また疾患ごとのスペクトルパターンは非特異的である。MRSがてんかん焦点側方性、局在性の診断方法の一つとなれば、他の検査とともに頭蓋内電極留置に代わる検査に発展する可能性はあるが、現時点では、てんかん病巣検出を目的とするMRSの有用性は研究途上といわざるを得ない。ただし小児難治性てんかん症例の中には悪性脳腫瘍が病因となることがあり、この場合他の画像診断に加え、MRSを積極的に用い鑑別診断に努める必要がある。

## 3. PET

核医学検査を主体とする機能的脳画像診断は、脳内機能的変化を捉えるという観点ではより脳波、脳磁図検査などの生理学検査に近いといえる。機能画像検査は非侵襲的病巣検索を目的とした検査方法であり、とくに2-deoxy-2-[18F]-fluoro-D-glucose（FDG）-PETがてんかん外科に寄与した功績は大きく、MRIで異常がない症例の場合、FDG-PETで脳波所見に一致したてんかん原性焦点を示唆する糖代謝低下部位を認めることをしばしば経験する。MRIに比べ診断感度が高いという考え方が多く[33～36]、実際に機能的脳画像所見をもとに頭蓋内脳波測定を省略するための試みを行っている施設もある。ただしここで注意すべきことは、PET装置の普及率は現段階では必ずしも高くないということである。難治性てんかん症例に直面した場合に、MRIで異常を認めた場合には発作症状、脳波所見とともに手術治療方針を立てることができるが、機能的脳画像診断で局所脳機能低下が疑われたとしても、発作症状、脳波、脳磁図、MRI、さらに頭蓋内電極など種々の検査結果と一致した時点で初めて診断根拠となる。現時点で機能画像のみでは決定的な診断根拠とはならないことが多く、現在、PET/SPECTなどの機能的脳画像診断はあくまでも発作症状、脳波、MRIの補助診断という位置づけであるが、各種神経受容体分布を画像化することにより、将来的に慢性頭蓋内電極の代わりとなる可能性は期待できる。近年PETは半値幅3mm台の装置が普及し、3次元データ収集も可能となり、解像度だけでなく、感度も向上した。PET装置の普及率の問題は、2003年より国内でもてんかんの術前検査として保険診療が可能となったことから、今後改善することが予想される。

### A. 難治性てんかんにおけるPET検査指針

内側型側頭葉てんかん症例の側方性診断率は、FDG-PETでは60～90％であり、その有用性は疑うべくもないが、MRIの項でも述べたように、海馬長軸画像や冠状断像を得ることによって海馬ならびに側頭葉の左右差をより明瞭に可視化できる（図22、23）。ただしFDG-PETで示される糖代謝領域がそのまま脳波異常範囲と一致しているわけではなく、糖代謝低下領域が広範囲に出現することがあるので注意が必要である。また海馬硬化に伴う海馬内神経細胞脱落と糖代謝低下の程度は必ずしも相関しない[37]と報告されている。海馬硬化を伴った内側型側頭葉てんかんでも側頭葉外側皮質に強い糖代謝低下領域が認められたり、あるいは同側頭頂葉、視床、前頭葉にも糖代謝低下領域が広がっていたりすることもときに経

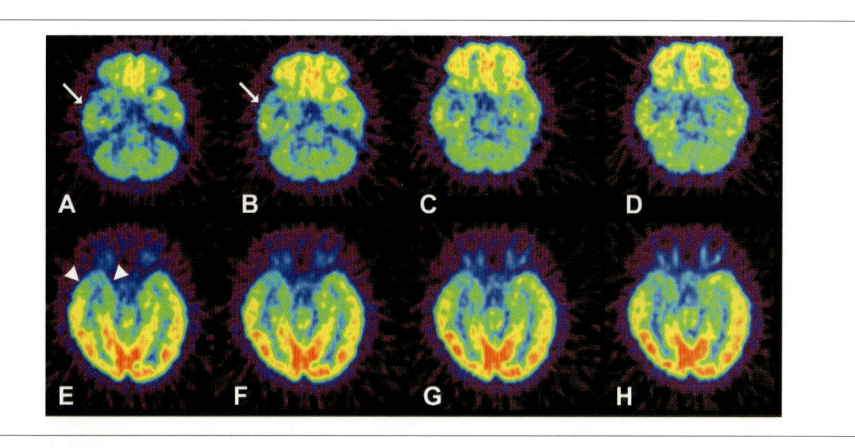

**図22　15歳女性　右側頭葉てんかん**
　(A)(B)(C)(D)はOM lineを基準線としたFDG-PET軸位断像。右側頭葉外側皮質の糖代謝低下は確認できるが（白矢印）、側頭葉内側構造部の糖代謝左右差は明らかでなかった。(E)(F)(G)(H)はAC-PC lineを基準線とした海馬長軸平行に近い軸位断像。右側頭葉外側皮質に加え、側頭葉内側の糖代謝低下が明らかとなった（白矢頭）。

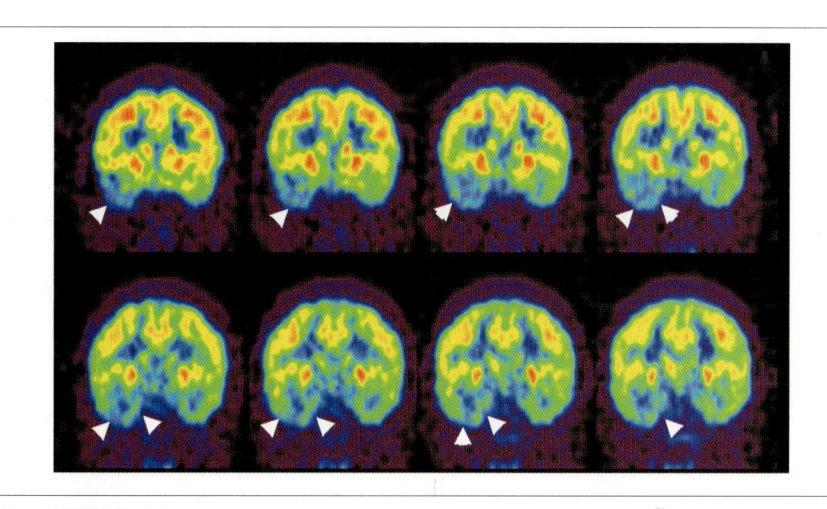

**図23　15歳女性　右側頭葉てんかん**
　図22と同症例。PC-OB lineを基準線とした冠状断像。右側頭葉外側皮質および側頭葉内側の糖代謝低下は健側側頭葉と比べ、側頭葉前方から明らかであった。本例は右側頭葉前方切除術を施行。病理診断は右側頭葉グリオーシスと海馬硬化症であった。

験する（図24）[38〜40]。

　側頭葉外てんかん症例におけるFDG-PETの異常検出率は、内側型側頭葉てんかんに比べ低くはなるが、FDG-PETはMRI異常がたいへん軽微かあるいはほとんど認められないような形成異常に伴う難治性てんかん症例の病巣検出に有効であり[36,41]、また糖代謝低下領域の辺縁近くに発作起始部が同定されやすいという報告もされており[42]、新皮質てんかんではMRIに比べPETが病巣検出能に優れているともいわれている（図25）[43]。

## B. Statistical Parametric Mapping (SPM) の有用性

　機能的脳画像では視覚的評価に比べ、定量解析がより正確であることは古くからいわれているが、現実的な問題として定量解析は時間も労力も

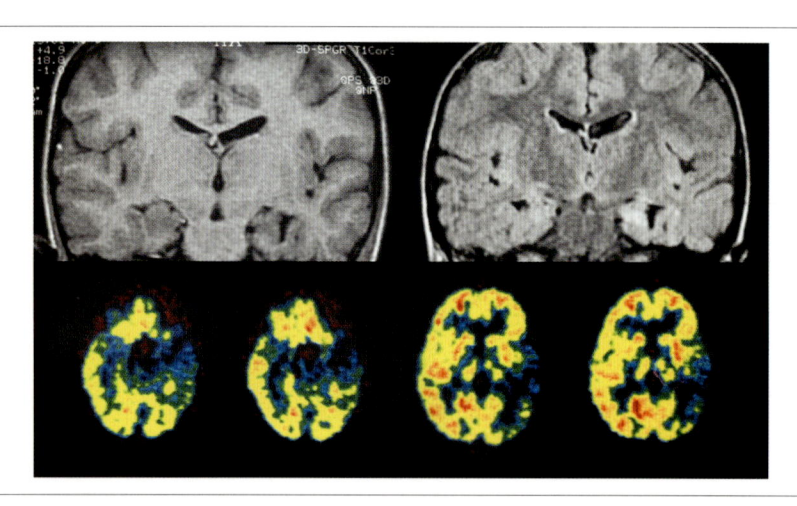

**図24　7歳男児　左側頭葉てんかん**
　上段MRI T1強調画像では左海馬萎縮、FLAIR画像では左海馬信号変化が認められた。一方FDG-PETでは左側頭葉外側皮質、海馬に加え、左後頭葉および頭頂葉にも糖代謝低下が認められた。発作焦点は脳波・脳磁図上は左前側頭部であったため、左側頭葉前方切除術施行。病理診断は左海馬硬化症であった。

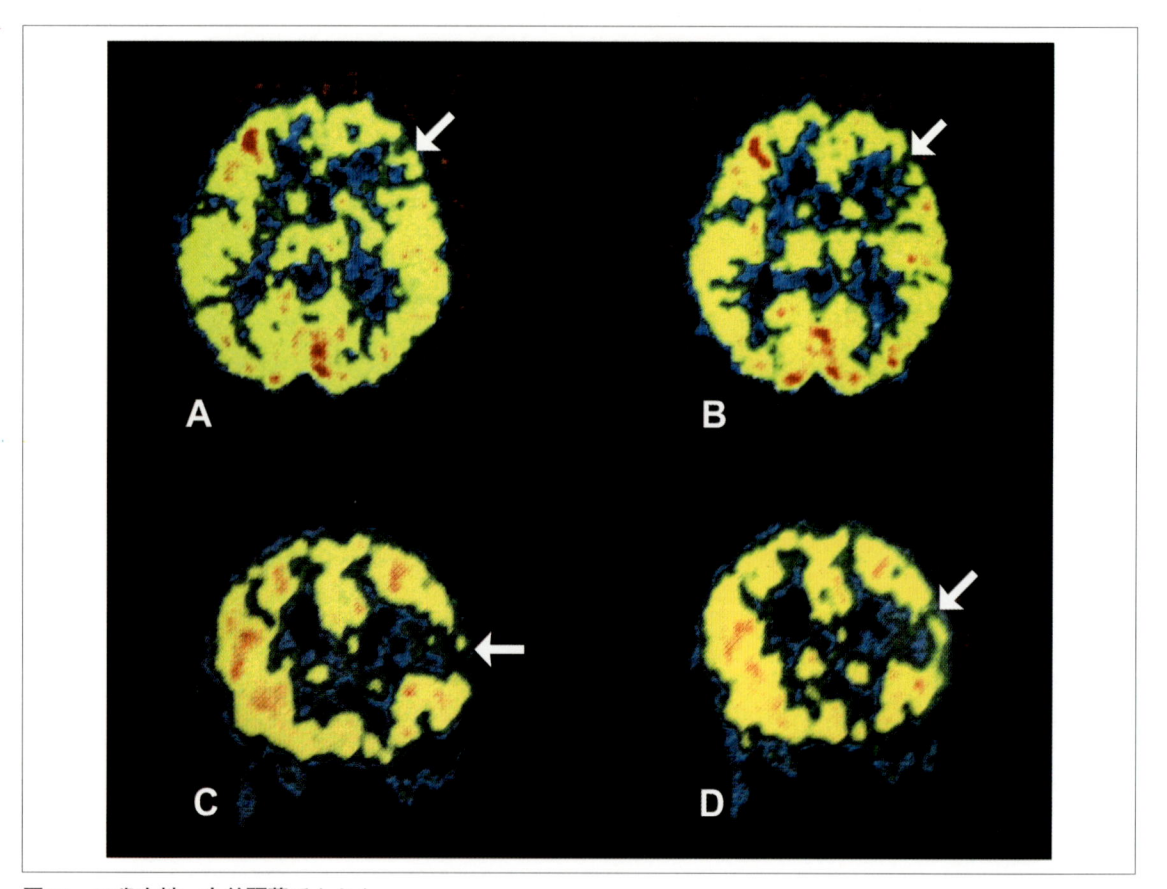

**図25　13歳女性　左前頭葉てんかん**
　FDG-PET軸位断像（A）（B）と冠状断像（C）（D）。左前頭葉の限局した糖代謝低下を認めた。本例はMRIでは異常所見を認めなかったが、脳波・脳磁図・発作時SPECTも同部位に異常所見を呈したため、慢性頭蓋内電極留置して発作焦点同定および言語機能マッピングを行ったところ、発作焦点と言語機能が完全に重なっていたため切除手術を施行しなかった。

必要とし、臨床上有用とはいえない。そこで近年機能的脳画像は統計学的に解析する方法が導入されている。実際に、FDG-PETの外側型側頭葉てんかん焦点診断率は60％未満であり、内側型側頭葉てんかんでも視覚的評価で左右差鑑別が困難なことがある。このような場合、診断率改善のために視覚的評価に加え、Statistical Parametric Mapping（SPM）を用い、対象となる脳を標準脳へと変換後、正常データベースと比較検討し、Z-scoreを求め、pixelごとの糖代謝低下の程度を算出し診断している。側頭葉てんかんをはじめとする難治性てんかん症例で焦点側方性の診断に有用とされ、当施設でも側頭葉てんかん症例47例に対して側方性決定のためにSPM解析を行い、視覚的評価結果と比較検討したところ、sensitivityはそれぞれ71.8％と64.1％で、わずかではあるが、従来の解析手段と同等あるいはそれ以上の高い検出率が期待でき、かつ糖代謝定量をしない視覚的観察や、ROIを用いた解析に比べ客観的で簡易な評価が可能であった（図26、27）。もちろんSPM解析にも問題はあり、標準化過程における画像の歪みの問題、糖代謝低下領域が広い

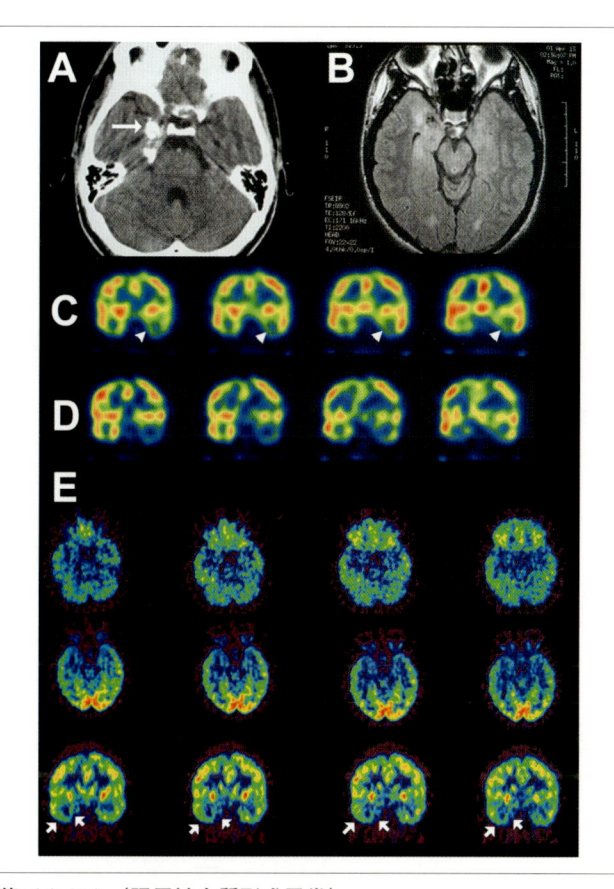

**図26　19歳男性　右側頭葉てんかん（限局性皮質形成異常）**
（A）CTでは右側頭葉内側に長径1cmの石灰化病変を認めた（白長矢印）。（B）MRI FLAIR画像ではCT上の石灰化病変に一致した低吸収域を認め、その周囲および冠状断像で海馬傍回に軽度高信号域を認めた（非掲載）が明らかな、側頭葉・海馬萎縮所見は認めなかった。（C）IMP-SPECT（初回）では明らかな左右差はなく、わずかに左側頭葉内側の血流低下が示唆された（白矢頭）。脳波測定とともにIMP投与した2回目のSPECT検査（D）でも左側頭葉内側の血流低下が顕著となった。FDG-PETの軸位断像はOM line（E上段）、CH-PC line（E中段）を基準線としいずれも糖代謝低下の左右差を認めなかったが、冠状断像で右側頭葉の軽度糖代謝低下が示唆された（白短矢印）。

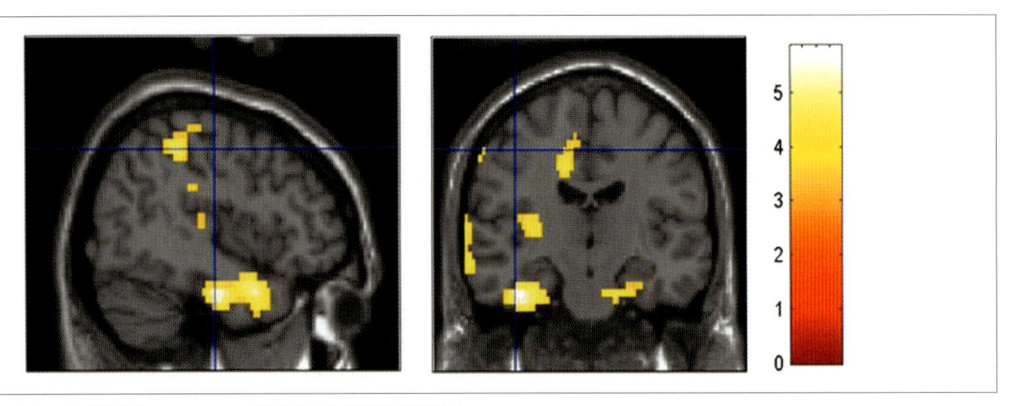

**図27　19歳男性　右側頭葉てんかん（限局性皮質形成異常）**
　図26と同症例のFDG-PET SPM99解析結果。正常健康成人男性25名との比較解析を行ったところ、右側頭葉内側に強い糖代謝低下が示唆された。本症例は両側側頭葉に慢性頭蓋内電極を留置、右側頭葉内側起始の脳波異常を捉え、右側頭葉切除施行。病理診断は限局性皮質形成異常であった。

時（半球性）にfalse negativeとなりやすいこと、小脳半球など他領域の糖代謝低下による影響を受けやすいことなどが挙げられる。したがって、ときに視覚的評価で明らかな所見が認められているにも関わらず、SPM解析で予想された結果が得られないことがある（図28）。加えて、両側側頭葉糖代謝低下症例における側方性決定はSPMでも困難なことが多く、病巣検索をSPM解析だけに頼るのは問題である。当施設での検討でもSPM解析と視覚的併用することにより、高い診断率が得られた。

## C. 難治性てんかんとflumazenil (FMZ) PET

　FDG-PETと並び、近年てんかん病巣検出目的で活用されているのが[11C] Flumazenil (FMZ)-PETである。FMZは中枢性ベンゾジアゼピン受容体（BZR）の特異的なリガンドとして開発された。てんかんの病態として現在までに解明されているのは、興奮性シナプス伝達の過剰亢進、抑制性シナプス伝達の減弱、イオンチャンネル異常による細胞興奮性増大であるが、このうち抑制性シナプス伝達に関与するのがGABA受容体であり、このGABA受容体と高分子複合体を形成しているBZRも、てんかん症例ではGABA受容体ともども機能低下していると考えられている。内側型側頭葉てんかん症例では、神経細胞脱落とグリオーシスを主体とする海馬硬化が認められ、組織学的には神経細胞変性、破壊だけでなく神経再生とシナプス回路再構成が行われているが、BZR画像は従来の脳血流変化あるいは糖代謝変化に比べ、同等あるいはそれ以上の診断能を有するという報告が多く、とくに焦点に限局する傾向が指摘されている[44]。内側型側頭葉てんかんでは、BZR画像における集積低下の程度が海馬内神経細胞脱落に比例すると報告されている[45]。一方、側頭葉外てんかん症例では、FMZ-PETの焦点検出率はMRI異常を伴う場合では約80％、MRI異常を伴わない場合では約50％であり、これはFDG-PETとほぼ同様とする報告もあるが[34]、MRI異常を伴わない新皮質てんかん症例に対するFMZ-PETが病巣検出に有用という報告も多く[46]、外科治療予後に与える影響も非常に大きい。とくにMRI異常を呈さない側頭葉外てんかん症例を対象とした検討では、FMZ-PETの異常部位が比較的限局し、かつ異常部位が全摘出された症例ほど治療予後が良好であるし、頭蓋内電極留置部位の

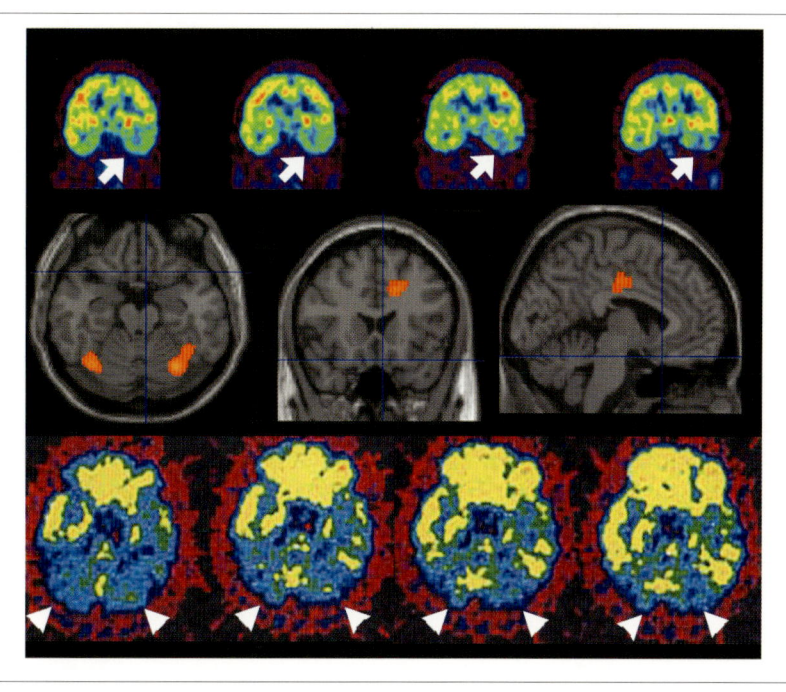

**図28　28歳女性　左側頭葉てんかん（DNT）**
　図3と同症例。FDG-PET冠状断像では左側頭葉糖代謝低下が明らかであった。SPM99の解析では糖代謝低下領域が特定できなかった。原因として、FDG-PET軸位断像で認められた両側小脳半球の糖代謝低下の影響で、解析過程において相対的に左側頭葉糖代謝低下がマスクされた可能性が考えられた。

指標として重要な役割を果たし得ると報告している[47]。BZR画像の有用性は皮質形成異常を伴う難治性てんかん症例でも証明されており、FMZ-PETでは形成異常内部の中枢性BZR結合低下と周辺部のBZR結合増加が認められ[48]、FDG-PETに比べさらに限局性に異常部位の描出が可能である[49]。

## D．PETの将来性

　てんかん焦点領域では、局所的にセロトニン合成が増加することが基礎実験で示されていたことから、FDG-PET、FMZ-PETに加え脳内セロトニン合成能測定するalpha-[11C]methyl-L-tryptophan（AMT）-PETを用いたてんかん病巣検出方法が新たに臨床応用され、治療予後への貢献が報告されている[50〜52]。現段階では使用施設が限られ、外科治療を目的とする病巣検索への有用性が確定しているわけではないが、てんかん焦点となる脳内の生化学的特性を基礎実験レベルから論証していくことにより、AMT-PETに続く新たな核種の開発、導入だけでなく、病巣診断、病態解明、さらには新たな治療法の開発にも寄与するものと期待されている。

## 4．SPECT

　SPECTはPETと比べアイソトープ製剤を容易に入手できるため、安価で取り扱いやすい。さらに近年カメラシステム、ソフトウエアの改良により解像力も改善され、てんかん焦点検索を目的とするならば現在の性能でも大きな問題はないと考えられる。もちろんPETほどは多様な脳機能を検出できるわけではないため、PETとSPECTの

いずれかが優れていて、いずれかが淘汰されていく検査というわけでなく、てんかん病巣検索のために両検査が併用されるのが理想である。

## A．難治性てんかんにおけるSPECT検査指針

現在使用されているおもな核種は$^{133}$Xe、$^{123}$I-IMP、$^{99m}$Tc-HMPAO、$^{99m}$Tc-ECDの4種であるが、当施設では$^{133}$Xeはおもに脳卒中症例に対する脳血流定量に用いられており、発作間欠時検査としてまず施行するのは$^{123}$I-IMP SPECTである。軸位像と冠状断像に加え、側頭葉てんかん症例では必要に応じて矢状断像、海馬長軸像を加えて視覚的評価を行う。注意しなければならないのは、皮質形成異常に伴う難治性てんかん症例の中には、発作間欠時であるにも関わらず焦点の血流が増加している症例もあるということである（図29）。理想的には脳波測定をしながら核種投与を行い、発作間欠時であることを確認しておくことが望ましいが（図30）、院内設備や時間の問題からほとんどの施設では困難なことが多いため、現状では予想焦点付近に血流増加が認められた場合には、他の検査結果と合わせて総合的に判断する。また初回検査で予想と大きく異なる結果が得られた場合に、複数回検査を考慮する。

## B．発作時SPECT

SPECTの最大の利点は、発作時脳内血流変化を画像化できる数少ない検査方法の一つということである。脳内分布が投与後1〜2分で決定し、以後長時間脳内に保たれる$^{99m}$Tc-HMPAO、$^{99m}$Tc-ECDの臨床導入により可能となった発作時SPECTの診断能は、検査に慣れた施設では、側頭葉てんかんで97％、側頭葉外てんかんで92％とされ、有用な検査と考えられている。当施設でも$^{99m}$Tc-HMPAOに比べ半減期の長い$^{99m}$Tc-ECDを用いて、発作時脳波、MRI、脳磁図で側方性、局在性に乏しい症例で、発作焦点同

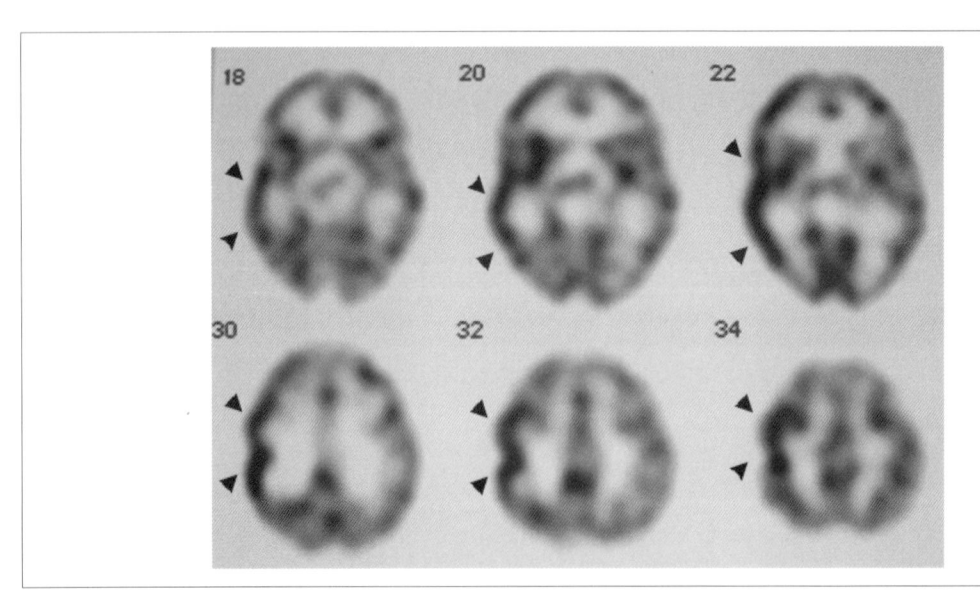

図29　4歳女児　局在関連性てんかん、CSWS（皮質下異所性灰白質）
ECD-SPECTではMRI異常部位である中心前回、中心後回を中心に右前頭葉、側頭葉、頭頂葉に血流増加が認められた。臨床的発作は出現していなかったが、鎮静、傾眠とともに持続性棘徐波複合が出現するために血流増加所見を呈したと判断した。

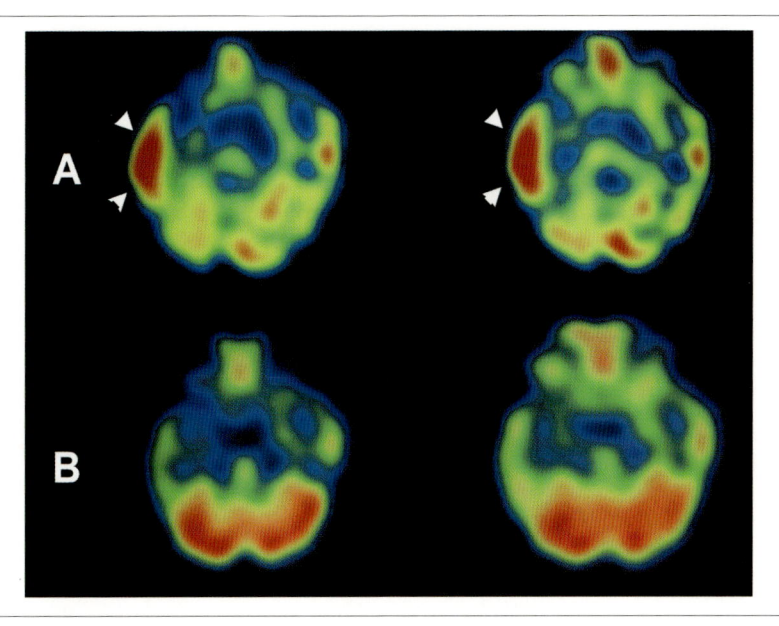

**図30　19歳女性　右側頭葉てんかん**
(A) IMP-SPECT（第1回目）で右側頭葉外側皮質に高灌流所見を認めた。(B) IMP-SPECT（第2回目）は脳波測定を行い、発作間欠時であることを確認して施行。右側頭葉外側皮質、側頭葉内側の血流低下を認めた。本例は左右側頭葉に頭蓋内電極を留置、右側頭葉てんかんと診断して右側頭葉前方切除術を施行、病理診断は海馬硬化症と右側頭葉グリオーシスであった。

定を目的として日中・夜間を問わず検査を施行している。あらかじめビデオ脳波モニタリングを施行しながら、上肢に血管確保をしておき、臨床発作あるいは脳波上発作起始とともに必要量の核種を静脈内投与する。SPECT撮影は原則核種投与後1時間以内に行っている。両側側頭葉てんかん症例ではFDG-PETと比較しても側方性の決定に高い診断能を示すことがあり（図31）、病巣検索にたいへん有用な検査方法と考えている。最近の報告では$^{99m}$Tc-HMPAOはとくに側頭葉てんかん以外の新皮質てんかんにおいて、$^{99m}$Tc-ECDに比べ感度が高いとされているが[53]、$^{99m}$Tc-HMPAOは標識率が徐々に低下するため30分以内に投与しなければならないという制約がある。これに比べ$^{99m}$Tc-ECDは標識操作後も長時間、標識率が高く安定しているため、発作時SPECTには適しているとされる[54]。

発作時SPECTの問題点としては、発作開始後トレーサーの投与のタイミングが挙げられる。発作焦点における活動伝播状態はとくに側頭葉外てんかんでは瞬時に生じ、その持続時間も短いため、投与が遅れる場合、焦点領域とは異なる部位に血流変化が見られる場合、あるいは血流変化を捉えられない場合もある。最近の報告では、発作開始後より90秒までに核種投与が行われた場合には焦点付近の血流増加を捉え、90秒以降に投与された場合には焦点および焦点周囲脳の血流低下を認めることがあり[55]、発作直後投与によるSPECT検査での焦点診断能は71％と低下する。発作時間が数秒程度の短い発作を有する症例や、単純部分発作を主体とする症例では、血流変化が明らかとはならない可能性も念頭に入れて検査に望んだ方がよい。また自然発作を待つ検査であるため検査可能な症例が限られていることも問題であり、比較的発作頻度が多く、発作好発時間あるいは時期が把握できる症例が対象となることが多い。これに対してBemegrideを用いた誘発発作時のSPECT検査を施行している施設もあるが、

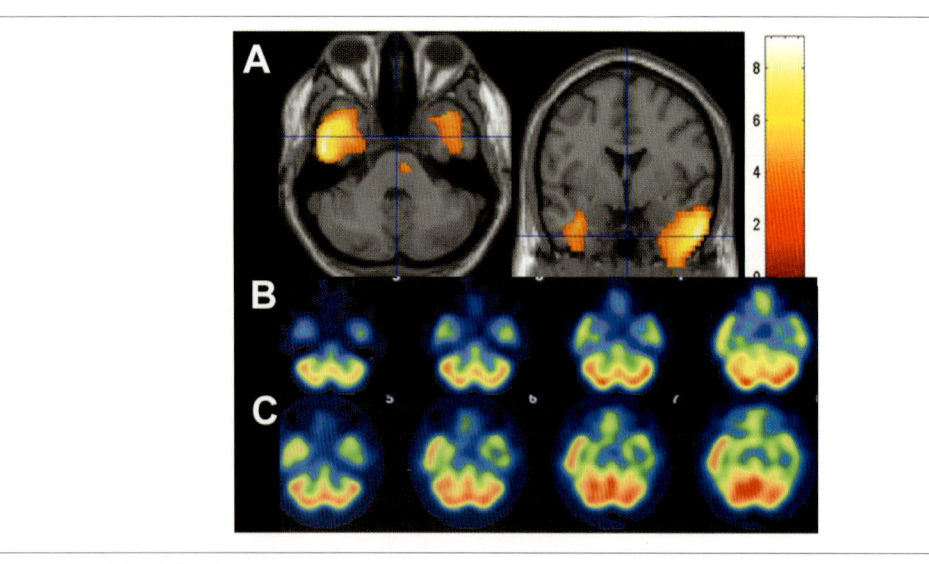

**図31　23歳女性　右側頭葉てんかん**
(A) FDG-PETのSPM99を用いた解析では両側側頭葉糖代謝低下が示唆された。(B) 発作間欠時IMP-SPECTでも明らかな左右差は認められなかったが、(C) 発作時ECD-SPECTで右側頭葉外側皮質の血流増加が認められ、右側頭葉てんかんの診断で右側頭葉前方切除術施行、病理診断は側頭葉および海馬グリオーシスであった。本例はMRIでは異常所見を呈さず、脳波・脳磁図所見も両側側頭葉由来の異常が検出されたため側方性の判定が発作時SPECT施行までは困難であった。

痙攣重積の危険性、臨床発作との相違など、問題点もあるため広く受け入れられた方法とはいえない。

その他の問題点として、発作間欠時画像と発作時画像を比較した際にスライスがずれると視覚的評価が困難となることが挙げられるが、この問題点に対して新しい画像解析方法としてSubtraction Ictal SPECT Co-registered to MRI (SISCOM)が普及しつつある。SISCOMは症例ごとに発作時SPECTと発作間欠時SPECT画像を重ね合わせ、両方のSPECT像を平均値で正規化した上で、発作時画像から発作間欠時画像をsubtractionすることでもっとも血流変化の多い部位を客観的に表示する方法であり[56]、発作間欠時PET検査とほぼ同様の結果が得られることからも有用性は明らかである[57]。開発当初はUNIX上での操作が必要であったが、最近になり汎用PC機器でもSISCOM使用が可能となったため、今後さらに同解析方法が多施設に普及することが予想される。SISCOMの導入により、視覚的評価のみでは不可能であった解析も可能となったが、側頭葉外てんかんではfalse negativeとなる症例も多く、今後病巣検出と治療予後の相関についての多数例の検討により有用性を評価していく必要がある（図32、33）。

## C．Iomazenil (IMZ) SPECT の臨床導入

中枢性ベンゾジアゼピン受容体を画像化する方法はPETの項でも述べたが、SPECTでは$^{123}$I-iomazenil (IMZ-SPECT)が開発され、2004年4月に製造承認され、同年6月から臨床導入された。FMZ-PET同様、てんかん焦点が集積低下部分として描出され（図34）、発作間欠時脳血流SPECTよりも高い検出能を有している[45, 58〜60]。FMZ-PETに比べると解像度や定量性の問題は残っているものの、国内でのSPECT装置の高い普及率を考慮すれば、必ずしも合成が容易でなく、広く普及しているとはいえないFMZ-PETの代用として、今後てんかん病巣検出に有用な画像診

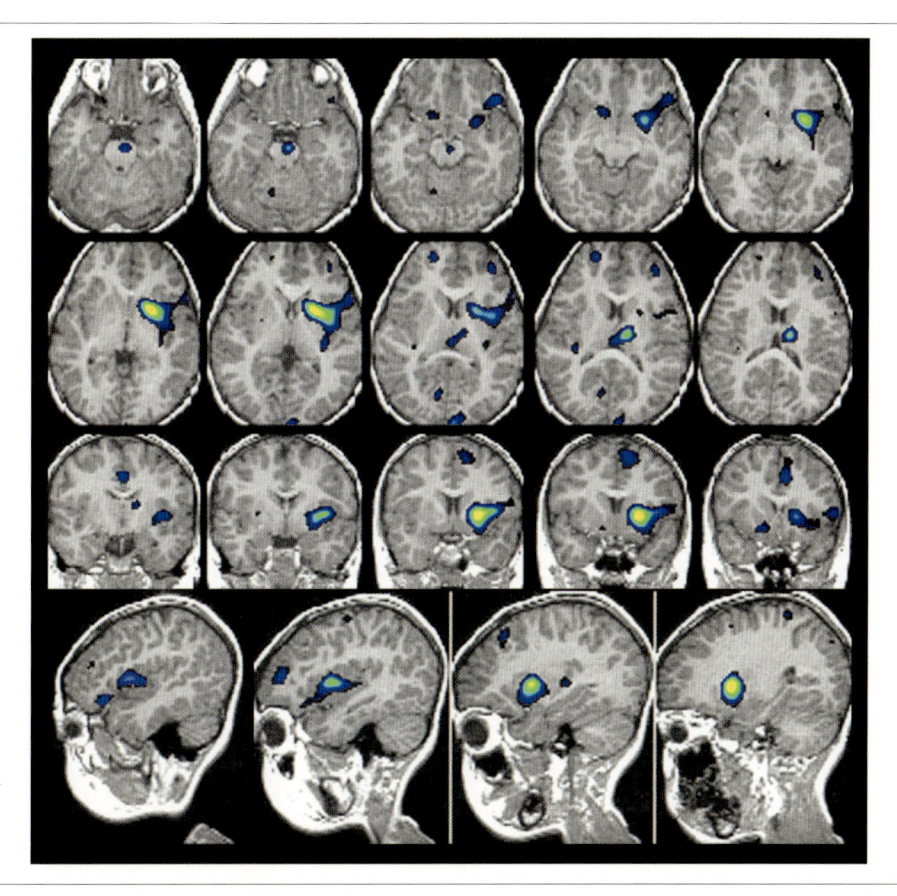

**図32 7歳男児 左前頭葉てんかん（SISCOM）**
　発作時ECD-SPECTをSISCOMで解析したところ、左前頭葉眼窩回から弁蓋部、島皮質の高灌流が認められた。本例はMRI、発作間欠時IMP-SPECTでは異常所見がなく、脳波・脳磁図で発作時SPECT同様、左前頭葉弁蓋に異常波が認められた。左前頭葉離断術を施行した。

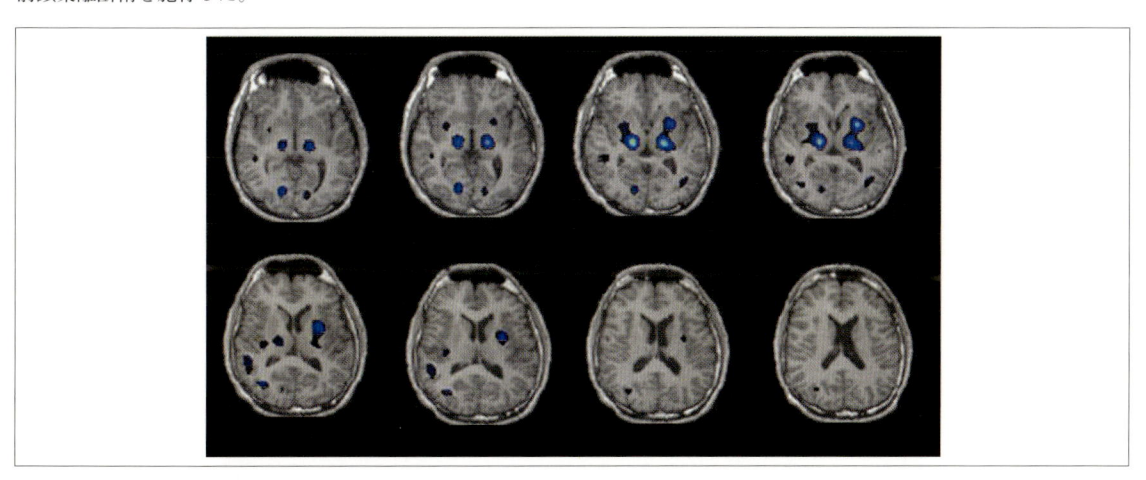

**図33 20歳男性 右ローランドてんかん**
　発作時ECD-SPECTは視覚的評価で右中心後回の軽度血流増加と判断したが、SISCOM解析では両側視床あるいは大脳基底核の血流増加だけが目立ち、大脳皮質における血流増加部位の局在性を示すことができなかった。本例はMRIで異常所見がなく、脳波・脳磁図・発作型から右ローランドてんかんと診断、頭蓋内電極留置術施行後に切除術を検討した。病理所見は切除脳グリオーシスであった。

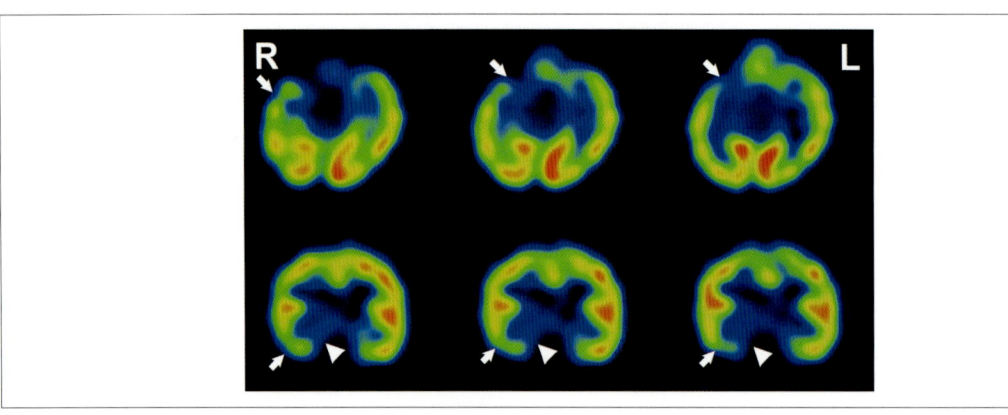

**図34　36歳男性　右側頭葉てんかん（IMZ-SPECT）**
MRIで右海馬萎縮を認めるものの、脳波検査では右側頭葉、右前頭葉、脳磁図検査では両側側頭葉に異常が認められた。IMZ-SPECT海馬長軸軸位断像（上段）では右側頭葉外側皮質の低集積が主体となり、右前頭葉には異常を認めなかった。冠状断像（下段）では右側頭葉外側皮質に加え、内側でも対側と比べ低集積像を認めた。右側頭葉前方切除術を施行し、病理診断は海馬硬化であった。

断方法といえる。ただし側頭葉外てんかんでは偽陽性所見を示す可能性もあるため病巣検索の際に注意を要する。今後正常コントロールデータベースを作成し、統計学的画像解析の導入を検討する必要もある。なお、IMZ-SPECT現時点では成人てんかん症例のみの適応であるが、将来的に小児てんかん病巣検出への貢献も期待される。

## 5. まとめ

てんかん外科治療では画像診断のみで切除部位が確定できるわけではないが、注意深い観察により、本来であれば見逃されがちな病巣を検出できる可能性が広がる。現在外科治療がもっとも有効とされる側頭葉てんかん症例でも、初回検査で海馬萎縮が見逃されていることが多く、また小児てんかんでも大脳皮質形成異常が見逃されやすいという現状がある。発作症状や脳波所見から"てんかん"を疑う場合には、異常所見を発見するための必要最低限の知識を持ち、実用化することが重要である。国内ではFDG-PET、IMZ-PET、3T MRIと次々に臨床応用が認可されており、てんかん病巣検出には追い風となっているのは事実である。てんかんの有病率はおよそ1％であり、そのうち15～20％の症例が難治性てんかんと診断されている。日本国内での外科治療数は年間400～500例ほどであり、10年前に比べれば飛躍的に増加してはいるが、手術必要症例が年間2000人前後とされており、いまだに十分な症例数に達しているとはいえない状況である。てんかん病巣検出のための画像診断指針を明確にし、かつ普及させることによって、今後てんかん治療へ多大な貢献ができるものと期待される。

**謝辞**　3T MRI検査についてご指導、ご協力いただいた岩手医科大学脳神経外科教授 小川彰先生、同助手 井上敬先生に深謝申し上げます。

## 文　献

（MR I）

1) Kets E : Brain tumors and epilepsy. In : Vinken PJ, Bruyn GW, ed. Handbook of Clinical Neurology,

Northe-Holland, Amsterdam 16 : 254-269, 1974.
2) Hara M, Nakamura M, Shiokawa Y, Sawa H, Sato E, Koyasu H, Saito I : Delayed cyst formation after radiosurgery for cerebral arteriovenous malformation : two case reports. Minim Invasive Neurosurg. 41 (1) : 40-45, 1998.
3) Bronen RA, Fulbright RK, Kim JH, Spencer SS, Spencer DD : A systematic approach for interpreting MR images of the seizure patient. AJR 169, 241-247, 1997.
4) Tamraz JC, Comair YG : Atlas of regional anatomy of the brain using MRI : With functional correlations. Springer, Berlin, 2000.
5) 松田一巳，三原忠紘，鳥取孝安，大坪俊昭，馬場好一，松山望，八木和一：内側側頭葉硬化，画像診断 21 : 153-162, 2001.
6) Bronen RA, Fulbright RK, Kim JH, Spencer SS, SpencerDD, Al-Rodhan NRF : Regional distribution of MR findings in hippocampal sclerosis. Am J Neuroradiol 16 : 1193-1200, 1995.
7) Kuzniecky RI, Burgard S, Bilir E, Morawetz R, Gilliam F, Faught E, Black L, Palmer C : Qualitative MRI segmentation in mesial temporal sclerosis : Clinical correlations. Epilepsia 37 (5) : 433-439, 1996.
8) Bernasconi A, Bernasconi N, Caramanos Z, Reutens DC, Andermann F, Dubeau F, Tampieri D, Pike BG, Arnold DL : T2 relaxometry can lateralize mesial temporal lobe epilepsy in patients with normal MRI. Neuroimage. ; 12 (6) : 739-746, 2000.
9) Scott RC, Gadian DG, Cross JH, Wood Sj, Neville BGR, Connelly A : Quantitative magnetic resonance characterization of mesial temporal sclerosis in childhood. Neurology 56 : 1659-1665, 2001.
10) Bartlett PA, Richardson MP, Duncan JS : Measurement of amygdala T2 relaxation time in temporal lobe epilepsy. J Neurol Neurosurg Psychiatry. 2002 ; 73 (6) : 753-755. 2002.
11) Bower SP, Vogrin SJ, Morris K, Cox I, Murphy M, Kilpatrick CJ, Cook MJ : Amygdala volumetry in "imaging-negative" temporal lobe epilepsy. J Neurol Neurosurg Psychiatry. ; 74 (9) : 1245-1249, 2003.
12) Breier JI, Leonard CM, Bauer R, Roper S, Lucas TH, Gilmore RL : Quantified volumes of temporal lobe structures in patients with epilepsy. J Neuroimag 6 : 108-114, 1996.
13) Mamourian AC, Cho CH, Saykin AJ, Poppito NL : Association between size of the lateral ventricle and asymmetry of the fornix in patients with temporal lobe epilepsy. AJNR 19 : 9-13, 1998.
14) Achten E, Boon P, De Poorter J, Calliauw L, Van De Kerckhove T, De Reuck J, Kunnen M : An MR protocol for presurgical evaluation of patients with complex partial seizures of temporal lobe origin. AJNR 16 : 1201-1213, 1995.
15) Bernasconi N, Bernasconi A, Caramanos Z, Antel SB, Andermann F, Arnold DL : Mesial temporal damage in temporal lobe epilepsy : a volumetric MRI study of the hippocampus, amygdala and parahippocampal region. Brain. ; 126 (Pt 2) : 462-469, 2003.
16) Kuzniecky R, Garcia J, Faught E, Morawetz R : Cortical dysplasia in temporal lobe epilepsy : magnetic resonance imaging correlations. Ann Neurol 29 : 293-298, 1991.
17) Kuzniecky R, Murro A, King D, Morawetz R, Smith J, Powers R, Yaghmai F, Faught E, Gallagher B, Snead OC : Magnetic resonance imaging in childhood intractable partial epilepsies : Pathological correlations. Neurology ; 43 : 681-687, 1993.
18) Kuzniecky R, Morawetz R, Faugt E, Black L : Frontal and central lobe focal dysplasia : Clinical,

EEG and imaging features. Dev Med Child Neurol ; 37 : 159-166, 1995.
19) Whiting S, Duchowny M : Clinical spectrum of cortical dysplasia in childhood : Diagnosis and treatment issues. J Child Neurol ; 14 : 759-771, 1999.
20) Yagishita A, Arai N, Maehara T, Shimizu H, Tokumaru AM, Oda M : Focal cortical dysplasia : appearance on MR images. Radiology. ; 203（2）: 553-559, 1997.
21) Briellmann RS, Syngeniotis A, Jackson GD : Comparison of hippocampal volumetry at 1.5 tesla and at 3 tesla. Epilepsia. ; 42（8）: 1021-1024, 2001.
22) Zhong J, Petroff OAC, Prichard JW, Gore JC : Changes in water diffusion and relaxation properties of rat cerebrum during status epilepticus. Magn Reson Med. : 30, 241-246, 1993.
23) Wieshmann UC, Symms MR, Shorvon SD : Diffusion changes in status epilepticus. Lancet. : 350, 493-494, 1997.
24) WieshmannUC, Clark CA, Symms MR, Barker GJ, Birnie KD, Shorvon SD : Water diffusion in the human hippocampus in epilepsy. Magn Reson Imag. : 17, 29-36, 1999.
25) Diehl B, Najm I, Ruggieri P, Foldvary N, Mohamed A, Tkach J, Morris H, Barnett G, Fisher E, Duda J, Luders HO : Periictal diffusion-weighted imaging in a case of lesional epilepsy. Epilepsia. : 40, 1667-1671, 1999.
26) Hugg JW, Butterworth EJ, Kuzniecky RI : Diffusion mapping applied to mesial temporal lobe epilepsy. Preliminary observation. Neurology. : 53, 173-176, 1999.
27) Rugg-Gunn FJ, Eriksson SH, Symms MR, Barker GJ, Duncan JS : Diffusion tensor imaging of cryptogenic and acquired partial epilepsies. Brain. ; 124（Pt 3）: 627-636, 2001.
28) Capizzano AA, Vermathen P, Laxer KD, Matson GB, Maudsley AA, Soher BJ, Schuff NW : Weiner MW. Multisection proton MR spectroscopy for mesial temporal lobe epilepsy. AJNR 23 : 1359-1368, 2002.
29) Woermann FG, McLean MA, Bartlett PA, Parker GJ, Barker GJ, Duncan JS : Short echo time single-voxel 1H magnetic resonance spectroscopy in magnetic resonance imaging-negative temporal lobe epilepsy : different biochemical profile compared with hippocampal sclerosis. Ann Neurol. 1999 Mar ; 45（3）: 369-376, 1999.
30) Garcia PA, Laxer KD, van der Grond J, Hugg JW, Matson GB, Weiner MW : Proton magnetic resonance spectroscopic imaging in patients with frontal lobe epilepsy. Ann Neurol. ; 37（2）: 279-281, 1995.
31) Li LM, Cendes F, Andermann F, Dubeau F, Arnold DL : Spatial extent of neuronal metabolic dysfunction measured by proton MR spectroscopic imaging in patients with localization-related epilepsy. Epilepsia. ; 41（6）: 666-674, 2000.
32) Ng TC, Youssef C, Xue M, Wyllie E, Luders HO : Proton magnetic resonance spectroscopic imaging for the evaluation of temporal lobe and extratemporal lobe epilepsy. In Luders HO. Noachtar S (eds). Epileptic seizures : Pathophysiology and clinical semiology. New York, Churchill Livingstone : 106-115, 2000.

（PET）

33) Spencer SS : The relative contributions of MRI, SPECT, and PET imaging in epilepsy. Epilepsia 33 : S72-89, 1994.
34) Ryvlin P, Bouvard S, Le Bars D, De Lamerie G, Gregoire MC, Kahane P, Froment JC, Mauguiere F : Clinical utility of flumazenil-PET versus [18F]fluorodeoxyglucose-PET and MRI in refrac-

tory partial epilepsy. A prospective study in 100 patients. Brain. ; 121 : 2067-2081, 1998.

35) Swartz BE, Brown C, Mandelkern MA, Khonsari A, Patell A, Thomas K, Torgersen D, Delgado-Escueta AV, Walsh GO : The use of 2-deoxy-2-[18F]fluoro-D-glucose (FDG-PET) positron emission tomography in the routine diagnosis of epilepsy. Mol Imaging Biol. ; 4 (3) : 245-252, 2002.

36) Casse R, Rowe CC, Newton M, Berlangieri SU, Scott AM : Positron emission tomography and epilepsy. Mol Imaging Biol. ; 4 (5) : 338-351, 2002.

37) Foldvary N, Lee N, Hanson MW, Coleman RE, Hulette CM, Friedman AH, Bej MD, Radtke RA : Correlation of hippocampal neuronal density and FDG-PET in mesial temporal lobe epilepsy. Epilepsia 40 : 26-29 1999.

38) Hajek M, Antonini A, Leenders KL, Wieser HG : Mesiobasal versus lateral temporal lobe epilepsy : metabolic differences in the temporal lobe shown by interictal 18F-FDG positron emission tomography. Neurology. ; 43 (1) : 79-86, 1993.

39) Henry TR, Mazziotta JC, Engel J Jr : Interictal metabolic anatomy of mesial temporal lobe epilepsy. Arch Neurol. ; 50 (6) : 582-589, 1993.

40) Shamoto H, Nakajima T, Nakasato N, Iwasaki M, Shirane R, Itoh M, Yoshimoto T : Mesial temporal lobe epilepsy with lateral temporal lobe abnormalities in magnetoencephalography and glucose metabolism. J Clin Neurosci. ; 9 (2) : 192-194, 2002.

41) Farrell MA, Vinters HC, Curran J, Chugani HT :Correlation between neuropathological and positron emission tomography findings in refractory childhood focal epilepsy. Epilepsia ; 32 (suppl 3) : 104, 1991.

42) Juhasz C, Chugani DC, Muzik O, Watson C, Shah J, Shah A, Chugani HT : Is epileptogenic cortex truly hypometabolic on interictal positron emission tomography? Ann Neurol. ; 48 (1) : 88-96, 2000.

43) Hwang SI, Kim JH, Park SW, Han MH, Yu IK, Lee SH, Lee DS, Lee SK, Chung CK, Chang KH : Comparative analysis of MR imaging, positron emission tomography, and ictal single-photon emission CT in patients with neocortical epilepsy. AJNR ; 22 (5) : 937-946, 2001.

44) Lamusuo S, Ruottinen HM, Knuuti J, Harkonen R, Ruotsalainen U, Bergman J, Haaparanta M, Solin O, Mervaala E, Nousiainen U, Jaaskelainen S, Ylinen A, Kalviainen R, Rinne JK, Vapalahti M, Rinne JO : Comparison of [18F] FDG PET, [99mTc] HMPAO SPECT, [123I] iomazenil SPECT in localizing the epileptogenic cortex. J Neurol Neurosurg Psychiatry 63 : 743-748, 1997.

45) Johnson EW, de Lanerolle NC, Kim JH, Sundaresan S, Spencer DD, Mattson RH, Zoghbi SS, Baldwin RM, Hoffer PB, Seibyl JP : "Central" and "peripheral" benzodiazepine receptors : opposite changes in human epileptogenic tissue. Neurology 42 : 811-815, 1992.

46) Richardson MP, Koepp MJ, Brooks DJ, Duncan JS : 11C-flumazenil PET in neocortical epilepsy Neurology 51 : 485-492, 1998.

47) Juhasz C, Chugani DC, Muzik O, Shah A, Shah J, Watson C, Canady A, Chugani HT : Relationship of flumazenil and glucose PET abnormalities to neocortical epilepsy surgery outcome. Neurology 56 : 1650-1658, 2001.

48) Hammers A, Koepp MJ, Richardson MP, Labbe C, Brooks DJ, Cunningham VJ, Duncan JS : Central benzodiazepine receptors in malformations of cortical development : A quantitative study. Brain. ; 124 (Pt 8) : 1555-1565, 2001.

49) Muzik O, da Silva EA, Juhasz C, Chugani DC, Shah J, Nagy F, Canady A, von Stockhausen HM, Herholz K, Gates J, Frost M, Ritter F, Watson C, Chugani HT : Intracranial EEG versus flumazenil and glucose PET in children with extratemporal lobe epilepsy. Neurology. 11 ; 54（1）: 171-179, 2000.

50) Chugani DC, Chugani HT, Muzik O, Shah JR, Shah AK, Canady A, Mangner TJ, Chakraborty PK : Imaging epileptogenic tubers in children with tuberous sclerosis complex using alpha-[11C]methyl-L-tryptophan positron emission tomography. Ann Neurol. 1998 ; 44（6）: 858-866, 1998.

51) Juhasz C, Chugani DC, Muzik O, Shah A, Asano E, Mangner TJ, Chakraborty PK, Sood S, Chugani HT : Alpha-methyl-L-tryptophan PET detects epileptogenic cortex in children with intractable epilepsy. Neurology. 25 ; 60（6）: 960-968, 2003.

52) Juhasz C, Chugani DC, Padhye UN, Muzik O, Shah A, Asano E, Mangner TJ, Chakraborty PK, Sood S, Chugani HT : Evaluation with alpha-[11C]methyl-L-tryptophan positron emission tomography for reoperation after failed epilepsy surgery. Epilepsia. ; 45（2）: 124-130, 2004.

（SPECT）

53) Lee DS, Lee SK, Kim YK, Lee JS, Cheon GJ, Kang KW, Kim ES, Chung JK, Lee MC : Superiority of HMPAO ictal SPECT to ECD ictal SPECT in localizing the epileptogenic zone. Epilepsia. ; 43（3）: 263-269, 2002.

54) O'Brien TJ, Brinkmann BH, Mullan BP, So EL, Hauser MF, O'Connor MK, Hung J, Jack CR : Comparative study of 99mTc-ECD and 99mTc-HMPAO for peri-ictal SPECT : qualitative and quantitative analysis. J Neurol Neurosurg Psychiatry. ; 66（3）: 331-339, 1999.

55) Avery RA, Zubal IG, Stokking R, Studholme C, Corsi M, Seibyl JP, Spencer SS : Decreased cerebral blood flow during seizures with ictal SPECT injections. Epilepsy Res. ; 40（1）: 53-61, 2000.

56) O'Brien TJ, So EL, Mullan BP, Hauser MF, Brinkmann BH, Jack CR Jr, Cascino GD, Meyer FB, Sharbrough FW : Subtraction SPECT co-registered to MRI improves postictal SPECT localization of seizure foci. Neurology. 1 ; 52（1）: 137-146, 1999.

57) Bouilleret V, Valenti MP, Hirsch E, Semah F, Namer IJ : Correlation between PET and SISCOM in temporal lobe epilepsy. J Nucl Med. ; 43（8）: 991-998, 2002.

58) Cordes M, Henkes H, Ferstl F, Schmitz B, Hierholzer J, Schmidt D, Felix R : Evaluation of focal epilepsy : a SPECT scanning comparison of 123-I-iomazenil versus HM-PAO. AJNR Am J Neuroradiol. 1992 Jan-Feb ; 13（1）: 249-253, 1992.

59) van Huffelen AC, van Isselt JW, van Veelen CW, van Rijk PP, van Bentum AM, Dive D, Maquet P, Franck G, Velis DN, van Emde Boas W, et al : Identification of the side of epileptic focus with 123I-Iomazenil SPECT. A comparison with 18FDG-PET and ictal EEG findings in patients with medically intractable complex partial seizures. Acta Neurochir Suppl（Wien）. ; 50 : 95-99, 1990.

60) Tanaka F, Yonekura Y, Ikeda A, Terada K, Mikuni N, Nishizawa S, Ishizu K, Okazawa H, Hattori N, Shibasaki H, Konishi J, Onishi Y : Presurgical identification of epilptic foci with iodine-123 iomazenil SPET : comparison with brain perfusion SPET and FDG PET. Eur J Nucl Med 24 : 27-34, 1997.

（社本　博）

## 索引

### 1

¹¹C-raclopride  **119**, 120, 121
[¹¹C] 6-OHBTA-1(=PIB)  82
[¹¹C] SB-13  82
¹²³I-β-CIT  119, 120, 121
¹⁵O ガス吸入  137
¹⁸F-DOPA 摂取率  124
¹⁸F-FDOPA  **117**, 118, 121
¹⁸F-FDOPA 摂取率  **120**, 121
[¹⁸F] FDDNP  82, 85

### 3

3D-SSP  7
3T MRI  159

### 5

5-HT₁受容体ファミリー  96
5-HT₂受容体ファミリー  97
5-HTT  97, 98

### A

アフィン変換  24
アミロイドβ蛋白 (Aβ)  79
アミロイドイメージング  77, **79**, 81
アルガトロバン  140
アルツハイマー病  64, 110
アルツハイマー型痴呆  41
アスピリン  141
アテローム血栓性脳梗塞  140
アトラス空間  2

Aβ  81, 84
AC-PC line  2
acetazolamide  141
anatomical standardization  2
アセチルコリンエステラーゼ；AChE  57
Automated Image Registration；AIR  3
autoregulation  131

### B

ベクトル場  12
びまん性老人斑  81, 85
尾状核  109, 124
乏血症候群  138
部分容積効果  52
blood oxygenation level dependent；BOLD  133
BOLD 信号  36
Brief psychiatric rating scale；BPRS  90
BSE  85

### C

チクロピジン  141
痴呆性疾患  57
直回  97
調節機能の障害  93
注意  107
中脳縫線核領域  96
CALM-PD/CIT study  **120**, 121
CBF  129, 130
CBV  129, 130

calotid endoarterectomy；CEA  141
choline acetyltransferase  125
clomipramine  97
CMRO₂  129, 130
cognitive dysmetria  107
cortical thickness map  1
cost function  3, 24
crossed cerebellar diaschisis；CCD  133
cytotoxic edema  138

### D

データフュージョン  33
ドパミン  99
ドパミンアゴニスト  **120**, 121
ドパミンD₁受容体  92, 99
ドパミンD₁受容体結合能  99
ドパミンD₂受容体  89, 93, 95
ドパミンD₂受容体占有率  95
ドパミン過剰仮説  89
ドパミン仮説  93
ドパミントランスポータ；DAT  118
第3脳室  105
大脳辺縁系  106, 107
大脳皮質形成異常のMRI  152
弾性流体変形モデル  21
脱酸素化ヘモグロビン  30
独立変数  5
D₂受容体密度  89
DAT；ドパミントランスポータ  117
deformation based analysis  1, 4
deformation based morphometry；

DBM 13, 21
desipramine 97
discreet cosine transform；DCT 3
DLB **122**, 124
DNT 148, **154**

## E

エダラボン 139, 140
エピソード記憶 106
塩酸ドネペジル 48, 60
early CT sign 138
eary post-ischemic hyperemia 138
easy Z-score imaging system；eZIS 42
EEG 29
Elastic Transformation；ELAST 3, **12**, 21
EPI計測 34
error term 5
ET；本態性振戦 119

## F

フォールディング病 85
不安 93, 94
腹側線条体 124
FCDのMRI **154**
FDG-PET 41
feature space 9
fMRI BOLD信号 36
focal cortical dysplasia（限局性皮質異形成；FCD） 154
full width at half maximum；FWHM 4
functional magnetic resonance imaging；fMRI 133

## G

ガウス関数 4
グリオーシスのMRI 150
画像統計解析法 15, 42
幻聴 106
言語性記憶 108
言語性記憶障害 106
誤差ベクトル 5
誤差項 5
Gaussian kernel function 4
general linear model；GLM **5**, 6
gray matter ratio；GMR 19, 23
gyrification 26

## H

ヘモグロビン 30
ヘモグロビン，脱酸素化 **30**
ヘモグロビン濃度 30
ヘモグロビン，酸素化 **30**
灰白質厚み；cortical thickness 20
灰白質密度 20, 21, 22
灰白質密度減少 20
灰白質容積 18, 19
白質密度 20
白質容積 18, 19
半値幅 4
発症過程 108
発症脆弱性 108
平滑化 4
平均実効光路長 33
扁桃体 105, 108
扁桃体―海馬複合体 105
光断層映像；光CT 30
非線形 21
非線形変換 3

非線形状態空間モデル 35
皮質厚み 20
皮質厚み計測 10
皮質厚みマップ；contical thickness map 10
皮質―辺縁系領域 95
皮質下高信号性病変 109
皮質形成異常のFLAIR画像 154
非定型抗精神病薬 94, 95, 96
本態性振戦；ET 119
発作時SPECT 170
放射性薬剤 97
HAMMER 3
heterotopia 155
hyperemia 139
hyperperfusion syndrome 144
hypofrontality 106

## I

イメージング 29
一次運動感覚野 34
遺伝子治療 121
一過性脳虚血発作 141
意味システム 107
陰性症状 94
一般線形モデル **5**
移植医療 121
ICBM 15
IMPY 85
IMZ-SPECT 172
ischemic penumbra 139

## J

自動調節能 131
実行機能課題 108

情動　106
情報処理　107
上側頭回　105, **106**, 108
従属変数　5
受容体占有率　94, 95
JET study　141

## K

コンフォメーション病　85
コリンエステラーゼ(ChE)阻害薬
　　57
コリン神経系　57
クロイツフェルト・ヤコブ病　85
海馬　45, 90, 105, 109
海馬—扁桃体　96
海馬萎縮　151
海馬硬化　151
海馬の MRI　151
海馬容積測定　152
解剖学的標準化　2, 21
海馬傍回　45, 105, 108
海綿状血管腫の MRI　150
確率マップ　15, 16
関心領域（Region of Interest ; ROI）
　　1
加齢　64
仮想脳研究室　16
家族研究　108
家族性の気分障害　110
軽度認知機能障害 ; mild cognitive
　　impairment　67
軽度認知障害　45
頸動脈内膜剥離術　141
計画行列　5, 6
血管原性浮腫　138
血管性痴呆　47

血行再建術　141
血栓溶解療法　138
気分障害　93, 96, 99, 105, **108**
気分障害（家族性の）　110
機能障害　109
機能的 MRI　29
近赤外分光　29
近赤外線　29
記憶　106
記憶障害　106
基底核　105, 106, 108, 109
興奮毒性　110
抗凝固療法　141
抗血小板療法　141
高コルチゾール血症　110
抗精神病薬　94, 95, 96
高信号性病変　109
後帯状回　46
後頭回　97
後頭葉　90
抗うつ薬　98
抗うつ薬治療反応性　109
空間的正規化　2
脚橋被蓋核　70
虚血性病変　22
虚血性変化　22
局所脳血液量（regional cerebral
　　blood volume ; rCBV）　137
局所脳血流量（regional cerebral
　　blood flow ; rCBF）　137
局所脳酸素摂取率（regional oxygen
　　extraction ; rOEF）　137
局所脳酸素代謝率（regional cere-
　　bral metabolic rate for oxygen ;
　　$rCMRO_2$）　137
共役関係 ; coupling　137
嗅内野皮質　45

## L

LCSPT 回路　109, 110
luxury perfusion syndrome　139

## M

マイネルト基底核　57
マルチモーダル　29
もやもや病　144
目的変数　5
無気力　109
MCI(Mild Cognitive Impairment ; 軽
　　度認知機能障害)　77
MEG　29
microdysgenesis ; 微小形成不全
　　155
misery perfusion syndrome　138
Magnetic Resonance Imaging ; MRI
　　129, **147**
MRI，機能的　29
mutual information　3

## N

内包　108
年齢相応　23
認知機能　92
認知障害　109
脳動静脈奇形（AVM）の MRI　150
脳賦活試験　133
脳画像データベース　16
脳波　29
脳萎縮　17
脳磁図　29
脳循環予備能　131, 132, 141
脳血管障害　110

脳血液量　129
脳血液量，局所（regional cerebral blood volume；rCBV）　137
脳血流量，局所（regional cerebral blood flow；rCBF）　137
脳血流量　129
脳血流SPECT　41
脳機能局在地図　15
脳高次機能イメージング　29
脳梗塞急性期　138
脳虚血性変化　22
脳の発達　19
脳梁　105
脳酸素消費量　129
脳酸素摂取率　129
脳酸素摂取率，局所（regional oxygen extraction；rOEF）　137
脳酸素代謝率，局所（regional cerebral metabolic rate for oxygen；rCMRO$_2$）　137
脳酸素代謝予備能　131
脳室　108
脳室周囲白質高信号病変　109
脳卒中後うつ病　109
脳塞栓症　138
脳図譜システム　15
NIRS　29
NIRSイメージング装置　31
NIRS信号　36

## O

オザグレル　140
OEF　129, 130

## P

パーキンソン病　68, 110, **117**, 121, 122
パラメーターベクトル　5
ピック病　47
ポジトロン断層撮影法　29
プラミペキソール　121
プリオン病　85
PDD　**122**, 124
penumbra, ischemic　139
PIC　85
positron emission tomography；PET　29, 92, 95, 96, 129
PSP；進行性核上性麻痺　118
pure autonomic failure；PAF　122

## Q

quetiapine　96

## R

レーガン研究所　78
レーガン研究所のConsensus report　78
レビー小体型痴呆　47, 69
レーヴン色彩マトリックス検査　122
リガンド　93, 96, 97
ロピニロール　120
罹病期間　109
離散コサイン変換　3
老人斑　77, 79, 81, 84, 85
老年期うつ病　109
REAL-PET study　**120**
reference brain　3

RESELs　7
Resolution Elements　7
risperidone　95

## S

セロトニン　98
セロトニン1A（5-HT$_{1A}$）受容体　93
セロトニン2（5-HT$_2$）受容体　94
セロトニン神経機能　96
セロトニンシステム　96
セロトニントランスポーター　97
シミュレーション　36
シナプス間隙　93
シナプス前ドパミン機能　93
ステント留置術　141
ステロイド療法　110
細胞原性浮腫　138
三環系抗うつ薬　97, 98
酸素化ヘモグロビン　**30**
正常画像データベース　42
精神病性（双極性障害）　106
精神病症状　107
石灰化病変　150, **154**
線条体D$_2$受容体　94
線条体黒質変性症（SND）　119
線形変換　**2**, 3
浅側頭動脈―中大脳動脈吻合術　141
潜在性脳梗塞　109
説明変数　5
楔前部　46
思考障害　106
神経伝達機能異常　89, 96
神経栄養因子　110
神経原線維変化　77, 81, 85

神経発達異常　110
神経変性異常　110
神経細胞新生　110
進行性核上性麻痺；PSP　70, 119
視床　90, 106, **107**, 108, 109
視床下部　109
視床の異常　91
小脳　106, 109
小脳内側面　108
主成分分析；principal component analysis　22
側脳室　105
側頭平面　105, 108
側頭葉　90, 105, **106**, 108
側頭葉辺縁系皮質　107
側頭葉内側構造　105, **106**, 107, 108
側頭葉内側面　108
側頭葉の MRI　151
側頭葉てんかん　**151**, 160
側頭葉てんかん（内側型）　164, 168
組織分　8
組織分画　17
組織密度；tissue density　19
躁病エピソード　109
相互情報量　3
双極Ⅰ型障害　109
双極性障害，精神病性　106
双極性障害　109, 110
双極性うつ病　109
双生児研究　108, 110
錐体外路症状　94
数理モデル　**33**
segmentation　9, 17, 19
single photon emission computed tomography；SPECT　93, 129
SISCOM　172

smoothing　4
spatial normalization　2
SSRI　97, 98
STA-MCA anastomosis　141
standard brain　3
Statistical Parametric Mapping；SPM　1, 42, 165
steady state 法　137
stereotaxic space　2

**T**

てんかんの DWI　160
てんかんの FDG-PET　164
てんかんの（FMZ）-PET　168
てんかんの Fractional anisotropy；FA　163
てんかんの拡散テンソル画像　163
てんかんの MR スペクトロスコピー；MRS　163
てんかんの Statistiical Parametric Mapping；SPM　167
多発性硬化症　110
体内動態　98
大うつ病性障害　108, 109, 110
多重比較問題　7
単極性うつ病　109
淡蒼球　108, 109
特徴空間　9
頭頂葉　90, 105
統合失調症　89, 91, 92, 93, **105**, 106
統合失調症型人格障害　106
統合失調症群　90
統合失調症スペクトラム障害　106
透明中隔　105
T1 強調 MRI　**34**
Talairach 図譜　15

Talirach space　2
template　3
Three Dimensional Stereotaxic Surface Projection；3D-SSP　1, 7, 42
TIA　141
tissue compartment　**8**, 9

**U**

うつ病エピソード　110
うつ病罹病期間　110

**V**

vasogenic edema　138
voxel-based analysis　**2**
voxel-based morphometric analysis　1
voxel based morphometry；VBM　**8**, 9, 19, 20, 46, 105

**W**

ワーファリン　141

**Y**

薬物治療抵抗性　109
抑うつ症状　93, 94

**Z**

残差　5
残差ベクトル　5
贅沢灌流症候群　139
前部帯状回　97, 124
前部帯状回ドパミン D₂ 受容体結合

能　90
前脳基底部　57
前帯状回　108
前頭側頭型痴呆　47

前頭葉　90, 99, 105, **106**, 108
前頭前野　97
前頭前野 $D_1$ 受容体　92
前頭前野腹内側部　108

前頭前野―皮質下回路　109
前頭前野―視床―小脳回路　107
Zスコア　42

【編者略歴】
# 福田　寛（ふくだ　ひろし）

　PETによる癌診断研究の草分け（昭和56年より）。昭和62年放射線医学総合研究所でPETによる脳神経受容体研究に従事、以後、脳の形態と機能に関する画像医学的研究を主に行っている。平成9年～13年に実施された通信放送機構青葉リサーチセンターのグループリーダーとして研究を推進、日本人健常者約1,600例の脳MRIデータベースを構築した。

| | |
|---|---|
| 昭和49年 | 東北大学医学部卒業 |
| 昭和53年 | 東北大学大学院医学研究科修了（医学博士） |
| 昭和54年 | 東北大学抗酸菌病研究所助手（放射線医学部門） |
| 昭和59年 | 仏国フレデリック・ジョリオ研究所留学（PET研究） |
| 昭和61年 | 東北大学サイクロトロンラジオアイソトープセンター助手 |
| 平成1年 | 放射線医学統合研究所室長（臨床研究部第3研究室） |
| 平成2年 | 東北大学抗酸菌病研究所教授（放射線医学部門） |
| 平成5年 | 同上の改組により東北大学加齢医学研究所教授（機能画像医学研究分野）、現在に至る |
| 平成16年 | 東北大学加齢医学研究所副所長 |

専門：画像医学、特に脳の形態と機能に関する研究、PETによる癌診断

---

©2005　　　　　　　　　　　　　　　　第1版発行　2005年6月28日

## 脳の形態と機能
### ―画像医学の進歩

（定価はカバーに表示してあります）

| | |
|---|---|
| 編著者 | 福田　寛 |
| 発行者 | 服部　秀夫 |
| 発行所 | 株式会社　新興医学出版社 |

検印省略

〒113-0033　東京都文京区本郷6丁目26番8号
電話　03(3816)2853　　FAX　03(3816)2895

印刷　株式会社　藤美社　　ISBN4-88002-645-X　　郵便振替　00120-8-191625

・本書およびCD-ROM（Drill）版の複製権・翻訳権・譲渡権・公衆送信権（送信可能化権を含む）は株式会社新興医学出版社が所有します。
・JCLS〈(株)日本著作出版権管理システム委託出版物〉
本書の無断複写は著作権法上での例外を除き禁じられています。複写される場合は，その都度事前に(株)日本著作出版権管理システム（電話03-3817-5670，FAX 03-3815-8199）の許諾を得てください。